身体简史

生理学的发现之旅

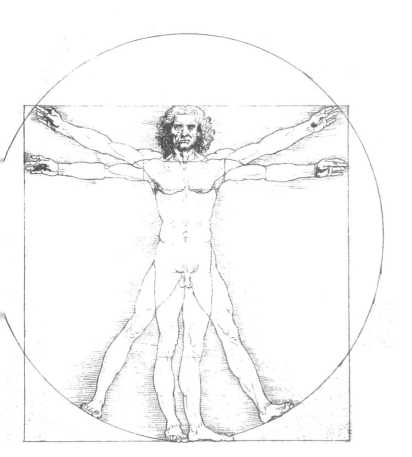

著　潘震泽

译林出版社

图书在版编目（CIP）数据

　　身体简史：生理学的发现之旅/潘震泽著．—南京：译林出版社，
2021.5
　　ISBN 978-7-5447-8428-3

　　Ⅰ.①身… Ⅱ.①潘… Ⅲ.①人体生理学－基本知识 Ⅳ.①R33

中国版本图书馆 CIP 数据核字（2020）第 191460 号

本书简体字版经作者独家授权，在中国大陆发行。

著作权合同登记号　图字：10-2017-519 号

身体简史：生理学的发现之旅　潘震泽/著

责任编辑　陶泽慧
装帧设计　韦　枫
校　对　蒋　燕
责任印制　单　莉

出版发行　译林出版社
地　　址　南京市湖南路 1 号 A 楼
邮　　箱　yilin@yilin.com
网　　址　www.yilin.com
市场热线　025-86633278
排　　版　南京展望文化发展有限公司
印　　刷　江苏凤凰新华印务集团有限公司
开　　本　718 毫米 × 1000 毫米　1/16
印　　张　22.75
插　　页　4
版　　次　2021 年 5 月第 1 版
印　　次　2021 年 5 月第 1 次印刷
书　　号　ISBN 978-7-5447-8428-3
定　　价　69.00 元

潘震泽教授用生动的手笔把生理学的重要发现与观念写成《身体简史：生理学的发现之旅》一书。从"诺贝尔生理学或医学奖"及"现代大学与生理学研究于19世纪的兴起"开始，对心血管、呼吸、泌尿、消化、神经、内分泌、神经内分泌，以及生殖等各系统生理学的发展，有详尽客观的叙述探讨，使读者了解我们今天知识的由来和生理学各项关键理念的发展过程，为我们未来的研究提供了宝贵的借镜与指南。最后一章"林可胜、协和医学院与中国生理学发展史"对华人读者特别有价值。这是一本内容丰实、意义深长的生理学简史，我读后觉得受益良多，谨此介绍给生理学及其他有关领域的学者和同学们。

钱　煦

美国国家科学院院士
美国国家工程院院士
美国国家医学院院士
美国文理科学院院士
中科院外籍院士

生理学重返主流舞台

好友潘震泽教授著作《身体简史：生理学的发现之旅》，即将付梓，承蒙不弃，邀请我们俩撰序，深感荣幸。

诚如震泽指出，生理学本来就是医学之根基，十分遗憾的是在20世纪分子生物学崛起后，生理学一度极为式微，甚至于医学教育上亦被边缘化。有鉴于此，国际生理科学联合会（International Union of Physiological Sciences, IUPS）于上任（Denise Noble 教授）与现任（华瑜教授）会长任内，即提出"重返主流舞台"（Back to Center Stage）口号，号召全球生理学者重新突显研究人体功能为诠释分子生物学之最大利器。此一口号，与震泽书中针对"眼中只有分子细胞，全无整体运作概念的生物医学专家"之针砭，不谋而合。

有人说，历史就是一面镜子，细观生理学的发展，其实与历史洪流息息相关。震泽在诠释心血管、呼吸、泌尿、消化、神经、内分泌、神经内分泌及生殖生理发展的同时，适时纳入相关的时代背景，除显示他敏锐的观察力外，亦使本书可读性大为增加。生理学家有喜乐爱恶，亦有瑜亮情结，既有人以天下为己任，亦有人奉独善其身为圭臬；无论如何，生理学家之成就实应以其对医学之贡献为评价基准。中国学术界习以"诺贝尔奖"得主或两院院士为桂冠，与震泽书中"更多的篇幅还是留给许多未曾得奖的学者所取得的成果"之气度相比，相形见绌。

震泽书中另一强调之论述，即为中外生理学家如何从简单实验中观察到影响深远的医学现象。此外，相互分享研究概念与分享资源，正是学者能在逆境中发热发光之不二法门。现代年轻学者，经常以经费不足、仪器落后为其成长速度缓慢之理由，若能细读本书，得其精髓，必将受用无穷。

震泽献身于科普译介及报纸专栏，已逾二十年，近年来更以科学人物及其发现为主，生理知识为辅从事著作，本书付梓，应为此过程之结晶，可喜可贺。我们俩与震泽结缘于1986年，数十年间亦师亦友，相互激励，于《身体简史：生理学的发现之旅》一书面世之际，能有缘为文撰序，作为生理学同侪，与有荣焉。

华　瑜

国际生理科学联合会会长

陈庆铿

生理学者

目　录

自　序

缘　起

我自幼嗜读章回体小说,《三国演义》《水浒传》《东周列国志》《隋唐演义》等几部历史小说,伴我度过许多年少时光,记忆长留至今;这份经验也培养出个人对历史人物与事迹的兴趣。

及长,选择生理学作为研究志业。在学习过程中,对于教科书中偶尔提及的先贤以及经典论著的作者,除了心生敬佩以外,也不免对其生平事迹感到好奇。只不过学术界入门之前要修习的专业科目太多,入门之后又必须一心放在原创研究与发表上方能立足,因此多年来并无暇多顾教学研究以外的个人兴趣。

我自1996年起涉足科普书译介工作,转眼已逾二十年,译作也超过二十本。此外,从2000年起开始撰写报纸专栏,并于2006年开启博客[①],

---

① 专栏前后有各大报纸的"书海六品""生理人生""生之理""观念平台"等四个,博客有"远流图文阅读网"的博客和"中时部落格"的"生理人生"两个。

直到2012年请辞专栏，2014年关闭博客，前后不间断地写了十五年左右的文章。由于我的文章性质，以科学人物及其发现为主，生理学知识为辅，因此都需要有所根据，不敢光凭记忆，或想当然尔，就率尔操觚；于是收集资料，大量阅读，也成了日常功课之一。阅读内容包括许多前辈生理学家的传记与生平介绍，以及一些相关的科学史论述；除了补足个人之前的不足外，也满足了不少当年的好奇心。

我最早是以报刊专栏"生理人生"为起点，开始撰写生理学家的生平，作为了解生理学发展史的进路。我先后撰写了哈维、贝尔纳、巴甫洛夫、坎农与林可胜五位分属英、法、俄、美、中五国的生理学者的生平介绍；此外，还就个人专业神经内分泌学的发展史做了回顾。可惜该专栏写了不到两年，就因报纸停刊而中断，我也就没再重拾此专题。

2015年，我在猫头鹰出版社出版了一本介绍人体生理各个系统运作方式的科普书，书名《为什么肠胃不会把自己给消化了？揭开人体生理的奥秘》①，相当于人体生理学的简明入门读物。由于篇幅限制，该书只介绍了生理学的要旨，对其发展历史及重要人物并无着墨，自觉有所不足；于是想到之前写过的几篇生理学家小传，希望能从历史的角度，再写一本介绍生理学的书，以补前书之不足。

一开始，我只把之前写过的几篇小传加上几个生理系统（我较熟悉的神经与内分泌）的历史拼凑一下，就构成一本小书。但当我把书稿寄给与我合作多年的卫城出版社总编辑庄瑞琳小姐征询其出版意愿时，她建议我野心可以放大一些：以更有系统的方式介绍整个生理学的发展

---

① 该书是本书的姊妹篇，也将由译林出版社一同出版，简体版书名是《身体的奥秘：你应该知道的生理学常识》。

史,而不仅仅是现有文章的结集。

思考再三,我觉得瑞琳的建议是对的:既然要做,就应该尽能力所及做好。因此,我放弃了原来的想法,重新拟定全书大纲,按生理各个系统的发展一一循序介绍;至于先前撰写的文章,则分别插入,作为合适的章节。在两年多断断续续的笔耕下,终于完成了这本《身体简史:生理学的发现之旅》;在此,我可以自豪地说:其中约七成的内容,都是根据新收集的资料进行的全新创作。

内容架构

现有的科学知识都不是从石头里蹦出来的,而是一代一代的科学家根据前人的发现,做进一步的支持、修正,甚或推翻。在科学发展的历史上,各种假说与理论来来去去,不计其数;对后学者来说,他们通常只接触到最新的事实与理论,不一定清楚其来龙去脉,更不见得知道前辈科学家曾经发生过哪些争执。

了解本门的历史,自然是有好处的;晓得现有知识是怎么来的,会对所学有更深刻的体认与珍惜,不至于轻易受到不实的宣称影响,不容易走回头路或歪路,甚至能看出新的研究方向。本书取材是以一般人体生理学教科书都会提到的重要发现与观念为主,介绍最早发现及引进它们的人,以及它们如何变成今日模样。在此将每章的内容摘要如下。

第一章借由诺贝尔生理学或医学奖的由来,介绍生理学与其他生物医学学问的关系,以及该奖称为生理学或医学奖的缘由;第二章介绍现代大学与生理学研究于19世纪的兴起,并分别介绍了法国、德国、英国与美国生理学界的开创性人物。

第三章是心血管生理简史。公认最早以科学方法来研究生理问题、成一家之言的，是16和17世纪的英国人哈维；哈维也有现代生理学之父的称谓，因此该章对哈维的生平与贡献有较多着墨。其余内容包括血压测定、心脏节律控制、血液循环与血压调控的发展史。本章对另一位在心脏功能、血液与体液交换，以及内分泌生理都有过重要贡献的19和20世纪英国生理学家斯塔林，也花了较多篇幅介绍。

第四章是呼吸生理简史。一开始先介绍了氧的发现，其中有瑞典、法国与英国三位科学家的优先权之争。接着是呼吸的神经控制（包括化学与机械受器的参与），最后是与登山、潜水及飞行有关的呼吸生理研究，也可以看作应用生理学发展史的重要部分。

第五章是泌尿生理简史，从最早对肾脏形态与功能的研究开始，到尿液生成的过滤与分泌理论之争，再到尿液浓缩机制的厘清，最后是肾小球滤过率的测定，与清除率观念和测定法的建立等，都经过许多参与者的折冲与角力，其中尤以肾小管微穿刺取样的方法学建立最为关键。

第六章是消化生理简史，由19世纪上半叶的一桩意外展开，也就是美国军医博蒙特在腹部遭受枪伤、伤愈后留下一条胃瘘管的圣马丁身上，所做的一系列消化实验；这可是千载难逢的机运。接着深入介绍了19和20世纪的俄国生理学家巴甫洛夫：他以精湛的手术在狗身上制造了各种瘘管，以更有系统的方式研究消化作用及其调控。再来是第一个胃肠道激素（促胰液素）的发现，建立了胃肠道的激素控制。最后介绍了胃溃疡生成的细菌理论及发现经过。

第七章是神经生理简史，是生理系统中最长的一章，共分成神经解剖、神经电生理、神经化学、整合神经生理学与脑部高级功能等五节；内容包括神经元理论，神经细胞膜电位及动作电位、神经化学性传导（神经递质发现）、反射弧，以及制约学习与记忆机制等，我都不厌其烦，一一详述。其中每个领域都有许多人物的参与和争执，例如高尔基与卡哈尔的神经网状理论与细胞理论之争、伽伐尼与伏特的生物电理论之争、神经讯息传递的电与化学传递之争，以及神经组织生物胺萤光呈色法的优先权之争。

第八章是内分泌生理简史，从内分泌腺体与疾病的关联、内分泌腺分泌物的纯化与分离，到激素的作用方式等，都有涉及，但重点放在肾上腺素、促胰液素、胰岛素等几个激素；余下的下丘脑、脑垂体与性腺分泌的激素，则归入第九章与第十章。神经与内分泌研究是20世纪才成熟的学问，因此获得诺贝尔奖肯定的科学家也最多，书中都一一予以介绍。

第九章是神经内分泌生理简史，这是生理学当中最新的一门分支，于20世纪上半叶才发展出现，而由英国生理学家哈里斯集其大成。下丘脑神经元的分泌物无论是送往脑垂体后叶释放，还是经由下丘脑底部的门脉血流、给送到脑垂体前叶，刺激或抑制前叶激素的释放，都属于神经内分泌的范畴。从实验显示下丘脑控制激素的存在，到第一个下丘脑激素的纯化定序，整整花了两个实验室十五年的时间。这段追猎下丘脑激素的故事，也构成了这一章的重头戏。

第十章是生殖生理简史。人类生殖生理的研究，一向落后于其他学门；牵涉到避孕或辅助生殖的研究，还经常遭到卫道人士的攻讦；避孕药与人工授精的一页发展史，就是最佳写照。此外，生殖生理与内分泌生理的关系密切，无论是脑垂体分泌的性腺控制激素，还是男女性腺分泌的雌激素、睾固酮等，都是正常生殖功能所必需；这些激素的发现史，也成为生殖生理的一部分。

第十一章是林可胜、协和医学院与中国生理学发展史。基本上，由中国人进行原创性的生理学研究，是从20世纪20年代开始的，领头的主要是任教北京协和医学院的林可胜，以及中央大学的蔡翘。从他们两位实验室训练出来的生理学家，遍布全国各地，以及美国。林可胜还创立了"中国生理学会"与《中国生理学杂志》。这一页历史书中都有述及。

本书取名"简史"，自然是受限于笔者个人学识与本书篇幅，只能挑选一些最重要的发现与人物进行介绍，而不是以条列或编年的方式，做巨细靡遗的陈述。至于选择标准，笔者希望是根据事实讲话，尽量做到客观；但笔者也不吝提出一些主观的看法。如果有读者认为本书遗漏了哪些重要人物或发现，欢迎来信指教，以作为本书再版修订时的参考。

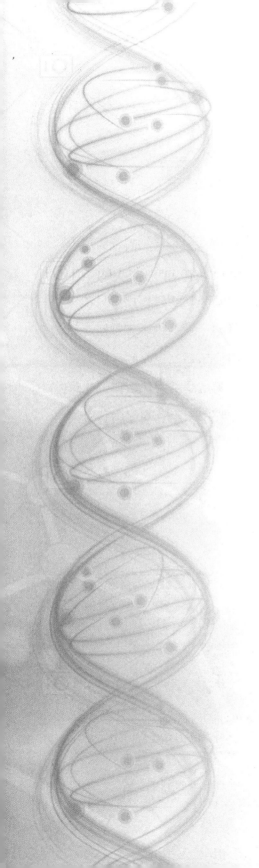

第一章

生理学细说从头

第一节　诺贝尔生理学或医学奖

　　每年10月初，瑞典的诺贝尔奖基金会都会陆续公布该年的各奖项得主；其中打头阵的，是由瑞典卡洛林斯卡研究院（Karolinska Institute）负责遴选的生理学或医学奖（physiology or medicine）。因此，拜诺贝尔奖之赐，"生理"一词还经常出现在媒体上。只不过一般报纸杂志常把这个奖简称为"生理医学奖"或"生医奖"（为行文简洁，后文也如此简称），甚至完全省略生理，径称"医学奖"，显然不甚了解这个奖为什么要把生理学与医学并列。再者，许多得奖人既非医生也非生理学者，更显得这个奖似乎有些名不副实。

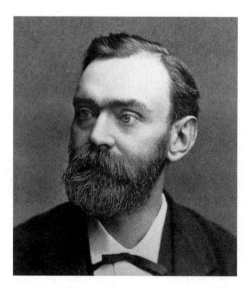

诺贝尔
（取自 Wikimedia Commons。后文图片若无特殊说明，均取自此网站）

话说诺贝尔奖原始的五个奖项：生理学或医学奖、物理奖、化学奖、文学奖与和平奖，是根据诺贝尔（Alfred Nobel, 1833—1896）于1895年立下的遗嘱所设立的（为纪念他而设的经济学奖则迟至1968年）；因此，想要知道诺贝尔为什么会用"生理学或医学奖"这个名称，我们得回过头来看看现代医学的发展史，以及19世纪的医学研究，才能了解一二。

第二节 医学之本在生理

现代医学的发展，是西方社会在文艺复兴之后才开始的，至今不过五百多年。在那之前近一千四百年的时间里，西方医学一直笼罩在古罗马医生盖伦（Galen, 129—216）的阴影之下。盖伦综合了之前古希腊希波克拉底（Hippocrates, 460 BC—377 BC）学派的体液理论与病理观察，加上他自己从解剖动物得来的知识，建立了一整套传统医学的理论。盖伦医学的强大威力，除了来自他等身的著作外（约2500万字, 22巨册），也与他的理论同基督教教义有某种程度的契合有关：盖伦认为人体内所有器官都有其特定功能，这一点与造物主的智能若合符节，而得到天主教会的支持。盖伦的追随者（许多是中古世纪享有识字及接触手抄典籍特权的天主教修士）都以记诵他的著作为主，少有人进行实际的解剖与实验来验证。因此，直到17世纪，盖伦的医学理论仍被视为真理，如有人胆敢提出不同于盖伦的说法，轻则罚款，重则下狱。

最早对盖伦的权威提出挑战的人当中，有位是16世纪任教意大利帕

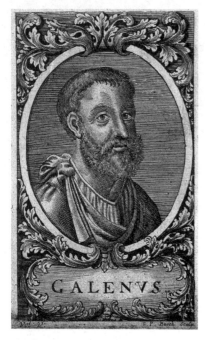

盖伦

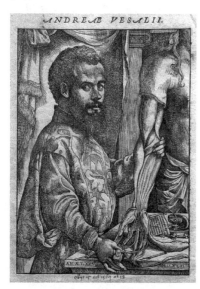

维萨里

多瓦（Padua）大学的解剖学家维萨里（Andreas Vesalius，1514—1564）。维萨里是当时少数走下讲台，亲自在解剖台前动手解剖尸体、进行教学的人。他发现盖伦书中所描述的人体解剖，许多都不是来自真正的人体，而来自动物；譬如盖伦描绘的子宫是狗的、肾脏是猪的、脑则属于牛或是羊。据说维萨里在盖伦的人体解剖图中，一共找到了两百处属于动物的解剖构造。1543年，维萨里在瑞士出版了一套七本、绘制印刷皆精美的解剖图谱《人体的构造》(On the Structure of the Human Body)，是为有史以来第一本高质量且忠于实体的人体解剖构造图。

由于维萨里及其继任者的努力，帕多瓦大学医学院成为17世纪欧洲最进步的医学院之一，与博洛尼亚（Bologna）、巴黎、蒙彼利埃（Montpellier）等医学院齐名。欧洲第一座室内解剖讲堂，就建于帕多瓦大学，时为1584年；十年后，该圆形剧院式讲堂更扩大改建成永久性建筑，好让医学生在教授解剖人体

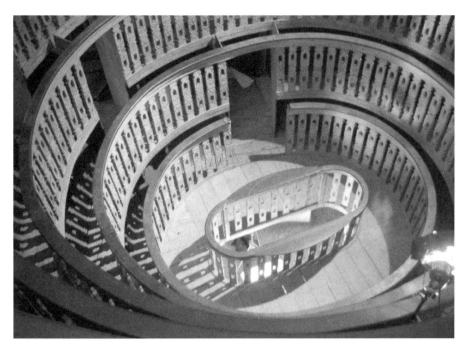

帕多瓦大学的解剖讲堂,是欧洲现存最古老的一座

时,更方便地围观。有时甚至还收门票,供社会名流观赏,地位越高者可以坐在越靠近解剖台的位置。该新建讲堂,是维萨里的第三代继任者法布里休斯(Hieronymus Fabricius,1537—1619)设计的,现代生理学的奠基者哈维(William Harvey,1578—1657)则是他的学生。

哈维是英国人,他于1599年不辞舟车劳顿,远赴帕多瓦大学医学院接受了亲自动手解剖的"新"医学教育,而不像欧洲多数其他的医学院,只是阅读盖伦流传下来的解剖图谱,以及后人的注疏演绎而已,但缺乏实际动手及观察的经验。1628年,哈维根据推理与实验,写了《论动物心脏与血液之运动》(*On the Motion of the Heart and Blood in Animals*)一书,驳斥了盖伦医学中气血在体内运行的讲法,并建立血液从心脏经血管流至全身再回到心脏的循环理论，是为现代生理学研究之滥觞（哈维的生平与研究，详见第三章"心血管生理简史"）。

第三节　解剖与生理

无论是单纯使用肉眼观察的大体解剖学，还是使用光学仪器辅助的显微解剖学，都是探讨身体构造的学问，对象则是人或动物的尸体；反之，生理学感兴趣的，是身体构造在活体当中的功能。对任何生物来说，构造与功能是相辅相成的：功能需求引导了构造的演化方向，而构造本身也限制了功能的范围。

相对于活体生理而言，解剖构造的变化较少，因此许多老旧的解剖图谱也历久弥新；譬如出名的《格雷氏解剖学：描述与手术》（*Gray's Anatomy: Descriptive and Surgical*）于1858年发行第一版，迄今已超过一百五十多年，也历经改版（最新的第四十一版于2015年发行）[①]。有关人体解剖的研究，自维萨里以降，直到19世纪的解剖学者，已大致完备；这一点只要看看人体当中许多以发现者为名的构造，都是19世纪以前解剖学家的名字，就可明了。

反之，生理学研究则瞠乎其后，至今仍有许多未解之谜团；其主要原因有两点：一、许多身体构造的功能不易从外观得出，必须进行实验，才

---

① 其中文版早于1886年就由英国传教士德贞（John Dudgeon，1837—1901）翻译在华出版，书名《全体通考》，共18卷；"解剖学"一词即出自该书。

能一窥堂奥；二、研究方法及工具的不足，使得真相无法显露出来。例如脾脏的功能就曾困扰了医学研究者达几千年之久，直到20世纪中叶现代免疫学成熟以后，才有完整的认识；至于人脑许多功能的确切作用机制，至今仍是臆测多于事实。再者，生理学研究需要其他学科知识的辅助，才能有所突破；像心肺系统得用上流体力学的知识，血液、消化、代谢等系统要用上许多化学知识，神经系统则要用上电学等。现代生理学实验室要是少了一些利用物理与化学原理所制备的测定仪器，是不可能进行任何实验以及得出任何新发现的。

生理学还有一点与解剖学大不相同之处，就是研究者多以活体生物而非死尸为研究对象。生理学家认为：多数身体功能只有在活着（甚至清醒）的动物（包括人）身上才观察得到，在死去（甚至麻醉）的动物身上就无从得见；因此，传统的生理学家都属于活体解剖者（vivisectionist），他们也必须具备相当充分的解剖学知识。

以活体动物做实验是实验生理学的基础，是促使生理学与解剖学于19世纪分家的主要因素，也使得生物医学脱离了所谓的"自然神学"（natural theology）与"自然哲学"（natural philosophy）的束缚，大步向前迈进。在19世纪中叶麻醉药物开始应用于手术之前，无论给人动手术或是以活体大型动物为实验，都不可能是愉快的经验；后者更招致爱护动物人士的抗议，至今不衰。

经过近两个世纪的折中与妥协，以活体动物做实验已受到严格的规范，像是以纯教学为主的示范动物实验已减至最少，而多以教学影片及仿真程序取代；大部分食品、化妆品及药物检验也多以细胞培养或微生物进行，尽量不用大型家畜及宠物做实验，其余则以鼠类及其他无脊椎动物取代。但我们在享受现代临床医学的进步，并期待持续有所突破之余，就不能忘记那是牺牲许多动物生命所换来的成果，以及接受"这种做法不可能完全消除"的事实。

第四节　医学研究分支

20世纪以前的医学研究，分支并不如今日繁复，像临床只分内科与外科，基础研究则都属于解剖与生理的范畴。甚至，解剖与生理是不分家的，而以解剖为主，生理为辅。一直要到19世纪中叶，实验生理学发展成熟后，才正式成为独立学科，与解剖学分道扬镳；因此，纯粹的生理学与生理学者在19世纪中叶以前是不存在的。

至于今日我们熟悉的生物化学（biochemistry），19世纪的名称是化学生理（chemical physiology）或生理化学（physiological chemistry），属于生理的范畴；药理学（pharmacology）的历史虽然与生理学一样悠久，但研究药物在体内的作用，离不开对生理的了解；至于免疫学（immunology），研究的是身体的防御生理，病理学（pathology）则研究出了毛病的生理［目前病理生理（pathophysiology）一词仍继续使用］，甚至临床微生物学（clinical microbiology）也是探讨微生物对人体生理的影响。这些学科一早都归入生理学的研究范畴，之后才逐渐独立，但终究仍与生理脱不了干系。因此，以研究人体的学问而言，生理是一切研究的根本；所有的临床问题及基础研究，最终都要回到两个问题：其作用的生理机制是什么？那对于人体的生理有什么影响？生理的重要性，可见一斑。

第五节　基础与临床医学之别

在20世纪之前，基础与临床医学的界限也不那么泾渭分明；那是因为当时的医学研究多数是由所谓的"绅士医生科学家"在行医之余所为（自然科学的其他分支也一样），真正由政府或私人机构资助、不具医生身份的专职医学研究人员，还是进入20世纪以后才成为普遍的职业。再来，由于第二次世界大战期间许多实用的发明，如雷达、抗生素、原子弹等，都源自基础研究，因此，战后各国政府开始大力支持基础研究；自此，但凭兴趣所至、不以应用为目的的研究成为主流，基础与临床也渐行渐远。

基础医学研究以探讨生物运作的原理与致病机制为主，并不见得把如何治病放在心上；临床医学则只把病人与治病放在第一位，而不一定在乎或晓得疾病的来龙去脉。基础研究者经常拿动物或微生物做实验，鲜少接触人体；但临床医生如要动手做实验或研习手术技巧，则免不了也要使用动物。当然，医学的进展有赖两者的相辅相成，缺一不可。从事基础研究者或可不在乎实时的临床应用，但临床医疗若无基础研究做后盾，则不可能有所突破，这点在新药开发以及复杂疾病（如遗传疾病、癌症、免疫失调等）的诊断治疗上，尤其重要。

拜科学进展之赐，现代医学的分支变得越来越繁复，几乎每个器官或系统都自成一门学问，经常还可能又跑出一门新学问来，让人眼花缭乱。英文中，单是以-ology为字尾的学科名称，就不下二三十个，像心脏学（cardiology）、肝脏学（hepatology）及肾脏学（nephrology）等。事实上，有不少学门原本系属同源，分家后也还藕断丝连，像妇科学（gynecology）与产科学（obstetrics）、神经病学（neurology）与精神病学（psychiatry）等都是。

医学分支变得更多更细的后果，是造成许多专科医生见树而不见林。一百年前，哈佛医学院的生理学教授波特（William T. Porter, 1862—1949）曾说过一番话，值得在此重述："医学各部门的知识，已经累积到让教授及学生都难以掌控的地步；唯一的解救之道，在于对科学方法有彻底的掌握。医学生必须取得这份能力，而不是单纯的信息；只有如此，在穿越知识大海的横风逆浪之时，才能维持稳定的航道。"[①]至于想要对科学方法有所掌握，就必须对基础研究有所认识；这也是医学院学生必须接受前期基础医学教育的理由。

但人世间的事大多在两极之间摆荡，很少长期定于一尊。时至20世纪末、21世纪初，以目标或疾病为导向的整合型研究又开始流行，好比已完成的"人类基因组计划"（Human Genome Project）以及进行中的好几个"人脑计划"（BRAIN Initiative、Human Brain Project、Brain Activity Map、Human Connectome Project）等都是。不管怎么说，研究光有目标、口号或经费是不够的，还要有技术与方法为后盾；像美国在20世纪70年代就发起"向癌症宣战"（The War on Cancer）运动，到现在仍未竟全功，理由就在于此。

---

① 参见Benison, Barger, and Wolfe（1987）p.47。

第六节　从诺贝尔奖得奖研究看生理学研究进展

如前所述，诺贝尔奖是根据诺贝尔的遗嘱设立的，诺贝尔于1896年过世，当时的生理学犹如一个世纪后的分子生物学，正是当红的学问，被视为解开生命奥秘的钥匙；晚年为心脏病所苦的诺贝尔自然也对生理学寄予厚望，因此有生理学或医学奖的设立。

第一届诺贝尔奖于1901年颁发，正是20世纪开始的第一年，而人类社会的科技发展，在20世纪有飞跃式的进步；因此，诺贝尔奖的得奖研究，也部分记录了自20世纪以来，人类在科学上的成就。

根据诺贝尔的遗嘱原意，该奖项是颁给"前一年中为人类谋取最大福利的人"；但遴选单位很快就发现，该想法要执行起来有其困难，因为在自然科学中，任何发现的重要性都有待验证，而一年的时间通常是不够的。在诺贝尔科学奖项的获奖历史中，不乏日后发现有错或价值不高的成果；因此之故，遴选委员会也变得越来越谨慎。以生理学或医学奖为例，获奖人从发表获奖研究到获奖的间隔时间，从1920年以前的平均不到十年时间，到如今已发展到二十年以上。其中等待时间最长的，是发现可诱发肿瘤病毒的劳斯（Peyton Rous，1879—1972）：从发现该病毒（1911年）到得奖（1966年），间隔长达五十五年，得奖时劳斯已是八十七岁的老人了。此外，2010年获奖人是八十五岁高龄的爱德华兹（Robert G. Edwards，1925—2013），得奖成果为1978年诞生的全球第一位"试管婴儿"，这个奖足足让他等了三十二年之久。还有2012年获奖者格登（John B. Gurdon, 1933—   ），其获奖成果也是五十年前（1962年）完成的：将成年青蛙细胞的细胞核植入去核的受精卵中，让受精卵发育成完整的青蛙。

由于诺贝尔奖看重的是做出重大贡献的人，而非终身成就，因此，许多著作等身的生理学者都无缘获奖；其中尤以提名共二十五次的美国生理学者坎农（Walter B. Cannon, 1871—1945）最出名。反之，有好些在学界原属寂寂无名之辈，却因一项重要发现而获奖，像1923年因发现及分离胰岛素而获奖的班廷（Frederick G. Banting, 1891—1941）、1962年因发现DNA双螺旋结构而获奖的沃森（James D. Watson, 1928—   ）与克里克（Francis H.C. Crick, 1916—2004），以及2005年因发现幽门螺杆菌而获奖的沃伦（J. Robin Warren, 1937—   ）与马歇尔（Barry J. Marshall, 1951—   ）等都是。

再者，传统的系统生理学研究早于19世纪就已蓬勃开展，因此，除了神经系统（包括感觉系统）、内分泌系统与细胞生理学等领域的研究者获奖次数较多以外，其他生理系统的得奖次数都相当低，像心血管系统的有三次、消化系统的有两次，余如呼吸系统、肌肉系统，以及生殖系统都各只有一次[1]，而且这些奖大部分是在20世纪前半叶取得。这并不是说这些生理学分支百余年来都停滞不前、没有突破，而只是没有"诺贝尔奖等级"的发现罢了。因此，要想了解生理学研究的全貌，光看诺贝尔奖得主的成果是不够的。本书在介绍生理学各分支的发展历史时，除了不会遗漏得奖的生理学者外，更多的篇幅还是留给许多未曾得奖的学者所取得的成果。

---

[1] 生殖生理学领域可能还有宗教与道德的因素参与，导致得奖率偏低，像避孕药研究就是遗珠，人工授精得奖则迟到了三十余年（参见第十章"生殖生理简史"）。

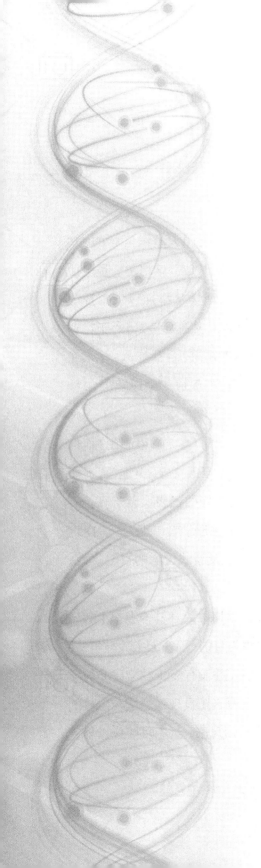

第二章

19世纪的生理学

第一节 绪言

前一章提到,现代生理学研究可以说是从英国人哈维开始的,与15和16世纪文艺复兴时期展开的人体解剖学研究息息相关,也与17和18世纪启蒙时代的科学革命同步进行。生理学从早期以观察推理为主的描述记录之学,一路进展到以实验验证为主的科学,得力于物理化学之处甚多,像力学、光学、电学、热力学等知识,各种气体、化学元素、酶等的发现,以及各种观测仪器的发明等,都促成了生理学在19世纪的发光发热。

19世纪以前的自然科学研究者是不受所谓的"学科"限制的,他们任意悠游于让他们感兴趣的问题或现象之中,上至天文,下至地理,无所不包;像达·芬奇这样的"文艺复兴人"就是最好的代表。至于真正有生理学这门独立领域以及专门研究身体运作的生理学者出现,还是18世纪末、19世纪初的事,与工业革命、中产阶级以及新式大学的兴起,关系密切,其中尤以德国的大学为最。

虽说欧洲在11世纪就有大学的成立,但早期的大学基本上都由教会主办,以训练神职人员、律师、公务员及医生为目的,除了天主教神学外,内容以希腊哲学与罗马法律的古典知识为主,并没有多少独立研究与增进知识的精神。一直要到19世纪的德国,才有真正具现代意义与组成的大学出现,德国也在19世纪的学术研究中独领风骚;至于目前执世界牛耳的英美大学，则迟至19世纪末以及20世纪上半叶才后来居上。

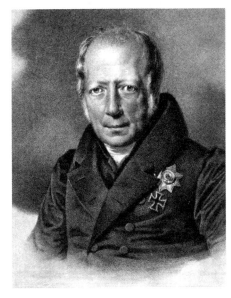

洪堡

现代大学在德国的崛起，要归功于洪堡（Wilhelm von Humboldt，1767—1835）[1] 这位哲学家、语言学家、外交家以及教育家的远见。洪堡认为大学不只是传授既有知识的所在，还负有创造新知的责任，因此大学教师与学生都应该参与研究工作。这项改革对于当时尚未统一、分属独立城邦的德国在科学与技术上的进步，居功厥伟。洪堡按其理想于1810年成立了柏林大学（如今称为柏林洪堡大学，以为纪念），成为当时最现代的大学，也是欧美各大学学习的榜样。

洪堡的教育改革反映在医学研究上，就是教授制度的建立：无论基础还是临床分科，都由从事研究的教授主掌，并由学校支付薪水。这种现代人视为理所当然的大学制度，在19世纪则是首创；因为当时的医学教育类似师徒制，由临床医生带领，直接向上课的学生收费。至于医生的行医执照，则是由同业公会管辖，医学院的入学资格也无严格限制，因此无论教师还是学生的水平都参差不齐，他们更没有研究的压力。这种情况在英美等国一直持续到19世纪末、20世纪初，它们才逐

---

[1] 洪堡还有位知名度不下于他的弟弟亚历山大·洪堡（Alexander von Humboldt，1769—1859）；后者是位自然学家与探险家，曾前往南美洲探险五年之久，并留下大批著作，是达尔文之前最出名的自然史学家。

渐向德国看齐。

教授制度的建立,使得当时德国(包括如今奥地利、波兰的部分地区在内)境内二十几所大学陆续有生理学教授的职位出现(一开始都是由解剖学教授兼任);这不单吸引了优秀人才,也促进了良性竞争。因为就业的前景可期,前往知名教授的实验室学习蔚为风尚;同时,大学之间也争相以优渥条件吸引知名教授前往任教。一般而言,正职(或称讲座)的生理学教授,每个系只有一位,但其下还有特职教授(professor extraordinary,类似于英美的副教授一职)及编制外讲师(private lecturer,德文是Privatdozent,可视为助理教授或讲师)的职位,作为晋身教授的跳板。因此,在制度的扶持下,19世纪的德国出现了一整批出色的生理学者,也造成了德国的生理学研究在19世纪大幅领先于英法等国。

我们可以从生理学研究论文的发表数字,来看看19世纪的德国是多么的领袖群伦:

年份＼国家	德　国	法　国	英　国	美　国
1800—1824	26	30	16	1
1825—1849	157	45	25	0
1850—1874	273	62	12	8
1875—1899	286	27	65	11
1900—1924	270	16	87	63
总　　数	1012	180	205	83

取材自 Zloczower, A.(1981)。

从表中可以轻易看出，法国在19世纪的头二十五年与德国不分轩轾，在接下来的五十年间也继续有所成长，但幅度远不及德国，到了世纪末更出现下降；在1825至1924年的一百年间，德国的生理学研究则独领风骚。英国的生理学研究虽然传统深厚，但在19世纪的前七十五年都大幅落后德法两国，直到19世纪末、20世纪初才奋起直追；至于美国的崛起，更是20世纪以后的事。

第二节　19世纪的法国生理学研究

在科学发展与新思潮的创新上，法国的贡献一向与英德两国并驾齐驱；像法国科学院于1666年由路易十四成立，只比英国皇家学院晚了六年。且不提引发法国大革命的启蒙运动（像笛卡尔、伏尔泰、卢梭、孟德斯鸠等引领者都是法国人），在18世纪与19世纪之交，举世知名的法国科学家就有拉瓦锡（Antoine-Laurent de Lavoisier，1743—1794）、拉马克（Jean-Baptiste Lamarck，1744—1829）、拉普拉斯（Pierre-Simon Laplace，1749—1827）、傅立叶（Joseph Fourier，1768—1830）、居维叶（Georges Cuvier，1769—1832）及安培（André-Marie Ampère，1775—1836）等人，同时法国还有西方世界现存最古老的医学院与医院：蒙彼利埃医学院与主宫医院（Hôtel-Dieu de Paris），在临床医学上也颇有成绩，如精神病学的建立及听诊器的发明等；但法国在生理学研究上却乏善可陈，直到19世纪马让迪（François Magendie，1783—1855）与贝尔纳（Claude Bernard，

1813—1878)这对师徒的出现,才完全改观。

　19世纪初的西方生物医学界大都臣服在生机论(vitalism)的教条之下,法国也不例外。所谓生机论,是说生物体当中有种不可捉摸且变化多端的"生命力"(vital force)存在,与无生命的无机物质遵循物理与化学的原理不同。由于这种生命力无法以物理及化学方法测量,因此生机论者认为以生物体做实验,不可能得出前后一致的结果。

　这批人最常提出的一项论点,是说同一种药物或手术,用在罹患相同病症的不同个体身上,结果可能完全不同。只是这些人没有想到,生物实验的变异之所以过大,是由于生物体内外可变的因素太多、不易完全掌握所致,与什么生命力并无关联。19世纪许多著名的生物医学研究者,都与生机论者有过论战;他们从实验中发现:生物体的运作,一如无生命的物质世界,也遵循物理及化学的法则;只要实验者将引起误差变化的因子减至最少,生物实验的结果绝对是可以重复验证的。进入20世纪,生机论已为大多数人摒弃,但其阴魂至今依然不散,存身于许多替代疗法之中。

马让迪其人其事

　马让迪出身医生世家,后来也成了知名的外科医生;他天生是怀疑论者,对空谈、无事实根据的理论嗤之以鼻。他曾说过:"我只有眼睛,没有耳朵。"对别人提出的理论,他会说:"我没听过;但只要做个实验,就可以报告观察所得。"凭借着这种实验精神以及丰富的论文发表,马让迪可说是一手建立了"实验生理学"这门学问。马让迪从1808年发表第一篇论文起,到过世前三年的最后一篇为止,一共发表了九十几篇著作,虽然其中包括了专著、调查报告与评论,不完全是原创实验报告,但上面表中所列的法国于19世纪前半叶的生理研究成果,马让迪占了绝大部分。

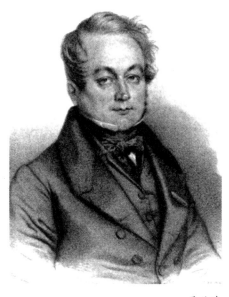

马让迪

1821年,马让迪年方三十八岁就被选为法国科学院院士;他积极参与学院的服务工作,包括审稿(他会重复投稿者的实验)、参与事件调查委员会(其中两项调查都为期多年才结案),以及各种奖项的审查,同时他还定期在学院大会中提出论文报告,一直到他过世前两年才停止。

此外,马让迪在1830年更获聘为地位崇高的法兰西学院(College de France)的医学讲座。这是法国历史最悠久的学术机构(成立于1530年),以研究新知及大众教育为任务;其中讲座数目有严格限制,目前也不过五十余人,遇缺才补;同时讲座名称不固定,按科学的最新发展以及新讲座的研究内容而定,以确保与时俱进。讲座的任务之一,就是每年提供不收费的公开演讲系列。马让迪负责该讲座共二十五年,直到过世才由其弟子贝尔纳接任;但自1847年起,贝尔纳就已担任马让迪的代理讲师,负责一半的讲座,最后几年则全数接手。

马让迪的研究既多且杂,但主要以神经系统为主,他最主要的贡献,是建立了脊髓背根与腹根的功能①：背根携带了输入脊髓的感觉神经，腹根则携带从脊髓输出的运动神经。马让迪这项发现的优先权与苏格兰的生理学家贝尔（Charles Bell, 1774—1842）出现争执：贝尔在早几年一份自行发表、流通有限的文章中提过腹根的运动控制功能，但没提背根；然而他在后续的写作中刻意模糊此点，只强调自己的发现比马让迪更早。因此脊髓背侧与腹侧神经的功能分区，如今称为贝尔—马让迪法则（Bell-Magendie law）。

由于马让迪的实验以切断、破坏、摘除部分神经组织，再观察动物的行为为主，再加上他从事研究的年代，麻醉药尚未流行（麻醉药第一次公开用于手术，是在1846年），实验都在清醒动物身上进行，因此他被保护动物人士当作头号敌人，攻讦不断。但对马让迪来说，医学的操作与药物的使用，如不先在动物身上测试，就直接用于人身上，才是不道德的事。当然，把动物生命看得与人命一样重要的人士，是听不进这种论点的。

名师高徒：贝尔纳

马让迪除了本身的成就外，另一桩让他在生理学史上留名的事，就是教出了一位青出于蓝的弟子：贝尔纳。贝尔纳出生于法国南部乡下农民之家，只上了一年大学就被迫休学，前往里昂郊外一家药房当学徒。每月只有一晚休假的贝尔纳迷上了看话剧（也是他的唯一娱乐），并自行创作剧本，梦想成为剧作家。二十岁那年，他终于鼓起勇气只身来到巴黎，

---

① 所谓背根与腹根，是脊髓神经进出脊髓的两条管道，一位于脊髓背侧，一位于脊髓腹侧，由此得名。这个命名是根据四足着地的脊椎动物，在以双足站立的人类身上，也称为更贴切的后根与前根。

追寻剧作家之梦；不过被浇了几盆冷水后，他接受建议，进入巴黎医学院就读，准备当名医生。

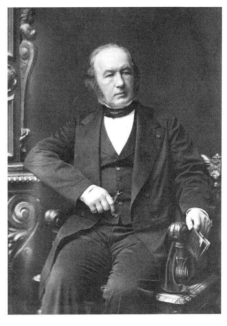

贝尔纳

贝尔纳对当时传统医学院的记诵式教学不感兴趣，成绩也不算出色，但对动刀解剖尸体以及给活体动物动手术兴趣盎然，且很快就技艺精湛。他听了马让迪于法兰西学院的系列演讲（包括公开展示的活体动物实验），马上就确定了自己的志趣：做一名专职的实验生理学家，而不准备开业行医。他从马让迪的助手开始做起，一路建立起自己研究的名声，终究青出于蓝，成就还在马让迪之上。

1855年马让迪过世后，贝尔纳正式接过他在法兰西学院的医学讲座。他的开场白如下："我负责讲授的'科学医学'这门学问，目前还不存在。我唯一可做的事，是为未来几代打下基础，也就是建立未来科学医学之所寄的生理学。"他的这番话，诚实指出了当时生理学知识的现况：几乎是一片空白。十年后，贝尔纳更出版了经典著作：《实验医学研究入门》(*An Introduction to the Study of Experimental Medicine*)，对实验的精髓与重要性做了精辟的阐述。

绝大多数生理学者的成就，都不会在史上留名，甚至在教科书上都不会提到，但贝尔纳的一项创见，却让他永垂不朽，那就是多细胞生物拥有一个与外界环境独立的"内环境"（milieu intérieur）；这是为了驳斥当时生机论者所持的"生物具有不可捉摸的生命力"这一论点而提出的。贝尔纳从多年活体实验的经验中发现，生物之所以能对抗许多环境的改变，凭借的并不是什么"生命力"，而是生物能够在随时变动的外在环境下，维持一个稳定的内环境。这个内环境，就是环绕在体内所有细胞外围的液体，包括血液及淋巴液在内。生物绝大多数的生理功能，就是为了维持这个内环境的稳定而演化得出的。

贝尔纳的这项创见，在20世纪得到美国生理学者坎农（Walter B. Cannon, 1871—1945；详见第五节"19世纪的美国生理学研究"）的进一步阐释及发扬光大；坎农将生物体内环境的稳定，称作"内稳态"（homeostasis）。自此，"内稳态"就成了生理学里"一以贯之"的观念，使得许多生理现象得以迎刃而解。贝尔纳与坎农的大名，也因此常留生理学教科书中[1]。

由于马让迪与贝尔纳师徒的努力，法国的生理学研究在19世纪中叶得以与德国分庭抗礼；只不过无论在制度、设备以及周边支持上，法国都远不及德国，以至于两人的成就未能延续并发扬光大。

第三节　19世纪的德国生理学研究

在进入19世纪之际，受到黑格尔（G.W.F. Hegel, 1770—1831）、

---

[1] 坎农还有个中文名叫"肯恩"，是1935年他应邀来华讲学三个月期间，由协和医学院的教授帮他取的，只不过后来没有多少人知道及使用。

谢林（Friedrich W.J.Schelling，1775—1854）等德国哲学家唯心主义（idealism）的自然哲学的强力影响，以及由生机论所主导的生物医学思维，德国的科学研究其实是停滞不前，落后英法两国的。谢林的自然哲学强调类比（analogy），不重实验；从无机物到有机物（生物），都有一套以电性、磁性、生殖力、兴奋性、敏感性、两极性（一如中国的阴阳说法）为主的基本观念对应，并用以解释一切现象。所幸这波称为浪漫主义生理学（romantic physiology）的潮流为期不算太长，到了19世纪30年代其影响已逐渐式微。

19世纪的众多德国生理学者当中，尤以缪勒（Johannes P. Müller，1801—1858）与路德维希（Carl Ludwig，1816—1895）两位的贡献最大：缪勒扮演了承先启后的角色，路德维希则是现代生理学的创建者，与同时代的法国生理学者贝尔纳齐名。

缪勒其人其事

缪勒出生于德国科布连兹（Koblenz）一位鞋匠之家，该地原属法国，但1815年拿破仑兵败滑铁卢，莱茵河流域被划入德国（普鲁士），因此也改变了缪勒的一生。缪勒的中学成绩出色，校方说服其父亲让他前往当时新成立的波恩（Bonn）大学就读，并于1822年取得医学博士学位。缪勒在波恩大学接受的医学教育还未脱离自然哲学那一套复杂的类比说法，但他毕业后得到校方支助，前往柏林大学解剖学与生理学教授鲁道菲（Carl A. Rudolphi，1771—1832）实验室进修。鲁道菲是自然哲学的强力批判者，鼓吹显微镜学研究，因此改变了缪勒的观念；一年

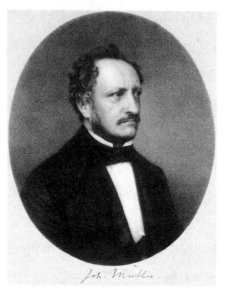

缪勒

半后，缪勒在进修期满后返回波恩大学时，鲁道菲将自己使用的显微镜送给了缪勒。

缪勒利用这台显微镜在波恩大学进行了各种以形态学为主的研究，在胚胎学、组织学与比较解剖学等领域，成果辉煌；譬如胚胎中发育成雌性生殖管道的缪勒管（Müllerian duct），就是由他发现并以他的名字命名的。在生理学方面，缪勒基本上还是"老一辈"的生理学教授，也就是形态学研究远多于生理学。缪勒认为生理学必须根据经验、观察与实验，而非抽象的空想；但他也不否认根据事实来发展想法的重要性。只不过他虽然坚持观察与实验是推论的基础，但他仍依附生机论的说法，相信生物与非生物的差别在于是否有生命力，因此还算不上是真正现代的生理学者。

缪勒在波恩大学从讲师一路升到比较解剖学与生理学教授。1832年鲁道菲去世，缪勒写信向普鲁士王国[①]文化部部长自荐接任；过程中虽有些波折（他并非首选），但终于如愿以偿，于1833年起担任柏林大学的解剖学与生理学教授，一直到二十五年后因病过世。

缪勒对生理学的主要贡献有两项，其中之一是擅长综合整理的他

———————————

① 当时德国并未统一，而是由三十几个王国组成德意志邦联，其中以普鲁士及奥地利两国最大。

留下的丰富著作，除了许多论文外，还写了两大册的《人体生理学手册》（*Handbook of Human Physiology*），将当时的生理学知识做了一番整理，成为流行多年的生理学教科书，该书有英文译本，改名为《生理学要旨》（*Elements of Physiology*）。

缪勒的另一项，也是更为重要的贡献，是他在柏林大学教出的一批重量级学生（包括他的助教），他们对近代生物医学研究有巨大的影响，其中包括亨勒（Jakob Henle, 1809—1885）、施旺（Theodor Schwann, 1810—1882）、杜布瓦—雷蒙（Emil Du Bois-Reymond, 1818—1896）、布吕克（Ernst Brücke, 1819—1892）、亥姆霍兹（Hermann Helmholtz, 1821—1894）、菲尔绍（Rudolf Virchow, 1821—1902）以及海克尔（Ernst Haeckel, 1834—1919）等人。其中亨勒与施旺是显微解剖学家，像肾脏当中的亨勒氏环（loop of Henle）就是亨勒发现的，而施旺更是细胞理论的创建者之一；菲尔绍是现代病理学的祖师爷，也被视为社会医学的创建者；海克尔是出名的自然学者，是达尔文演化理论在德国的推手，后来以提出生物发生过程中的重演理论（recapitulation theory）知名，虽然该理论并不正确。

缪勒的学生里，真正对生理学有贡献并自成一家的，是杜布瓦—雷蒙、布吕克与亥姆霍兹；他们三位加上路德维希，都相信以物理及化学方法来解开生理奥秘的重要性，同时驳斥生机论的说法。他们几位年纪相当，声气相投，一生都是好友。其中杜布瓦—雷蒙在缪勒过世后接掌了柏林大学的生理学教授职位，凡三十余年；布吕克担任维也纳大学的生理学教授凡四十余年（弗洛伊德是他最出名的学生）；亥姆霍兹历任柯尼斯堡大学、波恩大学及海德堡大学的生理学教授，最后则是担任柏林大学物理学教授（赫兹与普朗克是他最出名的学生）。

杜布瓦—雷蒙与亥姆霍兹都以电生理学研究著称（参见第七章"神经生理简史"），但亥姆霍兹在物理学界的知名度可能更高，他在能量守恒定律、光学、声学、热力学及古典电磁学等领域都有贡献，甚至还发明了医生检查眼睛必备的眼底镜（ophthalmoscope）。1845年，他们几位医生连同一些物理学家成立了柏林物理学会（即后来的德国物理学会），而不是生理学会（德国生理学会迟至1903年才成立），并且杜布瓦—雷蒙与亥姆霍兹都当过该学会的理事长。由此可见，在科学分工还不那么繁复细微的19世纪，科学家可以同时悠游于好几个不同的领域，而不受排斥（就算物理学家也会探讨任何让他感兴趣的生理系统，而不会像目前大多数学者只专注其中一个系统）。

路德维希其人其事

然而真正造成德国生理学在19世纪下半叶领先全球的功臣，是路德维希。路德维希出生于德国中部小城，一路求学上的都不是名校（他于马堡大学取得医学博士学位），也没跟过名师，但他凭自己的天分与努力，力争上游，先后担任过马堡大学、苏黎世大学、维也纳大学等学府的生理学教职，最后则是在莱比锡大学建立了全球知名的生理学研究所，并执掌长达三十年，让该所成为当时欧美生理学者的朝圣之地，英、美、俄以及欧洲其他国家的生理学者，莫不以前往路德维希的实验室进修为荣；其中最著名的有英国的盖斯克尔（W.H. Gaskell）、美国的鲍迪奇（H.P. Bowditch）、俄国的巴甫洛夫（I.V. Pavlov）、瑞典的提格斯泰德（R. Tigerstedt）、意大利的莫索（A. Mosso）以及德国的法兰克（O. Frank）等人，前后有两百多位。路德维希对现代生理学研究的影响之大，可谓无出其右。

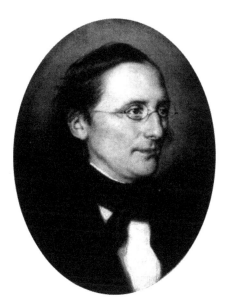

路德维希

路德维希与法国的贝尔纳一样，都是实验生理学的开创者，坚持生命的运作也可以用物理与化学的机制解释，而无须诉诸虚幻的生命力。路德维希对生理学的贡献既多且杂，提出过许多"全球第一"的发现与理论，好比肺动脉压的测量、血中各种气体的测定、心音的起源、温度对心跳强度的影响、心肌收缩的"全或无"现象、脑干的心血管中枢，以及尿液在肾脏形成的原理等。他是极为负责与照顾学生的好老师，参与实验室每个实验的设计、执行与解释；虽然每篇出自莱比锡大学生理学研究所的文章都经过他的审订，但他几乎从不在学生或来访学者发表的论文上挂名。这一点少有人能做得到，因此百年后仍为许多人津津乐道。

路德维希除了是位伟大的实验生理学家以及了不起的导师外，他还是位出色的仪器设计师，现代医学工程的祖师爷。早在1846年，路德维希就设计制作了全球第一台记纹器（kymograph），利用随压力（或任何外力）而上下移动的尖针，在定速旋转的熏烟筒①上刻画出许多生理反

———————

① 这个称为熏烟筒（smoke drum）的装置，是把一张记录纸贴在转筒上，挂在通风柜里用燃烧的煤油烟熏，在纸上铺满一层薄薄的煤灰，然后再转到记纹器上，让肌肉收缩、心跳、血压等生理变化驱动针尖，在纸上刻画出波形来。等整张熏烟纸都用过以后，再小心把纸取下，浸入亮光漆后干燥，就成了永久性记录，并可做定量计算。

应的曲线图，像是心跳、呼吸、血压、肌肉收缩等。有了这个仪器，生理学家头一回能将观察所得的生理变化，按发生时间顺序记录下来，同时还可以将生理反应量化，可说是彻底改变了生理学研究。有人做过下面这个类比：记纹器之于生理学，犹如望远镜之于天文学，其重要性可见一斑。此外，路德维希还设计制作过可测量血流速度与流量的血流速度计（stromuhr），应用于心血管生理的研究。

经由络绎不绝前往路德维希实验室的进修学者的引介，记纹器很快就开始在全球各地的生理学实验室使用，并有各式各样的改进与应用；除了记录常见的生理指针外，甚至还有人用来记录腺体的分泌。记纹器在生理学实验室的使用长达一百多年，直到20世纪50年代以电控制的多种波动描写器（polygraph）问世后，才逐渐被取代，但学生实验室仍持续使用多年[①]。

至于新式的多种波动描写器，则属于新一代的电子产品，它利用各种能量转换器（transducer）将压力、张力、位移等机械力转换成电磁讯号，来推动墨水笔在定速移动的记录纸上做长时间记录，其原理与更早问世的心电图与脑电图记录器类似，俗称的测谎仪（lie detector）是其中一种应用，但其准确性一向为人诟病。

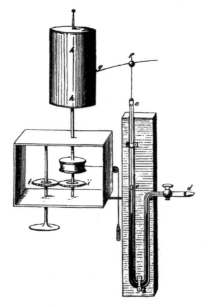

路德维希使用的记纹器

----

① 20世纪70年代初，本书作者在台大动物系就读时，生理学实验就还是使用这种老式的记纹器与熏烟纸。

19世纪生理学在德国的发光发热并非独立事件,这种繁荣势头也反映在其他的自然科学学科(如物理、化学)以及一整批的下游产业当中,譬如机械、化工、制药以及兵工等,因此造就了德国的国力富强,以至于有能力发动两次世界大战。当然科技本身无罪,受到野心政客的利用,才造成问题。

第四节　19世纪的英国生理学研究

如前章所述,现代生理学以及医学之所以能脱离一千五百年来盖伦医学的宰制,主要是由于英国医生哈维于1628年发表了血液循环的理论;因此,生理学研究在英国的传统久远,一路走来也能人辈出,无论在循环、呼吸、消化以及神经生理上,都有过重要贡献。然而,时序进入19世纪之际,英国的生理学研究却停滞不前。1927年,在纪念英国生理学会成立五十周年时,著名的英国生理学家谢弗(Edward Schafer, 1850—1935)如是写道:

19世纪中叶,英国生理学的发展远远落在法国与德国之后。英国没有纯粹的生理学家,任何外科或内科医生都被认为能够讲授生理学这门课程……因此,当其他实验科学都在进步之际,英国生理学界却没有什么值得一提的人物,而法国与德国随便就能提出马让迪、贝尔纳、缪勒、亥姆霍兹或路德维希这些杰出生理学家的名字来。

至于英国生理学落后欧陆国家的原因，主要出在制度与观念上。英国虽然号称拥有牛津与剑桥这两所古老且知名的大学（分别成立于1167年与1209年），但直到19世纪中叶，它们还未脱离中世纪教会大学的建制与教学内容，只分成文、法、神、医四个学院，讲习内容也以两千年前希腊哲人留下的著作为主。就算是一心想习医的学子，也必须先取得古典文学的学位，并且得属于英国国教的信徒。因此，1825年遵父命准备学医的达尔文，会从英格兰远赴苏格兰的爱丁堡（Edinburgh）大学医学院就读，而不是选择剑桥或牛津的医学院，也就不让人奇怪。

英国的苏格兰地区一向重视教育，且人文荟萃。在进入19世纪之前，全英国只有七所大学，除了牛津与剑桥大学位于英格兰、都柏林大学位于爱尔兰外，其余四所（圣安德鲁大学、格拉斯哥大学、阿伯丁大学与爱丁堡大学）都位于苏格兰。至于19世纪苏格兰与英格兰医学教育的差别，从下面这组数字可见一斑：在1801—1850年间，牛津与剑桥的医学院一共毕业了273位医学生，而苏格兰的四所大学医学院则毕业了7989位，后者是前者的将近三十倍[1]。

当时英格兰的医学教育除了牛津与剑桥外，主要是由一些私立的医学院及医院所把持。它们形成类似同业公会的团体，拥有颁发医师执照的权利；其运作方式如同今日的"野鸡大学"，对学生资格要求不多，只要交学费就能上课。至于医生的养成过程则类似学徒制，都是跟在有经验的医师身后学习；除了必备的大体解剖课程外，其余的基础课程只是聊备一格，并无专人讲授，自然也没有独立的生理学教授职

----

[1] 取自 Henderson, J. (2005) pp. 3—4。

位，研究就更不用说了。19世纪著名的生物学家赫胥黎（Thomas H. Huxley，1825—1895）就是从这种医学院毕业的；他在晚年回忆当年的习医过程，如是写道：

> 一位年轻人来到伦敦只要花两年半时间懒散地"在医院间走动"，再花半年时间在某个私立医学院接受训练，以完成三年的学制要求，然后忍受一个钟头的口试煎熬，就可顺利毕业，像《新约·启示录》里被放出封印的死亡骑士一样，给大众行医。

这种情况到了1858年开始有所改变：在该年通过的《医疗法》（Medical Act）要求下，建立了医师注册名录（Medical Register）以及医学总会（General Medical Council）组织；后者的任务之一，就是建立统一的医师培养标准，像是在医预科课程中加入必修的基础医学，并由专任的大学教师讲授。

于1826年成立的伦敦大学学院（University College London），是英格兰医学教育改革的始祖；该学院是英格兰第一所不是由教会成立的大学，不限制入学学生的信仰，也无性别限制。该校于成立之初，就把解剖、生理、药学、病理以及临床医学等课程列入大学学程，各由专门学系及医院临床部门共同负责。

一开始，临床医师自然是认为自己的权利被削减了，因而反对这种做法。当时伦敦大学学院附属医院的一位外科医生这么说过："我们不但将失去这些科目（解剖、生理、化学）的教师名额，还必须小心别让学生花太长时间在无用的基础之学上，而耽误了必要知识的学习。"可见当时的医生对基础医学的心态①。

伦敦大学学院最早是聘请爱丁堡大学医学院毕业、在伦敦开业的知名外科医生与解剖学家，苏格兰人贝尔，担任生理及外科教授；先前提过，贝尔与法国的马让迪因发现脊髓的背根与腹根分司感觉与运动功能，而留名后世。1836年，贝尔辞职返乡，担任爱丁堡大学外科教授，遗缺由夏培（William Sharpey, 1802—1880）担任，职称则是"一般解剖与生理教授"。从贝尔与夏培的职称可以看出，当时生理还不算独立学门，经常由解剖或外科教授兼任。

夏培也是苏格兰人，1823年从爱丁堡大学医学院毕业。他在习医期间以及毕业之后，花了将近三年时间在法国与德国多家医院与实验室游学，结识了许多当时重要的欧陆医界人物，也大幅拓展了他的生理学知识。夏培自己在研究上虽然没有什么值得称道的建树，但他在伦敦大学学院任教近四十年，培养出许多重要的生理学家，可视为现代英国生理学的祖师爷。

夏培的学生与助手当中，最重要的有三位：弗斯特（Michael Foster, 1836—1907）、博登—桑德森（John Burdon-Sanderson, 1828—1905）与谢弗。弗斯特是伦敦大学学院医学院1859年的毕业生，之后自行开业了几年；1867年，他在夏培的推荐下，担任母校的实验生理学讲师，两年后晋升为教授。1870年，锐意革新的剑桥大学三一学院（Trinity College）聘请弗斯特为生理学大学讲师（praelector），于是弗斯特成为剑桥大学第一位专任生理学教师（他于十三年后才正式晋升为教授）；弗斯特任职剑桥三十余年，一直到

---

① 20世纪80年代中期笔者在当时的阳明医学院任教时，台北荣民总医院的临床教学医生也有类似的态度；他们会说基础医学科系的老师们在前三年把学生教得太过自由懒散，也太爱问问题，不懂得医学伦理、尊重前辈，等等。

1903年退休为止。剑桥生理学系在弗斯特的领导下能人辈出，像盖斯克尔（Walter H. Gaskell, 1847—1914）、兰利（John N. Langley, 1852—1925）、谢灵顿（Charles Sherrington, 1857—1952）、戴尔（Henry Dale, 1875—1968）等人都是他的学生，研究成果也突飞猛进（这些人的研究成果将于第七章"神经生理简史"介绍），奠立了英国在20世纪上半叶全球生理学界的领导地位。

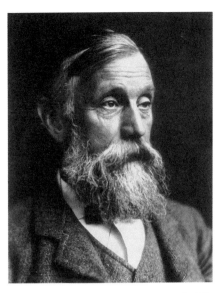

弗斯特

博登—桑德森毕业于爱丁堡大学医学院，并曾留学法国。1870年，弗斯特离开伦敦大学学院前往剑桥后，他便顶替了弗斯特的遗缺，担任实验生理学教授。四年后夏培退休，他正式接任生理学教授一职，直到1882年他接受牛津大学聘约，成为该校第一位生理学教授为止。至于他在伦敦大学学院的遗缺，则由夏培的另一位学生谢弗接任。

谢弗是伦敦大学学院的毕业生，以最早（1894年）发现肾上腺素的作

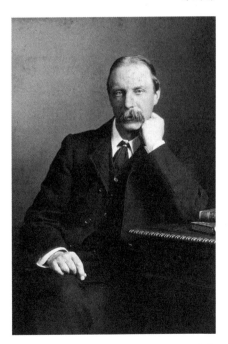

谢弗

用而留名后世（参见第八章"内分泌生理简史"）；1918年，他为了纪念恩师，还将自己姓氏改为夏培—谢弗。谢弗于1899年转任爱丁堡大学生理学教授，直到1933年退休；中国生理学之父林可胜（Robert Kho-Seng Lim, 1897—1969）就是他在爱丁堡大学任教时的学生。

除了制度之外，造成英国生理学研究停滞不前的，还有心理与社会因素。19世纪的英国生理学研究仍承袭以解剖观察为主的研究方法，对法德两国新兴的活体动物实验方法带有排斥心理。再来，根植于基督宗教的自然神学理论在当时仍是主流，好比1802年由神学家佩利（William Paley, 1743—1805）写作出版的《自然神学》（*Natural Theology*）一书畅销一时；佩利倡言所有的生物构造都是智能设计的产物，尤以拿眼睛与钟表做对比最出名。佩利的书广为时人阅读，包括先前提到的同马让迪齐名的贝尔，以及后来提出演化论的达尔文。对贝尔来说，他的解剖生理研究就是为了彰显造物主的大能，因此他瞧不起法国的实验生理研究。

此外，19世纪的英国吹起一股反活体动物实验的风潮，也影响了英国生理学者拿活体动物做实验的意愿；这股风潮在19世纪中叶麻醉药物发明及广泛应用后，仍未稍歇。1875年，英国政府甚至在反活体解剖团体的压力下，成立了一个皇家调查委员会（赫胥黎是成员之一），就活体动物实验提出建议报告。结果则是1876年通过了《活体解剖法》（*Vivisection Act*），规定只有取得内政部许可的人士才能进行活体动物实验。

不过，这波反活体动物实验的风潮，给英国生理学界带来的好处反而多于坏处。一方面，从事研究的学者基本上都不难取得许可；有了许可，他们可以光明正大地进行动物实验，不再担心受骚扰。再来，为了在立法时有人作为代表出面与反对团体周旋，促使当时的生理学者团结起来，于

1876年5月正式成立了英国生理学会；这是全球第一个生理学会，还远在德法两国之前。照创始成员之一谢弗于学会成立五十周年时的说法，那可是"塞翁失马，焉知非福"（谢弗用的是拉丁文：Ex malo bonum，意思是"从坏事得出好结果"）。1885年，在弗斯特的主持下，供学会会员发表研究成果的《生理学杂志》(*Journal of Physiology*)诞生了，一百三十多年来刊登了无数经典之作，迄今仍是生理学界首屈一指的杂志。

至于动物保护意识会出现在英国，也有些吊诡。英国人看待动物的态度呈两极化：一方面狩猎是英国贵族的传统文化，属于一项娱乐运动（sport）；另一方面，英国在工业革命后，中产阶级及都市兴起，让许多人与大自然产生隔阂，反而对田野产生向往之情。这种田园式的怀旧之情，导致绿地、宠物、素食、环保等应运而生，至今不衰，且有愈演愈烈之势。当然，宗教信仰与民族自尊，也都扮演了一定的角色。

在摆脱制度与动物保护的系绊之后，英国生理学界终于在19世纪的最后二十来年，跟上了世界潮流，从解剖学及自然神学中脱身，进入以实验为主的研究。在心血管、神经、肌肉、内分泌、代谢等领域都有突出的贡献，这将于后面各章提及。

第五节　19世纪的美国生理学研究

19世纪的美国医学教育，基本上与英国的传统相似。以1782年就成立的哈佛大学医学院为例，一开始整个医学院只有三位教授，学生入学没有前期教育的要求，也没有笔试；学生不需要交学费，只要购买上课票就可听讲。正式课程只有一学期，其余就是跟着开业医生当几年学徒，即可出师。这种情形，到了19世纪中叶，除了课程延长至两年外，并没有太大改变。因此，当年的哈佛医学院以及美国其他的医学院与贩卖文凭的学店或是职业训练所，并没有太大差别。可想而知，这些医学院的基础医学教育都由临床医师兼任，聊备一格，研究就更别提了。这种情况在艾略特（Charles W. Eliot, 1834—1926）担任哈佛大学校长期间才逐渐有所改进。

艾略特的出身是化学教授，担任哈佛校长达四十年之久（1869—1909）。他之前曾于哈佛医学院短期任教，对当时哈佛医学院学生的素质之差，以及医学院一般授课质量之低落，深感震惊，也因此种下日后积极改革的动机。艾略特最初的改革方案，包括将原本重复、松散且考核不严的两年课程，改成渐进式的、评定等第的三年制课程，并授予毕业生医学博士（Medical Doctor, MD）学位。同时，他敦促校务管理及监督委员会授权，取消医学生直接交上课费给任课教授的方式，而由学校统一收取学费，并支付医学院教师薪水。

哈佛第一位生理学教授——鲍迪奇

艾略特懂得，单靠制度的改革，还不足以成就一流的学府，他还需要吸引一流的师资及研究人员才成。艾略特所招募的新教师当中，有位是哈佛大学及医学院校友鲍迪奇（Henry P. Bowditch, 1840—1911）。鲍迪奇出身学术世家，祖父是数学家，叔叔是哈佛医学院的临床教授，父亲则是位具有科学头脑的成功商人。鲍迪奇是当年极少数不准备开业，而想投身基础研究的医生；他也幸运地得到父亲的大力支持，否则他连生活都会有问题，花钱的研究就更不用提了。

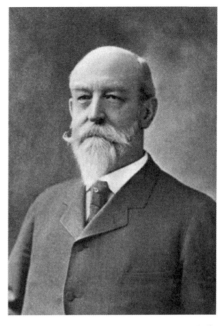

鲍迪奇

1868年，鲍迪奇自哈佛医学院毕业后，一如当时多数美国学者，径行前往欧洲出名的实验室学习。他的第一站是法国巴黎，在贝尔纳的实验室与郎飞（Louis Ranvier, 1835—1922）及马雷（Étienne-Jules Marey, 1830—1904）等人一起工作过。郎飞是病理学家，以发现神经髓鞘及郎飞结（node of Ranvier）知名；马雷则以心血管生理研究及发明连续摄影名留后世。

鲍迪奇虽然敬佩法国的生理学者，但对他们研究经费的寒碜感到震惊；当时的法国政府宁愿花大笔经费在军备上，却吝于支持研究。于是他转往德国，继续他的留学之路。他在路德维希的生理学研究所待了两年多，表现极为出色。鲍迪奇发表的第一篇论文，就包含了两个重要的生理现象，一是肌肉的单次收缩在连续进行下，张力会有阶梯式的增强（treppe）；另一则是心肌兴奋的"全或无"特性（all-or-none）。鲍迪奇还具有机械长才，改进了路德维希的记纹器，这在大部分仪器都需自行制备的年代，是极为重要的技能。

1871年，鲍迪奇在艾略特的多次大力邀请下，带着新婚的德裔妻子，及自费购置的生理仪器，从莱比锡回到哈佛，担任生理学助理教授。他成立了全美大学第一个实验生理学研究室，开放给任何有兴趣的学生使用；自此，哈佛的医学生除了上课听讲外，终于有了动手做实验的机会。之前哈佛医学院的生理学讲授都是由解剖学教授兼任，为此，英国的大学评议会一度还不承认哈佛的医学博士学位。1876年，鲍迪奇升任哈佛第一位专任生理学教授，并成为19世纪后叶至20世纪初美国最重要的生理学者之一。1887年，他协助成立了美国生理学会，并担任第一任及第三任理事长，前后共六年。

《美国生理学杂志》及哈佛仪器公司创办人——波特

1893年，鲍迪奇宣布他将于十年内退休，因此哈佛医学院聘请了另一位生理学助理教授波特（William T. Porter, 1862—1949）来协助教学。波特是当时圣路易医学院（后来成为华盛顿大学医学院）的生理学教授，比鲍迪奇年轻了一辈，但同鲍迪奇一样，医学院毕业后也在德国留学了几年，才返国任教。他在心血管生理研究有过重要贡献，是最早成功结扎冠状动脉以模拟心脏病的人之一。

为了加强生理实验教学，让每两位学生都有一台记纹器可用，波特简化并改进了原有的设计，在校内自行制作。由于制作规模逐渐扩大，哈佛校方不愿意在校内有营利的公司存在（这点与今日可是大不相同），于是在艾略特的私人资助下，波特在校外成立了哈佛仪器公司（Harvard Apparatus Company），以生产线方式批量生产记纹器及其他生理实验器械,不但提供了哈佛的教学之需,还可接受全美各大学生理实验室的订购。

此外,波特还积极鼓吹美国生理学会创办自己的期刊,以提供发表研究成果的平台;但他的提案连续四年都没有得到理事会的同意,于是波特提出自负盈亏及担下编辑重任的建议,这才得到学会首肯,《美国生理学杂志》(*American Journal of Physiology*)也终于在1898年创刊。该期刊很快就建立起名声,与英国的《生理学杂志》并驾齐驱。

然而当鲍迪奇终于在1906年退休时,接任他生理学讲座教授职位的并不是波特,而是他俩教出的杰出学生坎农。当时坎农从哈佛医学院毕业才六年,年方三十五岁,还只是名生理学助理教授,也没有留学欧洲的经验。哈佛校方与医学院之所以破格擢升,乃是因为坎农展现了过人的研究与管理长才,使得他们尽一切努力,也要留住坎农。坎农后来成为20世纪最重要的生理学家之一,可见哈佛确有识人之能。在此有必要对坎农的生平做更详细的介绍。

坎农其人其事

坎农是19世纪末少数完全在美国本土接受训练出来的生理学者,他的大学、医学院教育,以及一生事业,都在哈佛大学完成。19世纪到20世纪初的美国学者中,前往欧陆接受教育或取经的,占绝大多数;这一点与20世纪90年代前,中国台湾地区自然科学及基础医学的研究人员,大多数都曾出国深造的情形,十分类似。

然而,坎农却与当时多数出身世家、属于精英阶级的哈佛人不同:他

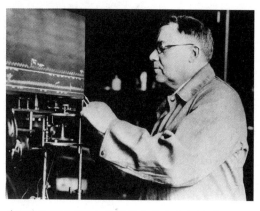
有"实验室隐士"之称的坎农与他的记纹器

来自明尼苏达州乡下，父亲只是个铁路公司职员，并无意愿及能力供儿子前往哈佛就读；资质出众的坎农是受到高中老师的鼓励，才提出了申请。当时哈佛大学校长艾略特正力图将哈佛提升至全国性大学，而非只是给东部少数有钱子弟就读的地方私立学院，于是广从全国各公立高中招募优秀的毕业生。到坎农入学的1892年，已有30%的哈佛新生来自公立高中。

哈佛的这种改变，并不代表其入学标准有所下降。所有申请者除了要有优良的高中成绩及推荐信外，还得通过一系列严格的入学考试，科目包括希腊文、三角学（trigonometry）、英文、德文及法文等，可在高中毕业后一年内完成。多数东部的私立中学会帮学生补习，一般公立高中的学生就只有自行准备。坎农也和当时多数人一样，毕业后多花了一年时间修习这些课程，才参加并通过了为期两天的考试。

坎农在进入高中前，曾辍学两年，随父亲在铁路公司工作，以补贴家用。复学后，他在三年内完成了四年的学业，并名列前茅。他广泛阅读达尔文、赫胥黎、斯宾塞（Herbert Spencer, 1820—1903）、丁达尔（John Tyndall, 1820—1892）等人的著作，对科学的兴趣日增，并对从小养成的宗教信仰产生怀疑。教会牧师找他谈话，训诫他说有多少伟大学者都支持教会的训条，他这个年轻人有什么资格反对。只不过这种诉诸权威的说法完全无法说服坎农，因为他知道很多伟大的学者站在反对的一方。

靠着奖学金、打工及兼任助教工作，坎农在哈佛完成了四年大学教育，主修动物学。他以最优等的成绩毕业，并一路得到系上多数教授的赏识，提供他参与研究及协助教学的机会；坎农也珍惜与教授们相处聊天的机会，享受被视为同侪的良好感觉。他在大三那年，曾修习著名心理学家及哲学家詹姆斯（William James，1842—1910）的课，并深受吸引。詹姆斯出身富裕，从小游学欧陆，会多种语言并修习艺术，是传统的绅士型学者，学养极为丰富。最终，詹姆斯从哈佛医学院毕业，但从未实际行医，而在哈佛任教长达三十五年，讲授科目从解剖学与生理学到心理学，最后则是哲学，著作等身，影响至今不衰。坎农修了他的课后，曾表示想放弃习医的夙愿，追随詹姆斯当研究生，詹姆斯回答说："别那么做，不然你的肚子可是要装满了西北风。"（詹姆斯原文用的是"东风"。）[1]

坎农原本想申请进入成立不满三年的约翰斯·霍普金斯大学医学院就读，并去信给该院院长兼病理学教授韦尔奇（William H. Welch，1850—1934），要求提供半工半读的机会，但没有得到答复；于是，坎农决定留在哈佛念医学院。坎农之所以会向往约翰斯·霍普金斯医学院，是因为打从成立起，约翰斯·霍普金斯医学院就以一流的教学研究师资以及严格的入学标准与学程知名于世，声望也一下就超越了哈佛医学院，成为当时美国最好的医学院。

坎农于1896年秋天进入哈佛医学院就读。在约翰斯·霍普金斯医学院的压力下，哈佛也宣布自1901年将实施新制：申请入学者必须拥有学士学位，因此造成了一波赶着申请入学的热潮，与坎农同时入学的有

---

[1] 出自 Weissmann, G. (2007) pp. 31—44。

171名之多。虽然哈佛医学院几年前才搬过新家，但过多的学生仍造成课室拥挤不堪。同时，坎农发现基础医学课程的讲授方式，大多冗长枯燥，且组织不当；好比在生理学讲授了脑部的功能之后，解剖学才进行脑部构造的介绍。于是，许多课程坎农都自行研习，而不一定去上课；同时，他开始寻求独立研究的机会。

1896年10月，坎农参加了一场盛会，那是哈佛医学院为庆祝乙醚成功使用于外科手术五十周年而举办的，地点是在马萨诸塞州综合医院（Massachusetts General Hospital）。除了系列演讲外，会中还展出了医院新添置的一项仪器，也就是根据伦琴（Wilhelm Conrad Röntgen, 1845—1923）于前一年的发现所制成的X光机（伦琴于1901年获颁第一届诺贝尔物理学奖）。坎农没有想到不久之后，他就利用该仪器进行了他的第一次研究，也让他名留医学史册。

坎农的消化生理研究

坎农和一位二年级医学生莫瑟（Albert Moser）往见生理学教授鲍迪奇，寻求研究题目及方向的建议。鲍迪奇想到新的X光机可能带来的应用，就建议他们使用这个新仪器，来研究十几年前有人提出的理论：流体食物从口腔进入胃，靠吞咽肌收缩产生的压力即可，而无须食管的蠕动。

没有多少研究经验的坎农，刚入门就碰上了多数人一辈子可遇不可求的机会：以全新的技术探讨未知的问题。在经人指点如何操作原始的X光机后，坎农与莫瑟就着手实验。起初他们让实验狗吞入珍珠纽扣，然后以X光屏幕观察纽扣通过食管的过程。接着他们使用过公鸡及青蛙，最后则以一只鹅进行了一百多次的观察；吞咽物也改成不透X光的亚硝酸铋及硫酸钡，包裹在胶囊内，可与不同质地的食物混合，以观察固体或流体通过食管的情形。他们发现食物的质地确实影响其通过食管的时间：固体以缓慢的规律动作通过，流体则迅速进入胃。

接着，坎农又以清醒的猫为对象，独立进行了胃部蠕动的观察。他发现胃的蠕动是从中间开始，往小肠的方向推进；同时，每次蠕动只有少量的胃糜通过幽门进入小肠，其余又回到胃的本体，等待下一波的蠕动开始。目前生理学教科书对于胃蠕动的描述，与一百多年前坎农的观察记录大致相同。1898年创刊的《美国生理学杂志》第一卷就刊登了两篇坎农的论文，其中一篇与莫瑟共同发表，另一篇坎农是唯一作者。这对一位医学院二年级的学生而言，可是少见的殊荣。

坎农的初试啼声之作，就为他带来了几乎不朽的名声；这项工作不单是消化生理学的基础，同时也开创了放射线诊断学这门学问。在更先进的胃镜及非侵入式显影技术发明之前，坎农所使用的简单技术，是全球所有现代医院用来诊断胃溃疡及消化道肿瘤的方法。然而一如许多早期使用放射线的人士，坎农也未能及时认识到放射线对身体可能造成的伤害，因此疏于防范，造成手部灼伤，以及疼痛扰人的皮肤角化病，带给他一辈子的不便。

虽然初次尝试研究，就得到莫大的回报，坎农并没有就此决定放弃当医生的打算，仍积极准备朝神经科发展。但他的能力与表现引起了艾略特校长的注意，在他四年级那年，就聘请他为动物系讲师，讲授脊椎动物比较解剖学。到他毕业时，动物系及生理系同时都提出正式聘函，邀请他前往任教。不论在当年还是现代，要医学系毕业生放弃待遇优渥的临床工作，走教学及基础研究的寂寞长路，都是重大的决定。不管怎么说，1900年坎农从医学院毕业时，接下了生理系的聘书，从讲师开始干起，两年后升为助理教授。再过四年鲍迪奇退休时，哈佛为了留住坎农（他同时收到康奈尔大学医学院的邀聘，之前还收到过西储大学的），决定破格擢升坎农为生理学讲座教授，接替鲍迪奇；坎农也在该职位一待三十六年，直到1942年退休为止。

对此决定，波特自然愤愤不平。为了安抚波特，哈佛另外设立了比较生理学教授的职位，让波特担任；波特虽不满意这样的安排，但也只能接受。因此事件，坎农与波特两人的关系一直紧绷，经常为了小事闹得不愉快。1914年，坎农当选美国生理学会理事长，波特因《美国生理学杂志》的财务及编务问题请求学会帮忙，两人坐下来开诚布公地谈了一回，终于尽释前嫌；波特将《美国生理学杂志》的所有权以及债务都移交给学会。1928年波特从哈佛退休，获颁荣誉教授一职；1948年，美国生理学会也赠予波特荣誉会员头衔（那通常只给外国的杰出生理学者）。

坎农的研究成果

坎农持续研究消化功能十几年，然而他的一项意外发现，却开启了他下一阶段更重要的研究方向，也就是动物的情绪与胃蠕动的关联，其中牵涉的是自主神经系统的调控。

话说坎农在清醒的猫身上，利用X光显影研究胃部的蠕动。一开始坎农使用的动物雌雄都有，但他很快就发现雄猫的脾气暴躁，实验中不断挣扎想脱离拘束，不但实验不易进行，结果亦不佳；反之，雌猫则容易受到安抚而静止不动,因此成为常用的动物。然而有两次实验,动物分别是一雌一雄;一开始,两只动物都相当配合,让坎农观察到胃的正常蠕动。不过当实验进行到一半,两只动物都发起脾气来,原本收缩良好的胃突然间就停顿下来;等到动物安静下来,胃的蠕动又再度出现。显然,先前使用雄猫的结果不佳,与性别无关,而与情绪有关。

情绪会影响消化,可是从老祖宗那里传下来的智慧,然而亲眼见证,还是让坎农惊讶万分,因为消化道会对精神状态这么敏感,是之前难以想象的(坎农还发现动物在睡觉时,肠道并非如前人所说也静止不动,而是会继续蠕动)。1911年,坎农将十五年来的消化生理研究,做一总结,写成《消化的机械因素》(*Mechanical Factors of Digestion*)一书,接下来,他便着手神经系统影响内脏活动的研究。

20世纪初的生理学家已然知道,外围神经系统除了感觉与运动的分支外,还有负责内脏功能的自主神经系统,其中又分成交感与副交感两支。举凡心脏、血管、消化道及腺体等几乎所有体内脏器,都受到自主神经的控制,同时还不在我们的意识之中。譬如说瞳孔缩放、心跳快慢、血压高低、血流多寡、体温上下、呼吸缓急、胃肠蠕动等身体活动,似乎都自有定见,无须我们操心。也因此,才有"躯体的智慧"一词出现。

从情绪影响消化道蠕动的观察开始,坎农进行了一系列的研究。他发现,动物在面对肉体或精神的受创或压力时,会有心跳呼吸增快、血流重新分布、血糖升高、肌肉较不易疲乏、血液凝固时间缩短等种种反应。为此,他创造了"战斗或逃跑反应"(fight or flight response)这个词。同时,他更发现,这些反应持续的时间,要比神经的活动时间来得长,因此,他推测除了神经之外,还可能有腺体的参与。

坎农开始研究交感神经的年代，神经传导的化学理论尚未建立，内分泌研究也才萌芽，无论神经递质及激素（荷尔蒙）的本质，都还不清楚（参见第七章"神经生理简史"与第八章"内分泌生理简史"）；因此，坎农大多是采用间接的方法，包括以手术切除交感神经及大脑皮质等，来进行实验。由肾上腺髓质分泌的肾上腺素于20世纪初分离纯化，是最早被发现的激素之一（参见第八章"内分泌生理简史"）。由于注射肾上腺素可产生类似活化交感神经的作用，因此，有人提出：交感神经的作用可能经由类似肾上腺素的物质完成。

坎农利用去除心脏上所有神经的动物，作为生物测定的材料，因为这种动物的心脏对于血液循环中的肾上腺素类物质极为敏感，只要一丁点儿，心脏就会受到刺激而变快。经由精细的切除交感神经手术，坎农证实了肾上腺确实受到交感神经的控制，而形成交感神经—肾上腺（sympathico-adrenal）系统，共同参与了"战斗或逃跑反应"。他发现，体内不论任何位置，只要还有没切除干净的交感神经，动物受到惊吓时，心脏仍会出现反应。

坎农的这项发现，强烈指出交感神经是由分泌了某种类似肾上腺素的物质而作用，这与同一时期奥地利的药理学家勒维（Otto Loewi，1873—1961）以离体心脏为实验，发现副交感系统的迷走神经分泌了某种让心跳变慢的物质，可谓异曲同工。然而，坎农并未在分离该未知物质上多下功夫，转而研究中枢神经对情绪的控制；而勒维与英国药理学者戴尔（Henry Dale，1875—1968）则锲而不舍，发现了迷走神经分泌的是乙酰胆碱（acetylcholine）。1936年，勒维及戴尔分享了诺贝尔生理学与医学奖，坎农则成了遗珠之憾（神经递质的一页发现史，请参见第七章"神经生理简史")。

坎农与诺贝尔奖失之交臂，并无损于他20世纪最伟大生理学者的头衔。对20世纪初诺贝尔奖未成气候前即已出名的生理学家而言，得不得诺贝尔奖其实并不那么需要放在心上。除了"战斗或逃跑"外，坎农还根据拉丁文创造了"内稳态"这个名词；他在1932年写给一般大众阅读的《躯体的智慧》(*The Wisdom of the Body*)一书中，对内稳态有如下说明：

> 维持生物体内绝大部分稳定状态的协调生理过程，不单复杂无比，而且为生物所专属，其中有脑与神经、心、肺、肾及脾等器官的共同合作；因此，我曾提议使用"内稳态"这个特别的名词，来称呼这种状态。

几乎所有的科学创见，都有其历史渊源，而不是从石头里蹦出来的，内稳态也不例外。1857年，法国生理学家贝尔纳就首度提出："所有独立生命都有一个固定的内环境。"同时，"所有生理机制，不论看起来多么不同，都只有一个目的，就是维持这个内环境的稳定"。1922年，英国生理学者霍尔丹(J.S. Haldane, 1860—1936)写道："这是生理学家说过的最富有想象力的一句话。"这些渊源，坎农在阐述内稳态的概念时，都有提及。

因此，美国的生理学研究从19世纪后叶鲍迪奇、波特这一代留欧的生理学家开始，在哈佛大学、约翰斯·霍普金斯大学、密歇根大学等高等学府起步，并训练出下一代的本土生理学家，从20世纪开始在全美各大学的医学院开枝散叶，最终结出甜美的果实，不但赶上并超越了英法德等国，获致全球生理学研究的领导地位，而成为新一代生理学子向往的研究重镇。

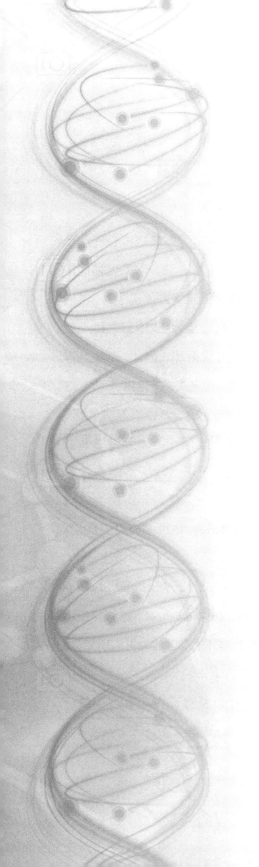

第三章

心血管生理简史：
从哈维到斯塔林

第一节 前哈维时代

现代任何一位修习过生物学的中学生，都会知道血液是由心脏这个水泵推动，流经动脉、微血管及静脉等管道，再回到心脏。学得更彻底的学生还会告知：心脏分左右两半，左侧心脏负责将充氧血传送全身，再回到心脏右侧，是为主循环；右侧心脏则将缺氧血送至肺脏，进行气体交换（充氧及排除二氧化碳），再回到心脏左侧，是为肺循环。因此，血液是以

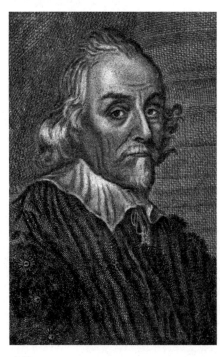

哈维

反复循环的方式，在体内流动。这个现象，不单合理，也不算太复杂，只不过长达几千年来，无论中西方传统医学，对于血液流动的说法都是错误的，一直要到英国医生哈维（William Harvey, 1578—1657）于1628年出版《论动物心脏与血液之运动》（*Movement of the Heart and Blood in Animals: An Anatomical Essay*）一书后，血液循环的观念才为世人所知。

对古人来说，心脏的跳动、脉搏的存在，以及血液在血管当中的流动等现象，其实都不是什么秘密；甚

至心脏的构造：分左右两侧、各有上下两个腔室，在公元前4世纪亚里士多德的著作里就有记载。同时古希腊以及罗马的医生也发现与心脏连接的血管有两种：一种管壁较厚且有弹性（就是动脉），另一种管壁则较薄、顺从性（compliance）较高（就是静脉）。只不过他们把与左侧心脏相连的血管称为动脉，把与右侧心脏相连的血管称为静脉，并认为两者互相独立，功能也不同；所以从右心室发出，将血液送往肺脏的肺动脉就被称为"类似动脉的静脉"，将肺循环血液带回左心房的肺静脉被称为"类似静脉的动脉"。

在古希腊人的观念里，动脉属于呼吸系统的一部分；由肺吸入的空气可经由"类似静脉的动脉"直接通往左侧心脏，经过加温及转变，成为生命之气（精气，pneuma），再由动脉传送全身。因此，动脉的管壁之所以厚且强壮，就是为了要将活跃且具有穿透性的精气给限制在内；至于血液则是由与右侧心脏相接的静脉传递，送往全身上下。根据这种说法，携带精气的呼吸系统与输送血液的滋养系统相互独立，各有各的功能。

古希腊人之所以出现上述这种错误，是因为他们在解剖人或动物的尸体时，发现血液都积存在静脉里，动脉管腔内则是空的，所以他们认为血液是由静脉输送，动脉则传递精气。但他们有所不知，当心脏停止跳动后，富有弹性的动脉会持续将血液往下游输送，堆积在具有高度顺从性的静脉当中，而让前人误以为血液只由静脉输送。至于他们对切开活体动物（包括人）的动脉也会有血液流出的解释，是说分隔左右心室的中隔上有个小孔，可让少量血液从右心室流向左心室，再进入动脉；就算许多人都未能发现该小孔，但也无从推翻传统的认定。再来，连接动脉与静脉的微血管非常细小,管径与红细胞的直径相当,肉眼全不可见,因此让古人认为动脉与静脉是独立、不相连的管线系统。

在盖伦医学的阴影笼罩下,就算实际观察所得的结果,也可能做出错误的解释;例如哈维在帕多瓦大学的授业老师法布里休斯是当时最著名的医生及解剖学者,他不单解剖人与动物的尸体,也解剖活体动物。他早在1579年就报告了大静脉当中有"小门"的存在,也就是今日我们所称的"瓣膜"(valve);然而法布里休斯对于这些小门的功能解释,却是错误的。他根据盖伦医学的说法,认为那些小门的开启与关闭,可调节血液从心脏流向周边的量,不让过多的血液堆积在四肢末梢。他完全没有想到,这些小门的开启方向其实正好相反:它们保证了血液朝心脏的方向流动,而阻止了往外围的逆流。

放血时使用的刺血针(又名柳叶刀)

至于血液对人体的重要性,则没有什么争议,因为人或动物要是失血过多,就可能丧命(从颈部血管放血更是常用的动物牺牲法)。然而古人对于血液的生成、组成、功用以及代谢等问题,则是臆测多于了解。中国古代医学认为血液来自脾胃消化所得之营养,又说来自肾精及清气,因此有"精气化赤为血"的说法。而在西方传统医学的体液理论里,血液是四体液之首,与四元素中的火对应,性质为热且潮。同时他们相信,血液由肝脏制造,经静脉带出滋养全身,然后就像退潮的海水一般,消逝不见;因此,肝脏得源源不绝供应新鲜的血液。

更糟糕的是,这些错误的观念还应用在实际的医疗行为上,好比放血。切开静脉让血流出体外,一向是盖伦医学的重要疗法之一;因为他们认为体液不平衡,是所有疾病的成因。好比发烧是体热过多,也就是具有热与潮特性的血液过剩,因此放血是必要的治疗。迟至19世纪,对于造成发烧的传染病以放血治疗,仍是通用的做法。切开皮表静脉让血液流出的刺血针(lancet,又名"柳叶刀"),多年来都是医生随身携带的器械,甚至英国出名的医学期刊也以此为名。美国开国先贤、《独立宣言》的签署人之一拉什(Benjamin Rush,1746—1813)是位医生,1793年黄热病在费城肆虐时,他就奉行以水银、泻药及放血为治疗之道。他以超人的毅力,夜以继日地给病人放血,一天可处理一百多名。由于黄热病是以蚊子为传染媒介的病毒性传染病,多数人可靠本身的免疫力逐渐康复,医生无须做太多事;因此,由于拉什放血而死亡的人数,可能比死于黄热病的还多。

第二节　哈维其人其事

哈维于1578年出生在英吉利海峡边上,离多佛(Dover)不远的一处渔港。他是家中长子,父亲是位成功的商人,后来更成为当地市长。哈维从小一路读的都是精英贵族学校,可以想见望子成龙之心,中外皆然。

1593年,哈维取得奖学金进入剑桥大学冈维尔与凯斯学院(Gonville and Caius College)就读,准备习医。当年的大学课程,以研读古希腊罗马时代的古典作品为主,好比柏拉图、亚里士多德、西塞罗、普林尼等人的写作;此外,自然哲学(科学的旧名称)也是必修科目,包括算数、几何及天文学等,许多还是近两千年前亚里士多德的著作。同时,学生自大二起,每周都得参加两三次辩论;毕业前还要以特定主题做一场公开辩论。所以当时的大学教育除了提供智育外,还训练学生表达及辩护所学知识的能力。

哈维于1597年取得学士学位后,继续留在剑桥学习医学。欧洲的大学自公元11世纪起,就只分文、法、神、医四个学院,因此,大多数16和17世纪受过大学训练的科学家,都是医学院出身,像伽利略、开普勒、哈维及牛顿等人都是;只不过他们所学的,都是一两千年前亚里士多德与盖伦的学说。于是,1599年秋天,哈维离开了英国剑桥,长途跋涉来到北意大利的帕多瓦取经。他在帕多瓦医学院学到了亲自动手解剖的“新”医学,而不像欧洲多数其他医学院的教学,只是阅读盖伦流传下来的解剖图谱,以及后人的注疏演绎,但缺乏实际动手及观察的经验。

1602年,哈维从意大利取得医学博士学位返回英国。当时英国伦敦的医界由皇家医学院把持,那是个类似同业公会的组织,并非真正的学院。该学院对于什么人能在伦敦开业,有十足的控制权。这当然是一种保护主义的做法,但至少保证了伦敦的开业医生都接受过医学院的训练,而非江湖郎中。只不过在医学科学化之前,经过核准开业的正牌医生与没有执照的民俗密医相比，治病的本事并不见得高明到哪里去。

"医生"一词的英文，除了常用的doctor之外，还有个较正式的词是physician。doctor原意是老师，因此转用来称呼神学家、博士以及医生这些具有专门知识的人；所谓的医生也包括兽医在内，不只是给人看病的医生。至于physician一词，指的是精通医疗艺术的人；在现代医学兴起前，是指熟读盖伦流传下来的医学典籍，以及亚里士多德自然哲学著作的人。传统的physician接近现代的内科医生，只管看病开药，并不开刀动手术；手术则是由外科医生（surgeon）执掌。美国的医学院里，目前还有哥伦比亚大学医学部使用着"内科与外科学院"（College of Physicians and Surgeons）的名称。

哈唯一开始申请加入皇家医学院，还遭到了拒绝，因为他不是本土医学院毕业的；显然，排外的作风，古今中外皆然。由于当时伦敦正好爆发瘟疫，急需医疗人员，该学院也就睁一眼闭一眼，让哈维开业看起病人来。1604年，哈维终于成为该学院候选会员，可以正式开业；三年后，他升成正式会员，拥有投票权。哈唯终身都隶属该学院，并相当活跃，担任过许多职位。

成为皇家医学院的正式会员，对哈维的身份地位大有帮助；他后来先后成为英皇詹姆斯一世（James I, 1566—1625）及查理一世（Charles I, 1600—1649）的御医，可见他的口碑不错。然而真正让他对心脏及血液循环问题有深入研究机会的，是从1615年起，他获聘为皇家医学院的朗姆里讲座讲师（Lumley Lecturer），每周做两次实地解剖示范及讲解。哈维追随他老师法布里休斯的做法，除了人体外，还用青蛙、鱼等变温动物，以及狗、猪等恒温动物为解剖对象，也终于得出让他名留医学史的发现。

在19世纪中叶麻醉药发明之前，外科医生的地位并不高，甚至与理发师属于同一行业；主要是当时的外科医生多是学徒出身，属于技术人员，不需要受什么"高深"的教育，甚至对人体的解剖构造，也不见得完全了解。因此，哈维所属的英国皇家医学院，也同时负责外科医生的管理，包括审核他们的执照、行医内容，以及给予再教育等。

哈维自1615年起担任的朗姆里讲座讲师，对象就包括这些外科医生。在当年，人体解剖属于自然哲学（也就是科学）的追求，与临床并不一定直接相关；也由于这个讲座，哈维得以获得许多第一手的观察经验，也对从盖伦流传下来的说法，产生许多怀疑。

其中之一，是说静脉与动脉如果分属完全不同的系统，静脉与右侧心脏相接，动脉则与左侧心脏相连，那为什么心脏右侧与肺脏相连的血管，构造与动脉相近？而心脏左侧与肺脏相连的血管，又类似静脉呢？事实上，血液从右心经由"类似动脉的静脉"带到肺脏，再由"类似静脉的动脉"带回左心的肺循环，已有不止一位学者提出过，包括帕多瓦大学的科隆坡（Realdo Colombo，1516—1559）在内。经由这种肺循环，右侧心脏的血液就可以通往左侧的心脏，而无须仰赖左右心室的分隔上头其实并不存在的小孔。哈维将进出心脏的血管以功能及构造命名：将血液带离心脏的血管是为动脉，将血液带回心脏的血管，则是静脉。因此，连接右心与肺脏的血管是肺动脉，连接肺脏与左心的血管是肺静脉；心脏的左右两侧，同时都有供血液进出的动脉及静脉存在。

再者，如果盖伦的讲法（血液由静脉带离心脏送往全身各处而不回收）是正确的话，那么不只是心脏要有源源不绝的血液供应，身体也得不断排除从静脉送来的血液。哈维对于单位时间内有多少血液从心脏送出，做了粗略的估算；他用的数字来自死尸心脏里的血液量，算是相当保守，但乘以心跳数，还是得出相当大的数字。目前我们已知，正常人心脏在一分钟内的输出量，就等于全身所有的血液量（约五升；也就是说，在一分钟内，全身血液可通过心脏一次）；运动的时候，心跳血流加快，输出量甚至可达五倍以上。因此，身体不可能持续排除及供应这么大量的血液；换言之，血液非得在体内循环使用才成。

还有一点，哈维对于自己的老师法布里休斯关于"大静脉当中小门（瓣膜）的开启方向"的发现，也提出质疑。他发现以金属探针朝向心方向伸入静脉，很容易就可将瓣膜推开；如果是朝离心方向伸入，则很困难。因此，静脉当中的血液流动方向，应该是朝向心脏，而非离开心脏。这么一来，动脉将血液带离心脏。静脉则保证将血液送回心脏，血液在体内也就完成了循环。

不过，哈维还未能完全解释其中一点，也就是血液流到了动脉末梢，如何进入静脉的问题；因为连接微动脉与微静脉的微血管，直径甚至比血细胞还小（血细胞可稍微改变形状以便通过最细的微血管），单凭肉眼绝对是看不到的。微血管的构造，还要等到1660年，也就是哈维去世后三年，才由意大利博洛尼亚大学的马尔比基（Marcello Malpighi, 1628—1694）利用显微镜正式发现，哈维以一项简单但巧妙的实验，证明了动脉血确实会经由某种管道流入静脉。

哈维使用的方法是拿一条止血带，将某位受试者的上臂扎紧，不让其中动脉及静脉的血液流动；如此一来，肘部以下的手臂及手掌都因缺

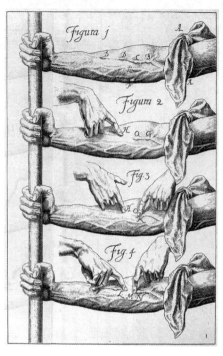

哈维的实验

血而变得苍白。接着，哈维将止血带稍微放松一些，让位于深层的动脉开启，位于表层的静脉仍然关闭；这么一来，手臂及手掌的静脉就开始充血肿胀起来，显示从动脉流入手臂的血液，的确会流到静脉。由于静脉的回流仍受到阻挡，所以血管就肿胀起来了。

哈维这项划时代的发现，于1628年发表在一本只有72页的小书《论动物心脏与血液之运动》，以当时学术界通用的拉丁文撰写，并在德国法兰克福出版（他还是担心他的理论会被天主教会视为异端，所以选择在境外出版）。然而，哈维的循环理论却没有马上得到所有学者的接受，当时欧陆一些著名的解剖学家都公开反对，可见千年以来的古老教条，并不是那么容易就给推翻的。

哈维于1628年提出的血液循环理论，固然是他承继意大利的维萨里学派，以实际解剖观察死人尸体及活体动物所得出的结果，但他显然也受到比他大十来岁的培根（Francis Bacon，1561—1626）提出的经验主义所影响（哈维曾做过培根的私人医生），也就是使用归纳思考方式，循序渐进地针对事实研究，而不只是盲目相信前人及传统的说法。

当时，教会的力量虽仍强大，但科学革命的种子已在欧洲萌芽；波兰人哥白尼（Nicolaus Corpernicus，1473—1543）以太阳为中心的《天体运行论》，在他死前出版，引起一片反对之声，只有少数有识之士的私下认同。哈维以心脏为中心的血液循环理论，部分也受到哥白尼的"日心说"启发。而哥白尼的后继者意大利的伽利略（Galileo Galilei，1564—1642）与德国的开普勒（Johannes Kepler，1571—1630），则与哈维（1578—1657）属于同代人士，彼此的影响较不明显。

哈维出生在女王伊丽莎白一世（Elizabeth I，1533—1603）统治下的黄金时代，诗歌、文学、艺术都蓬勃发展，尤其是戏剧表演，风行一时，成为当时伦敦人的最佳娱乐。莎士比亚（William Shakespeare，1564—1616）只比哈维大八岁；1602年，哈维从意大利学成返国在伦敦开业时，莎士比亚的名声已如日中天，早已写就许多喜剧及历史剧，出名的《罗密欧与朱丽叶》及《哈姆雷特》也已完成，显然哈维有机会观赏许多莎士比亚的戏剧演出，甚至还有可能看过首演。

然而伊丽莎白一世在哈维返国后不久就过世了，接任的是詹姆斯一世。詹姆斯一世原是苏格兰国王，受过良好教育且文采风流，他持续支持艺术创作，包括莎士比亚的剧团在内；莎士比亚的《麦克白》一剧，就是献给詹姆斯一世。然而更让詹姆斯一世名传后世的，是他召集当时六十几位一流学者所翻译的英文《圣经》，俗称"英王钦定本《圣经》"（King James Version，1611），至今在诸多《圣经》版本中还占有一席之地。

哈维在詹姆斯一世在位时，逐渐建立起名声，后来更成为御医团成员之一，接受医疗咨询。1625年，詹姆斯一世因病过世，由其子继位，是为查理一世。查理一世对自然科学拥有相当兴趣，经常在一旁观察哈维进行解剖。他不但聘任哈维为御医长，还让哈维代表他出使欧洲各国。因此，在发表循环理论著作后将近有二十年时间，哈维以服侍王室为主，并无暇做进一步的研究。

不过哈维趁出使欧陆各国之便,拜访了当时一些著名的解剖学家,当面推广他的循环理论。有趣的是:年轻一代的医生大都相当容易就接受了哈维的理论,有的还设计了新的实验,以证实该理论。譬如1638年,荷兰莱顿大学的瓦勒斯(Johannes Walaeus, 1604—1649)将狗的股动脉及股静脉分离出来,利用分别将两根血管扎起再放松的方式,来观察血液的流动及堆积情形。其实这种做法与哈维以止血带扎住受试者上臂的做法类似,只不过在分离的狗血管上可以直接看到血液的流动及堆积,也更容易取信于人。

然而,哈维的理论却遭到英国及欧陆老一辈解剖学者的漠视,甚至作文反对;因为这些人士学习并讲授了一辈子的盖伦学说,怎么可能就此轻易放弃?那等于是承认他们自己的愚昧。面对不断出现的攻讦,哈维表现得非常低调,一直要到二十一年后(1649年),他才发表了两封辩驳的长信,收信人是法国著名的皇室医生李奥兰(Jean Riolan, Jr., 1580—1657)。哈维之所以会有这样的表现,主要是多数反对者并未细读他的著作,也不想搞清楚他是利用怎样的观察及实验才得出那样的结论,他们就只是重复盖伦学说的说法而已。哈维如提出辩驳的话,要么重复书中已经说过的话,不然就是要反对者回去再把他的书好好读一遍;这些都不是哈维愿意做的事。

由于哈维受到查理一世的信任与重用,因此被归为“保皇党”(Royalist)的成员。不幸的是,查理一世上任后就与国会的关系紧绷,无论在权力、金钱以及宗教等问题上,都产生对立。整个17世纪30年代,查理一世都没有召开过一次国会,而引起国会成员的不满,最终于1642

年造成国会与皇室的争战，史称"英国内战"；由于当时英国尚未统一，因此这场包括英格兰、苏格兰及爱尔兰在内的战争，又称为"三国之战"。

由于议会派（Parliamentarian）控制了政府的军队，查理一世只好逃离伦敦，四处寻求保皇党的支持。哈维也被迫离开伦敦，在牛津大学待了四年，并担任莫顿学院的院长。重回学术界的哈维，结交了一批新的朋友，也重拾放下多年的研究。哈维承续了他老师当年的研究，从鸡胚开始观察动物的生长与生殖，并写作了《论动物生成》(*On the Generation of Animals*)一书，于1651年出版；只不过哈维在这方面的贡献有限，不像他的循环理论对后世的影响重大（参见第十章"生殖生理简史"）。

查理一世的保皇党势力于1646年遭议会派击溃，查理一世逃往苏格兰，又被出卖，解送回伦敦；他由议会审判以叛国罪定案，于1649年1月遭到处决。之后，英国由克伦威尔（Oliver Cromwell, 1599—1658）为首的军政统治过一段期间，对哈维这些原先的保皇党并未赶尽杀绝，只是处以巨额罚款（哈维付了两千英镑，等于他五年的御医薪水）。当然，哈维也"无官一身轻"，继续他在皇家医学院的朗姆里讲座。此时，哈维的循环理论已然受到医学界及科学界的普遍接受，他也成了国际知名的解剖学家，以及英国科学成就的代表。哈维于1657年因中风去世，享年七十九岁，在当时可谓高寿。

哈维对后世的影响，可分为两个方面：就血液循环理论本身而言，那是以静脉注射作为给药途径以及输血疗法等临床应用的起点；就实验方法而言，他更是建立了"大胆假设，小心求证"的精神，远离了人类天性里喜欢自求解释的倾向。因此，他不但是现代生理学研究的祖师爷，同时也是现代科学的奠基者，他的大名也将永留医学及科学史册。

第三节　后哈维时代

前文提到,意大利解剖学家马尔比基于哈维死后三年发表了微血管的发现,但他的报告只局限于蛙肺及腹膜,真正对全身器官的微血管做了完整描述的,是有"微生物学之父"称号的荷兰纺织品商人兼业余科学家列文虎克(Antonie van Leeuwenhoek,1632—1723)。

列文虎克没有上过大学,纯粹自学成才;他以自行制造的小玻璃珠为镜头,制作了当年分辨率最高的手持显微镜,进行了各式各样的观察,并以书信方式投送给英国的皇家学会,前后一共三百多封。他是最早观察到水中有微小生物存在,并分辨出细菌与原生动物的人;还有像各种血细胞、男性精子(他承认是自己的)以及其他许多显微构造,都是最早由他提出报告,而为世人所知。就微血管而言,他观察了蝌蚪与鳗鱼的尾巴、蛙蹼以及蝙蝠的翅膀等,进一步证实了马尔比基的发现;他也是头一位看到红细胞通过微血管的人。

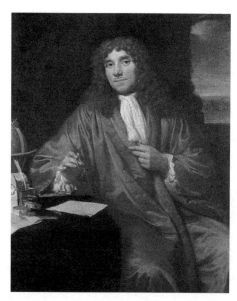

列文虎克

在哈维发表血液循环理论后

三年出生的英国医生洛尔(Richard Lower, 1631—1691)是头一位观察并描述血液从右心送往肺脏再回到左心时,颜色会由深紫变成鲜红的人,他也是头一位给动物及人输血的人;此外他还描述了心肌的构造与收缩方式,并对心输出量及动脉血流速度做了估算。当然,血液变色的原理还要再过一百年,等到氧被发现后,科学家才晓得血液通过肺脏时,究竟发生了什么变化(参见第四章"呼吸生理简史")。至于正确、安全的输血方式,则要再等上两百多年,人类血型被发现后,才确定下来。人类血型是奥地利医生兰德斯坦纳(Karl Landsteiner, 1868—1943,后来移民美国)于1901年发现的,他因此成果获颁1930年的诺贝尔生理学或医学奖。

血压的测定

接下来是血压的测量。英国牧师兼科学家黑尔斯(Stephen Hales, 1677—1761)于1733年让一匹从军队除役、准备牺牲的母马侧躺,并固定在门板上,然后将一根长约3米、直径0.42厘米的玻璃管垂直插入马的股动脉,而观察到动脉血压将血液推入玻璃管中,达2.5米的高度,并随着心跳上下移动;这是头一回有人直接观察到收缩压(systolic pressure)以及脉搏压。

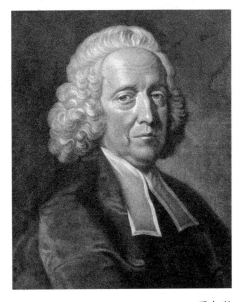

黑尔斯

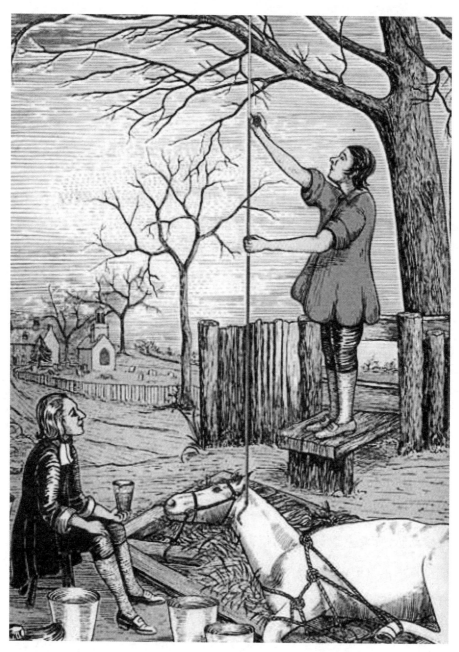

由后人重建的黑尔斯直接测量血压图

直接在动脉插管来测量血压的侵入式作法,只能用在实验动物身上,至于真正用于临床的、非侵入式的血压计,还要等到19世纪末、20世纪初,经过好几位医生的相继改进之后,才逐渐成形。血压计的原理是先在动脉外围加压,等压力超过收缩压时,动脉血管会被压扁,血液停止流动;此时再逐渐降压,当压力低于收缩压的那一刻,血管开始复张,血液从仍然狭窄的管径挤过,造成湍流(turbulent flow);等压力一路降到舒张压那一刻,血管完全张开,血液则恢复以平顺的层流(laminar flow)通过血管。

最早利用动脉加压法来测量血压的,是德国医生维洛德(Karl von Vierordt, 1818—1884),但他于1855年提出的加压设计过于笨重,不适合一般诊所使用。1881年,维也纳医生巴施(Samuel von Basch, 1837—1905)设计以充水的橡皮袋置于手腕的桡动脉上施压,借由调整并记录橡皮袋的压力来测量血压,巴施也被称为血压计的发明人。1896年,意大利医生里瓦—罗奇(Scipione Riva-Rocci, 1863—1937)进一步将巴许的方法改进,以充气加压的橡皮袋包住整个上臂,来记录肱动脉的血压。再来则是1905年,俄国医生科罗特科夫(Nikolai S. Korotkov, 1874—1920)将听诊器放在肘窝(肱动脉的上方皮肤),聆听血液通过逐渐开启的肱动脉所发出的湍流声,并从声音的出现与消失点,决定出收缩压与舒张压。至此,现代医院通用的血压计于焉问世,测量血压也成为临床上最常用,也最有用的常规生命征象测定之一。

心脏节律与心肌电生理

心脏的自发性收缩从古至今就困扰了无数智者,到后来学者分成两

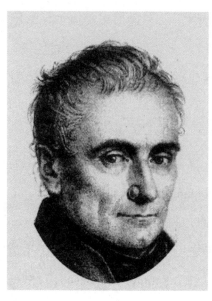

普金叶

派：一派主张肌肉源（myogenic），说心肌本身就是自发性收缩的源头；另一派则主张神经源（neurogenic），认为心肌收缩是由神经发出的讯号引起。这项纷争一直要到19世纪显微解剖的进展，才得到解决。

心脏节律的起源与传导，由一系列特别的心脏组织负责；这些构造的发现与功能的厘清，先后有许多解剖生理学者的参与。1839年，捷克解剖生理学家普金叶（Jan Evangelista Purkinje，1787—1869）在心内膜下层（subendocardium）发现了一些扁平的胶状纤维，但他对这些被后世称为"普金叶纤维"（Purkinje fiber）的构造有什么功能并不清楚。

同样在1839年，德国生理学家吕麦克（Robert Remak，1815—1865）发现在静脉窦（sinus venosus，位于将上身血液送回心脏的上腔静脉与右心房相连处）有一群类似呼吸中枢的节细胞（ganglion cell），推测可能与交感神经引发心脏跳动有关。另一位德国生理学家施坦尼斯（Hermann Friedrich Stannius，1808—1883）于1851年提出报告：他将蛙心的腔静脉与右心房连接处（静脉窦）用线扎起，发现蛙心的跳动就完全停顿；接着他以电极刺激心室，可引起心室的自发收缩，但频率较心房收缩慢。这是最早显示心脏具有节律器（pacemaker）的观察。

在1879至1883年间，英国生理学家盖斯克尔以青蛙与乌龟的离体心脏做实验,分别记录了同一颗心脏的心房与心室跳动;他发现心跳的传导波是从位于右心房的静脉窦开始,传到邻近的左心房,再到心房与心室的交会点,最后才抵达心室;这是目前公认的事实,也因此确定了心脏跳动的肌源论(离体心脏不受神经控制)。盖斯克尔是自主神经系统研究的创始者之一,他发现心脏虽可自发跳动,但也接受了交感与副交感神经的双重控制[1]。

1893年,瑞士裔德籍解剖生理学家希斯(Wilhelm His, Jr., 1863—1934)根据盖斯克尔的报告,对不同发育阶段的胚胎心脏进行观察;他发现了连接心房与心室的一小片结缔组织,也就是目前为人熟知的希氏束(Bundle of His)。希斯以为希氏束直接与心肌相连,却不知那只是心脏传导系统的一部分而已,真正与心肌相连的是普金叶纤维;而希氏束与普金叶纤维之间,还有位于心室中隔的分支束存在,左右各一,一路延伸到心尖,再翻转进入心室的内膜下层,与普金叶纤维相连。

1906年,在德国马堡大学进修的日本医生田原淳(Sunao

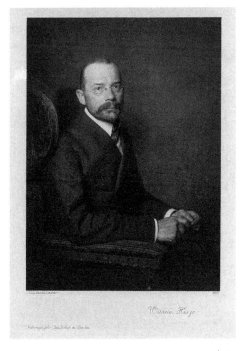

希斯

----

[1] 刺激迷走神经会降低甚至暂时停止心跳的发现,最早是由德国莱比锡大学的解剖生理学家韦伯兄弟(Ernst H. Weber, 1795—1878;以及 Eduard F. Weber, 1806—1871)于1845年报告。

Tahara，1873—1952）发表了他在德国三年的研究成果。他在心房中隔底部、希氏束上方发现了一群后来被称为房室结（atrioventricular node）的细胞群构造，并正确推论那是连接心房与心室传导的中继点；至于发现心脏规律跳动的起点，还要再过一年，才有英国解剖学家基思（Arthur Keith，1866—1956）与医学生弗雷克（Martin W. Flack，1882—1931）提出报告，指出在他们观察过的所有哺乳动物心脏静脉窦与右心房交接处，都发现有一群特殊的纤维细胞，包在紧密的结缔组织内，并与迷走神经与交感神经末梢接近。他们也指出该群细胞构造与田原淳发现的房室结相近，因此后来被称为窦房结（sinoatrial node）。窦房结也就是五十多年前施坦尼斯以结扎实验显示的节律点的所在。至此从窦房结到房室结，再从房室结往下经希氏束、左右分支束及普金叶纤维，就构成了完整的心脏传导系统。

至于心肌（包括节律器细胞）的电生理研究也有漫长的历史。细胞带电最早是由意大利医生伽伐尼（Luigi Galvani，1737—1798）于18世纪80年代在青蛙肌肉上发现的；只不过生物细胞的电位极低，不易直接测量，因此进展缓慢，一直要到19世纪后叶才首度由德国生理学家伯恩斯坦（Julius Bernstein，1839—1917）完成（参见第七章"神经生理简史"）。1887年，英国生理学家沃勒（Augustus D. Waller，1856—1922）利用毛细管静电计（capillary electrometer）头一回在人体表面记录到由心肌兴奋收缩造成的电位变化，也就是目前为人熟知的心电图（electrocardiogram，ECG）。

根据沃勒的先驱实验，荷兰生理学家埃因托芬（Willem Einthoven，1860—1927）于1901年发明了更为敏感的弦线电流计（string galvanometer），大幅改进了心电图的记录方式,成为百余年来临床最重要的检验法之一;埃因托芬并因此获得了1924年的诺贝尔生理学或医学奖。

血管开关与血流控制

与心血管研究有关的少数几位诺贝尔奖得主,还有1920年的丹麦生理学家克罗(August Krogh, 1874—1949)、1956年的德国医生福斯曼(Werner Forssmann, 1904—1979),以及两位美国医生库尔南(Andre Cournand, 1895—1988)与理查兹(Dickinson Richards, 1895—1973)。克罗的得奖研究是微血管在不同生理情况下的开与关现象;福斯曼的是发明了从体表静脉插入、一路通往心脏的心导管;库尔南与理查兹的则是心导管在临床上的应用。

心血管系统的功能,在于提供全身细胞养分及移除废物(包括气体在内),是多细胞生物存活不可或缺的功能;而微血管正是执行这项功能的所在,可说是系统中最重要的一环。自17世纪中期马尔比基发现微血管以降,许多人都研究过微血管。第一位直接测量到血压的黑尔斯,就观察到血管会不断分支,且越分越细,总截面积则会变得更大,血流速度也越慢等现象。再来,许多人都观察到微血管有时开时关现象;同时,将各式各样的物质(包括明矾、氨水、盐类、酒精等)施加在微血管外围,都可能造成流量的增多或减少。

虽然早在1831年,英国医生霍尔(Marshall Hall, 1790—1857)就已经将肉眼看不到的血管分成微动脉(arteriole)、微血管与微静脉(venule)三种构造,但直到20世纪初的克罗都还认为微血管本身可以收缩及放松,以调节血流量。根据现代的分类定义,微血管壁只由一层内皮细胞以镶嵌方式拼凑构成,外围并无可收缩及放松的肌肉细胞;真正控制微血管血流量的,是位于微血管上游的微动脉。微动脉外围的平滑肌受到神经、激素以及许多局部代谢因子的控制,以因应组织的需求;这就是克罗得奖发现的背后机制,它也占据了20世纪绝大部分的血管生理及药理研究。

血管平滑肌的神经控制,主要来自交感神经,这是19世纪中叶就得出的发现;不久,比周边神经更上一层的脑干心血管控制中枢也为人所知。1866年俄国生理学家齐恩(Ilya F. Tsion,又名Elias Cyon,1842—1910;参见第六章"消化生理简史")在路德维希的实验室进修时发现,在兔子颈部迷走与交感神经干(vagosympathetic trunk)旁有条降压神经(depressor nerve):刺激该神经切断面的中枢端,会造成心跳变慢与血压下降,刺激其外周端则没有反应。显然,该神经在传入脑部后,会引起副交感神经兴奋、交感神经抑制的反应。然而,齐恩与路德维希误以为该降压神经的外周末端在心脏,一直要到近六十年后,才由另一位德国生理学家赫林(Heinrich E. Hering,1886—1948)发现其末端位于颈动脉窦(carotid sinus)。

目前已知,脑干心血管控制中枢接受了位于主动脉弓(aortic arch)及颈动脉窦的压力感受器(baroreceptor)所传入的血压信息,经过处理后,再由自主神经传出信息给心脏及血管,调节心跳的速率与强度,以及血管的收缩或放松,因而完成了控制日常血压的反射弧,也就是出名的感压反射(baroreflex)。中枢神经控制心血管的脑区除了脑干外,还包括下丘脑、边缘系统以及某些前脑部位,因此血压会受到各种情绪所影响。

至于血管平滑肌的激素控制，主要源自肾脏的肾素—血管紧张素（renin-angiotensin）系统，这是早在1940年就得出的发现：当肾脏血流不足（可能由大出血或肾疾造成），就会引起肾素释放；肾素以及位于血管壁的酶会把血中的血管紧张素原转化成血管紧张素。顾名思义，血管紧张素是强效的血管平滑肌收缩剂，可引起血管收缩、血管阻力增加；血管紧张素还会促进肾上腺皮质合成及释放醛固酮（aldosterone），以增进肾脏对钠离子（连带水）的回收。水与钠离子在体内滞留，将增加细胞外液（详见下节）的体积，进一步增加血量。血管阻力与血流量的增加，都会提高血压，也解释了肾性高血压（renal hypertension）的成因。

20世纪后叶，还有一项诺贝尔奖的得奖发现与血管有关，那就是1998年的三位获奖者佛契哥特（Robert F. Furchgott, 1916—2009）、伊格纳罗（Louis J. Ignarro, 1941—   ）与穆拉德（Ferid Murad, 1936—   ）所发现的一氧化氮作用机制。一氧化氮由血管壁的内皮细胞生成，是强力的血管平滑肌放松因子，可因血流剪切力（shear force）的改变而释放，进而造成血管舒张，血流量增加。促进男性勃起的药物（如万艾可）的效果，就是靠延长一氧化氮的作用而达到的。

斯塔林力与斯塔林心脏定律

先前提过，诺贝尔奖是20世纪产物，因此颁给传统生理研究者的次数有限，也造成许多遗珠之憾。20世纪上半叶被提名多次的心血管生理研究者，还有刘易斯（Thomas Lewis, 1881—1945, 被提名七次）与戈德布拉特（Harry Goldblatt, 1891—1977, 被提名十六次）等人。其中刘易斯是与埃因托芬齐名的英国心脏学家，有"临床心脏电生理之父"之称；至于美国病理学家戈德布拉特则是肾性高血压成因的发现人。"戈德布拉特肾脏"（Goldblatt kidney）指的是以特殊设计的银夹将实验动物的单侧肾动脉部分夹住（并不夹死，只造成肾血流量下降），而造成高血压的做法，并成为肾性高血压的同义词（其背后机制，就是上一节提过的肾素—血管紧张素—醛固酮系统）。

此外，还有因发现第一个激素而被提名四次的英国生理学家斯塔林（Ernest H. Starling, 1866—1927），也因两项心血管系统的重要发现，而名留生理学史，至今仍为修习生理的学子熟知：其中之一是决定血液在微血管过滤与吸收的"斯塔林力"（Starling forces），另一则是决定心室收缩强度的"斯塔林心脏定律"（Starling's law of the heart）。

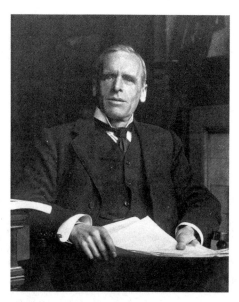

斯塔林

现代人大都晓得水占了人体重约60%，但对其详细分布倒不见得清楚。人体水分有2/3位于多达数十兆的细胞内，称为细胞内液（intracellular fluid）；其余1/3位于细胞外，称为细胞外液（extracellular fluid）。细胞外液的20%—25%在血液当中，构成血浆（即去除血细胞的血液）的主体，其余75%—80%则位于细胞之间，称为细胞间液（interstitial fluid）。

前一章在介绍法国生理学家贝尔纳时提过，生理功能的最终目的，在于维持一个稳定的"内环境"，也就是后来美国生理学者坎农所说的"内稳态"；而这个内环境，指的就是细胞间液。水分在血浆与细胞间液之间，随时进行交换，并维持平衡（细胞间液与细胞内液之间也一样）；微血管则是进行交换的地点。

除了血管系统之外，人体还有另一个单向输送液体的管线系统，也就是淋巴系统，将全身组织多出来的细胞外液形成淋巴液，然后经由淋巴管送回血管系统。此外，淋巴系统还参与脂肪于肠道的吸收，以及免疫系统的防御功能。

19世纪末，关于淋巴液如何形成的问题，有两个对立的学说存在：其一是由路德维希提出的"过滤假说"（filtration hypothesis），认为淋巴液的形成是由微血管内的压力及微血管壁的通透性所决定，也就是说微血管内外的压力差，造成了可通过微血管壁的血液组成进入细胞外液，再进入淋巴管形成淋巴液；另一个是由海登海因（Rudolph Heidenhain，1834—1897）提出的"分泌假说"（secretory hypothesis），认为微血管壁具有类似腺体的分泌功能，可将一些物质分泌出去，形成某些成分的浓度高于血液的淋巴液。海登海因曾受教于柏林大学杜布瓦—雷蒙，之后担任德国布雷斯劳［Breslau，第二次世界大战后该地划给波兰，波兰语称作弗罗茨瓦夫（Wroclaw）］大学生理学教授长达四十年，声誉卓著。1892年夏天，斯塔林还特地前往海登海因的实验室进行短期研究，试图解决淋巴液生成的争议。

在1893至1897年期间，斯塔林一共发表了九篇关于淋巴与微血管的文章，以各种精巧的实验与推理，驳斥了分泌假说。他发现除了微血管内的静液压（hydrostatic pressure）决定了血浆的过滤量之外，血液中的蛋白质大分子还形成了渗透压（osmotic pressure），促使细胞间液往微血管的方向移动。在微血管的动脉端，静液压一般高于渗透压，所以血浆（连同其余可通透的小分子）会朝微血管外流动，造成过滤；反之，在微血管的静脉端，静液压会降至渗透压以下，于是细胞间液会朝微血管腔移动，造成吸收。因此，血浆与细胞间液在微血管内外的移动，是由管内外的静液压与渗透压的压差所决定；这几种压力就统称为斯塔林力。

在正常状态下，血浆离开微血管的过滤量要大于细胞间液进入微血管的吸收量，一天下来可有四升之多的血浆滞留在细胞间液。这些多出来的细胞间液会进入淋巴管末梢，形成淋巴液，并朝单方向移动（由单向开启的瓣膜控制，如同心脏与静脉当中的瓣膜），最终从左右锁骨下静脉再回到血液循环。

这个划时代的发现，不单解释了淋巴液的成因，同时还解释了尿液在肾脏的形成（过滤与吸收的净值）机制，以及各种水肿的成因；斯塔林本人也因此发现建立了他在生理学史上的地位。譬如充血性心衰竭（congestive heart failure, CHF），甚或久站久坐，造成血液在静脉淤积，以至于增加静脉端微血管的静液压，使得血浆从微血管过滤进入细胞间液的量随之增加，吸收量则下降，造成液体在细胞间潴留，也就形成了水肿（edema）。还有因血丝虫感染，阻塞了淋巴管，造成下肢肿大的象皮病，也是由细胞间液与淋巴液的潴留造成。此外，由各种肝脏疾病造成血浆蛋白的数量下降（肝脏是血浆蛋白的主要生成器官），使得血浆的渗透压下降，造成细胞间液的回收减少，同样也会造成水肿〔甚至是腹水（ascites）〕。

完成了淋巴液形成的研究后，斯塔林与他的同事、好友兼妹夫贝利斯（William M. Bayliss，1860—1924）转而研究胰脏的分泌控制，结果于1902年发现了"第一个"激素：促胰液素；这段历史将于第八章"内分泌生理简史"详述。接下来在1910至1914年间，斯塔林又将兴趣转向心脏收缩力的控制，前后共发表了四篇原创论文，得出另一桩重要的发现：斯塔林心脏定律。

心脏是个极其奇妙的器官，除了能终生自发性跳动不衰外，还能因应身体需求，迅速加强收缩的速度与强度；其中除了有自主神经的控制外，心脏本身似乎也能做出改变。像先前提过最早在马身上直接测量血压的黑尔斯就在1740年有过如下观察："以绳索固定在门板上的马会奋力挣扎，造成血流加快，有更多的血液回到心脏，而心脏也会更强力收缩，推出更多血液进入循环。"至于心脏如何晓得要加强收缩这点，黑尔斯就不清楚了；这个问题一直要到一百五十年后，才由斯塔林解开。

为了去除神经系统的影响，以及完全控制回心的血液量与周边血压，斯塔林采用并改良了三十年前美国约翰斯·霍普金斯大学生理学教授马丁（H. Newell Martin，1848—1896）[1]所发明的活体心肺制备（heart-lung preparation）进行研究。这种制备类似今日的心肺机，只不过保留了肺循环供血液换气；同时，从左心室泵出的血液除了进入冠状动脉供心肌所需外，只留下一条大动脉回收血液并记录压力，其余动脉都扎死。在这种状况下的动物（以狗为主）基本上已死亡，只剩下心脏在跳动，空气进出肺脏也由呼吸机控制。从动脉回收的血液进入恒温的储存

---

[1] 马丁是伦敦大学学院及剑桥大学的毕业生，是弗斯特的出色弟子兼助手。1876年，约翰斯·霍普金斯大学成立，年方二十八岁的马丁就被聘为首任生物学教授；他也由此成为唯一一身兼英国与美国生理学会的创始会员的生理学家。1893年，约翰斯·霍普金斯大学医学院成立时，马丁因健康问题（酒精中毒）未能接任生理学教授一职，并于三年后去世，享年仅四十八岁。

槽,再送回右心房,因此可由人为控制回心的血量。利用这样的动物模型,斯塔林与同事就能够直接研究回心血量与心搏量之间的关系。

之前研究心脏收缩功能的实验,多是在青蛙或乌龟等变温(冷血)动物身上做的,因为这些动物的代谢率低,心脏在动物死后或取出体外,仍可维持长时间跳动,便于实验操作。马丁的心肺制备虽然麻烦,却是在恒温(温血)哺乳动物身上进行的,结果也更接近人类(冷血动物的心脏没有冠状动脉循环,心肌收缩所需的氧直接由流经心房心室的血液取得)。事实上,马丁的学生豪威尔(William H. Howell, 1860—1945;约翰斯·霍普金斯医学院首任生理学教授)早在1884年就使用这种动物模型得出类似的

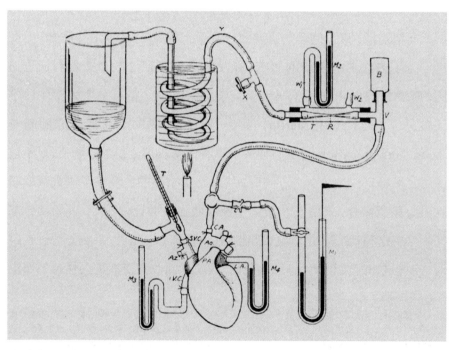

斯塔林使用的心肺制备,引自 Starling, E.H. (1920) *Principles of Human Physiology*, p.955

结果,只不过他们并没有从中得出结论,直到三十年后才由斯塔林提出。

在前后三位访问学者[分别来自美国、澳洲与德国,其中来自澳洲的帕特森(Sydney Patterson,1882—1960)还成了斯塔林的女婿]的协助下,斯塔林不但得出心搏量与静脉回心血量成正比的结果,他还得出这个现象与骨骼肌的长度—张力关系(length-tension relationship)类似,也就是在一定范围内,肌肉拉得越长,收缩时产生的张力越大。至于横纹肌(包括骨骼肌与心肌)的构造与收缩机制一直要到20世纪50年代中叶、电子显微镜发明应用以后,才得出目前的纤维滑动理论(sliding filament theory),圆满解释了肌肉长度与收缩张力之间的关系①;但有关横纹肌兴奋与收缩的各种性质,却早在19世纪路德维希发明记纹器之后,就得到生理学家的广泛研究。

"心脏定律"一词,最早出现在1914年斯塔林发表的一篇长达四十九页的论文中。一开始,这个发现并没有得到多少临床医生的注意;1915年,斯塔林接受英国皇家医学院的邀请,在剑桥大学做了场林纳克讲座[The Linacre Lecture,以15世纪的英国医学者林纳克(Thomas Linacre,1460—1524)的名字命名],就以"心脏定律"为题。因第一次世界大战爆发,该演讲稿迟至1918年才出版,但比起先前的实验论文来,该讲稿清楚易懂,成为斯塔林最具影响力的著作之一。他除了重述心肺制备动物模型所进行的实验外,还进行了推论,想象心脏在运动时以及肾上腺素分泌下根据心脏定律所产生的变化,比如心跳加快、血流加速以及

---

① 所谓"纤维滑动理论"是说肌细胞的收缩产力,是由肌细胞内规则排列的粗细两种纤维丝相互连接并滑动造成。粗丝与细丝之间重叠的部分愈多,收缩时产生的力就愈大;在一定范围内将肌肉拉长,可增加重叠区域,也就解释了长度—张力关系。

收缩力增强等,这些在后来都得到了验证。

科学发现大多有前人轨迹可循,鲜少无中生有,斯塔林心脏定律自不例外。除了科学家个人的优先权之争外,国家民族的荣誉也是影响因素之一。如前所述,心脏的自适应功能早就有人观察并报告过,但1950年有位德国心脏学家撰文,为德国生理学家法兰克(Otto Frank, 1865—1944)"平反",认为法兰克于1895年发表的离体蛙心实验报告中,就提出了相同的说法。自此,许多教科书就把该定律称为"法兰克—斯塔林心脏定律",以示公平;至于法兰克是否明确提出过该理论,以及冷血与温血动物实验的不同,这里也就不予深究。

斯塔林可说是19世纪末、20世纪初最富传奇性的生理学者。一来他不是牛津或剑桥大学的毕业生,再来也非出自哪位名师门下,却卓然自成一家,以三项杰出的发现(斯塔林力、促胰液素与斯塔林心脏定律)在生理学史上留下大名;然而由于第一次世界大战爆发,他与诺贝尔奖失之交臂。战时他参与防毒面具(对抗德国的化学武器)的研究与使用教学,对英国政府的官僚作风多有批评;战后,他对英国教育系统的批评也直言无隐,这些都得罪了不少人。英国政府一向利用皇室赠勋封爵来酬庸杰出的英联邦科学家(英文写作中提到这些人的名字,前头都会加上Sir这个词),斯塔林的同侪(包括贝利斯)都在其列,但斯塔林终其一生都未获此荣誉。

斯塔林的辞世也饶富传奇。1920年,他曾动手术切除大肠肿瘤,之后虽然恢复,但健康情况一直不佳。1927年4月11日,他独自搭乘越洋邮轮前往美洲(旅游目的与独行的理由,至今不详);当邮轮于5月2日抵达牙买加的金斯敦市时,斯塔林已然在船上过世,遗体于次日葬在当地的英国教会坟场,一代贤哲就此长眠异乡。

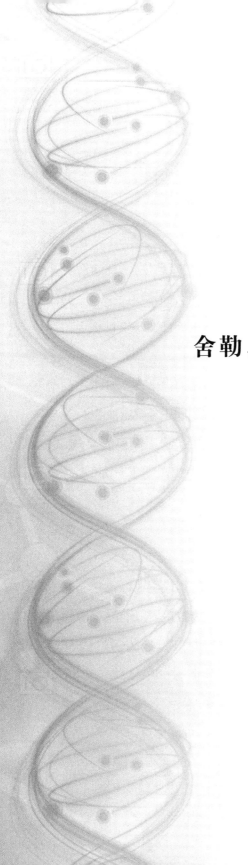

第四章

呼吸生理简史：
舍勒、拉瓦锡与普利斯特里

第一节　绪言

人与多数动物终其一生，都会持续进行吸气与吐气的动作；这个现象大家习以为常，也视为理所当然，没有太多人会问为什么。同时，大多数人也都知道，自己不可能靠意志力闭气过长时间，而不臣服于吸气的冲动；再来，各种造成窒息的外力，都是夺命之道。因此，"气"被视为精神的力量、生命的象征，其来有自。

古希腊哲人亚里士多德认为吸入肺部的气，是为了冷却心脏跳动生成的热。稍后的亚历山大学派医生更进一步提出气与血液在心脏混合后形成精气，由动脉输送全身；部分的气还会送入脑，形成灵气，由神经传送全身。至于中医对气的说法，与西方传统医学也有类似之处，认为气是生命之源，藏于血，并可运行于血脉之外，经络之中。气甚至可转化为精，藏于五脏或骨髓之中。至于精可化为气、气化为神，都是常见说法。

这些现代人看来明显错误的说法，在不了解空气组成以及生物对空气的需求何在之前，实不足为奇。由于肺脏与心脏都位于胸腔，同时肺脏与心脏左右两半腔室都有血管相连，导致前人对气血不分（事实上，现代生理学家也有"心肺一家"的说法，但其意义不同）。再来，没有仪器（如显微镜、肺活量计）的发明以及其他学科（如物理、化学）的进展，想要了解呼吸系统的细微构造与确切功能，也几乎是不可能的事。

第二节 呼吸功能的建立

英国科学家波义耳（Robert Boyle，1627—1691）于1662年发表了气体定律，即在密闭空间内，气体体积与压力之间存在互逆关系，这也是吸气与呼气时，胸腔体积的改变造成肺内压与大气压之间出现差异，导致空气进出肺脏的原理。同时波义耳发现，利用水泵将密闭空间内的空气抽出，造成半真空状态，置于其中燃烧的蜡烛将熄灭，老鼠也将窒息，因此他把呼吸作用与燃烧联想在一起。波义耳还进一步发现，将老鼠置于密闭容器一到两个小时，老鼠将窒息而死；如果再把另一只老鼠放入同一容器，新老鼠则撑不到三分钟就会死亡。显然空气中有某种物质是动物呼吸与蜡烛燃烧都需要的，同时得不断补充，否则会被用完。

与波义耳同时代，以发现弹簧定律、显微镜学以及给细胞命名而留名后世的英国科学家胡克（Robert Hook，1635—1703）也做过呼吸实验。1664年，他在切开胸腔露出心脏与肺脏的实验狗身上，利用风箱将空气经气管打入肺脏，可维持狗的存活达一个小时以上。这可以说是最早在动物身上进行的人工呼吸，也证实了吸入新鲜空气对动物的存活不可或缺。

在前一章"心血管生理简史"中提过，另一位同时代的英国医生洛尔发现：从右侧心脏送往肺脏的血液呈紫红色，但离开肺脏回到左侧心脏的血液则变成鲜血色；显然血液在肺脏接触空气后，吸收了某些物质，而有所改变。今日我们已知，空气中让血液变色的气体是氧，血液中与氧结合后产生颜色变化的是红细胞当中的血红蛋白；只不过氧的发现，还要再过一百年，而血红蛋白这种大型蛋白质的发现就更晚了。

第三节　氧的发现

几千年来，西方人相信所有物质都由下列四种元素组成：水、土、气与火；其中尤以气与火的性质最难了解。18世纪中叶的科学家，已经晓得空气并非单一成分，而是由各种不同的气体组成；像二氧化碳（时人称为"固定气"）、氢（称为"可燃气"）与氮（称为"有毒气"）等气体，都在18世纪中叶前后被人发现。至于对呼吸作用来说最重要的氧，则是在1772至1775年的短短三年时间内，由瑞典的舍勒（Carl Scheele，1742—1786）、英国的普利斯特里（Joseph Priestley，1733—1804）与法国的拉瓦锡（Antoine-Laurent de Lavoisier，1743—1794）分别发现。其中普利斯特里与拉瓦锡的大名为人所熟知，也公认为氧的共同发现人，反而是最早发现氧的舍勒，却鲜为人知；世间事难得公平，身后名更是由不得人。

舍勒出生于德国东北角的施特拉松德（Stralsund），隔着波罗的海与瑞典相望；该地当年隶属瑞典，同时舍勒一生都在瑞典度过，因此是瑞典人。舍勒是位药剂师，却精于化学实验，得出过许多重要发现，像是氯（chlorine）、草酸（oxalic acid）、酒石酸（tartaric acid）等。1772年，他通过加热许多矿物（例如硝石、软锰矿、橙汞矿等）得出一种可助燃的气体，他称之为"火气"（fire gas）。如今已知，舍勒使用的矿物分别是硝酸钾、二氧化锰及氧化汞等含氧化合物，释出的火气则是氧。1774年，舍勒将这个重要的发现写成《气与火的化学观察与实验》(*Chemical Observations and Experiments on Air and Fire*)一书，并定于1775年出版；可惜为了等一篇序文，该书迟至1777年才印行，因此被普利斯特里与拉瓦锡抢了先机。

普利斯特里是18世纪英国重要的科学家，同时也是位牧师、神学家与哲学家，有过许多重要发明(汽水与氧是其中最出名的)；但他属于不顺从英国国教者(dissenter)，后来又公开支持法国革命，导致他不见容于英国，最终移民美国，度过晚年。普利斯特里在1774年利用透镜聚焦加热置于瓶里的汞矿灰(也就是氧化汞)，发现了一种新的气体，不但可以助燃，同时还能维持置于密闭空间内动物的存活；普利斯特里自己也吸了几口，觉得很舒服，并认为有应用价值。

18世纪的科学家对于火，也就是"燃烧"，采用当时流行的燃素(phlogiston)学说，也就是说物质燃烧时，会释放出一种假想的燃素；带有越多燃素的物质就越容易燃烧，反之则属于不可燃。由于新发现的气体会使得燃烧的蜡烛烧得更猛，因此普利斯特里认为该气体必然缺少燃素，才加速其他物质的释放燃素(燃烧)，所以他把新气体命名为"去燃素气"

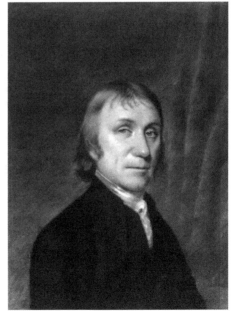

普利斯特里

（dephlogisticated air）。舍勒英年早逝，未能目睹后来的化学革命；普利斯特里终其一生都坚持燃素理论，因此影响了他的历史地位。反而是让最后提出发现，并可能受益于舍勒与普利斯特里先前发现的拉瓦锡，得出正确结论，并给新气体定名为氧。

拉瓦锡被称为"现代化学之父"，他是最早提出化学元素观念的人之一，也是质量守恒定律的提出者。早在1771年，拉瓦锡就发现将带叶的薄荷枝养在密闭水瓶里，可生成一种能让蜡烛继续燃烧、小鼠存活的气体（普利斯特里也进行过类似实验）；这是最早显示植物光合作用以及氧气存在的实验，但当时他们两位都不晓得自己发现了什么。

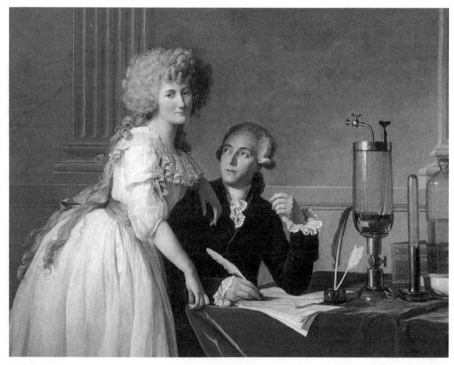

拉瓦锡和夫人

自1772年起，拉瓦锡就进行了许多燃烧实验，并得出植物生长、动物呼吸、物质燃烧与金属灰化都有将气体固定的类似化学改变；这可是划时代的洞见，也预告了化学革命的到来。拉瓦锡也从加热铅丹与活性炭中得出一种新的气体，但他不确定那是否是先前已发现的固定气（二氧化碳）。此时（1774年），普利斯特里正好来到法国访问，谈及他新发现的去燃素气；拉瓦锡马上就晓得那与他发现的是同一种气体，不但可助燃，同时还有助动物呼吸，并造成金属的灰化。

拉瓦锡于1775年提出新气体的报告时，认为该气体就是纯空气，后来修正为空气中的"可呼吸气"，并于1777年命名为氧（oxygen）。在此拉瓦锡犯了个错误，因为氧的希腊文字根含意是"酸产生者"，属于氢而非氧的性质（事实上，氢也是拉瓦锡取的名字）；等到几十年后的化学家发现错误时，已积习难改了。至于空气中的另一部分拉瓦锡称为"无生命气"的东西，也就是占大部分空气的氮。根据氧的性质，显然那就是波义耳的发现：空气中某种动物呼吸与蜡烛燃烧都需要的物质。1783年，拉瓦锡正式提出报告，指出燃素学说的谬误；自此，燃素的说法也就逐渐遁入历史。

拉瓦锡还发现，动物在吸入纯空气（氧）后，呼出的气体中除了氧有所减少外，还多了一种他称为"碳酸气"的气体。由于这种现象与燃烧作用类似，于是他得出了另一个重要的推论：氧在吸入肺脏后，进行了一种缓慢的燃烧作用，并转换成另一种气体，同时还产生了热，经由血液带到全身。当时的人对热的本质还不清楚，像拉瓦锡就把热视为元素之一（光也包括在内）。

恒温（温血）动物的体热从何而来，是生理学当中另一个困扰前人已久的问题；于是拉瓦锡与另一位出名的法国科学家拉普拉斯于1782年展开合作，研究呼吸作用与体热生成之间的关联。他们利用测定冰的融化设计了一种热量计（calorimeter），比较了活性炭燃烧与实验动物呼吸当中氧消耗与热量生成之间的关系，结果发现生物的呼吸作用确实与燃烧类似：都使用了氧，并产生二氧化碳与热，但过程要缓慢得多。

在接下来的十年内，拉瓦锡继续进行呼吸作用与体热生成的实验。他不只使用天竺鼠为试验对象，还进行了人体试验，方式与现代测定基础代谢率的方法类似，测定单位时间内氧的消耗量与热的生成量；他发现体热生成与环境温度、进食与体能活动都呈正相关。但他以为这种目前称为"内呼吸"（相对于气体进出肺脏的"外呼吸"）的代谢作用是在肺脏进行，却不晓得氧可由血液携带至全身的细胞，由细胞内的粒线体进行代谢；同时他也不晓得食物经分解吸收后，可以不同形式储存于肝脏、肌肉与脂肪细胞，当身体有需要时再取出分解利用。但当时拉瓦锡已晓得血液可携带气体，也准备着手测定血中气体浓度。假以时日，他未尝不能得出更多正确的发现。

不幸的是，1789年法国爆发革命，许多贵族与政府官员都被送上断头台。多年来，拉瓦锡在一家负责税收的农产公司担任高层管理，因此也受到牵连。经过漫长的监禁审讯，他最终于1794年5月8日得到死刑判决，并于同日执行。当时的审判长说："共和国不需要科学家，让正义彰显吧。"就这样，"一个百年不遇的头脑，在一瞬间就被斩断了"。这真是科学史上的悲剧。

因此，除了内呼吸的细节外，拉瓦锡可以说是以一人之力，解开了几千年来人类对呼吸作用的疑团，其贡献不可谓不大。如今我们认为理所当然的许多常识，好比空气由不同粒子组成、动物吸入氧呼出二氧化碳、植物的光合作用吸入二氧化碳吐出氧、水由氢与氧组成等，都不是人的良知良能，而是近两百多年来才逐渐为人发现的事实。

接下来，则是19世纪的科学家陆续解决了气体由血液输送及其在细胞组织的分布与利用等问题，譬如德国柏林大学的化学与物理学家马格努斯（Gustav Magnus, 1802—1870）于1845年发现，无论动脉血还是静脉血都带有氧与二氧化碳；德国波恩大学的生理学家普夫吕格尔（Eduard Pflüger, 1829—1910）于1875年提出报告，指出氧的消耗是在全身细胞进行，而不只是在肺脏。因此在进入20世纪之前，科学家对呼吸功能已有相当完整的了解，剩下的则是许多细节问题，好比气体的交换、呼吸系统的形态测定学（morphometry，也就是研究从气管、支气管一路往下细分二十多次、最后形成肺泡的呼吸树构造）、通气与灌流之间的关系、呼吸的控制，以及在不同环境、生理活动与病理状态下的呼吸等。

至于气体（包括血液中其他组成）如何通过肺泡壁与血管壁，在空气与血液之间交换，则有过许多争议：有人认为是经由主动运输（或称分泌），有人则认为是被动的扩散。由于将细胞质围住、形成单个细胞的细胞膜太过纤细，即使在光学显微镜下都无法看见，所以有过许多臆测；一直要到1957年，细胞膜的构造才初次在电子显微镜下现身：是由磷脂质分子形成的脂双层。再来，物质进出细胞的方式，由其大小及性质而定，气体分子不但够小，且不带电，所以能轻易顺着浓度（分压）差穿越细胞膜移动，与血液中脂溶性小分子通过细胞膜的方式无异。

第四节　呼吸的神经控制：化学与机械感受器

虽然亚历山大学派的医生以及稍后集大成的盖伦对于气的想法是错误的,但他们却以动物实验证明,呼吸动作是靠横膈膜与肋间肌的收缩造成,并受到由脊髓发出的运动神经控制;这一点可是至今仍属正确的发现。横膈膜这块片状的骨骼肌源自颈部,于胚胎发生时下降到胸腔底部,分隔了胸腔与腹腔;控制横膈膜收缩的膈神经(phrenic nerve)也发自颈椎,往下通过胸腔来到横膈膜。膈神经是最重要的呼吸神经,如遭麻痹或切断,则会造成呼吸停顿以及死亡。

虽然膈神经的重要性早为人知,但膈神经的活性及其上游控制,则受限于电生理实验技术的发展(参见第七章"神经生理简史"),一直要到20世纪才得以进行研究。在正常呼吸动作的吸气前,膈神经会出现阵发性放电,引起横膈膜收缩,胸腔扩大,肺内压下降,于是空气由口鼻顺着呼吸道进入肺脏。当膈神经的放电终止,横膈膜放松,胸腔缩小,肺内压上升,先前吸入肺部的空气就又从口鼻吐了出去。正常呼吸下,呼气是被动动作,不需要呼气肌(主要是将肋骨向下及向内移动的内肋间肌)的参与,只有在运动或进行其他体力活动、需要更大的通气量时,才有呼气肌参与收缩。

在以电生理技术直接研究呼吸的神经控制之前,19世纪末的研究人员就以破坏动物的特定脑区,然后观察呼吸变化的方式,得出呼吸中枢位于脑干的结论。1923年，英国李斯特研究所的郎姆斯登（Thomas Lumsden）医师以一系列从上往下切断桥脑与延髓不同部位的研究，发现了呼吸调节中枢（pneumotaxic center）、长吸中枢（apneustic center）、呼气中枢（expiratory center）与喘气中枢（gasping center）等区域，前两个中枢位于桥脑，后两个则位于延髓。

后续的研究将延髓的呼吸中枢进一步分成了背侧呼吸群（dorsal respiratory group）与腹侧呼吸群（ventral respiratory group）两大部位；背侧呼吸群具有控制吸气的神经元，腹侧呼吸群则具有分别控制呼气与吸气的神经元，其轴突直接投射至控制呼吸肌的脊髓运动神经元（包括控制横膈膜与内外肋间肌的神经元）。所谓吸气神经元，是指其放电与膈神经的放电同步，呼气神经元的放电则与之交错。腹侧呼吸群当中还有一批节律器神经元的存在，称之为前包钦格复合体①（pre-Bötzinger complex），是引起周期性呼吸的主要推手。

至于桥脑的两个呼吸中枢，能调节延髓的吸气与呼气神经元，使得吸气与呼气的转换更为平顺。还有大脑皮质的运动区更具有主动调节呼吸的能力，能随意增减呼吸的幅度与频率，甚至长时间的闭气，可让我们在说话、唱歌、游泳、静坐时控制呼吸。至于这些众多呼吸中枢之间如何协调一致，十分复杂，目前仍是热门研究课题。

如本章开头所述，人在清醒下不可能自行闭气过久，造成窒息；也就

---

① 包钦格复合体（Bötzinger complex）是由美国生理学家费尔德曼（Jack L. Feldman）于1977年发现的，但没有命名。次年，费尔德曼在德国开会聚餐时，随手抓起桌上一瓶白葡萄酒，提议就以该酒的名字"包钦格"（Bötzinger）为这块属于腹侧呼吸群的区域命名。前包钦格复合体的名称则出现得更晚，是1991年费尔德曼利用离体脑脑薄片做电生理记录时，发现有这群节律器细胞的存在。事实上该区位于包钦格复合体的后部，而非前部。

是说人只能憋气一段时间，就会臣服于吸气的压力。因此，大脑皮质对脑干呼吸中枢的控制只能到一定程度，就会被更大的吸气冲动压制，而不得不投降。至于那更大的冲动为何，则牵涉呼吸的机械性与化学性控制，是另外两个有长远历史的研究课题。

1868年，德国生理学家赫林（Ewald Hering, 1834—1918, 他是前一章提过的发现颈动脉窦反射的赫林的父亲）与奥地利医生布洛伊尔（Josef Breuer, 1842—1925）几乎同时提出报告：将肺脏维持在扩张状态会抑制吸气，也就是说肺脏具有感知张力的牵张感受器（stretch receptor），兴奋后会反射抑制吸气神经，这就是出名的赫林—布洛伊尔反射（Hering-Breur reflex）。赫林—布洛伊尔反射仰赖迷走神经的输入传导将肺脏的吸气状态传入脑干，这一点从切断迷走神经的动物呼吸频率变慢、幅度加深可以看出。此外，赫林与布洛伊尔还发现降低肺脏的体积也会缩短呼气，是为赫林—布洛伊尔放气反射（Hering-Breur deflation reflex）；但一般提到赫林—布洛伊尔反射指的都是吸气反射（inflation reflex）。

自18世纪各种气体发现后，吸入空气的组成可影响呼吸状态，就已为人所知；例如吸入纯氧可减缓呼吸，吸入二氧化碳则会加大呼吸。显然，人体当中具有侦测氧与二氧化碳的感受器存在，至于其位置何在，直到20世纪20年代才由比利时根特大学（Ghent University）的海曼斯父子（Jean-François Heymans, 1859—1932；Corneille Heymans, 1892—1968）以精巧的手术及实验确定，是在颈动脉窦外围的颈动脉体（carotid body，拉丁文原名是glomus caroticum），小海曼斯也因此成果获颁1938年的诺贝尔生理学或医学奖（颁奖时老海曼斯已过世）。他们的做法是将第一只狗的脑部循环与身体分离，改由另一只狗提供（将两只狗的颈动脉与颈静脉分别切断后再相接，做交换灌流），但头一只狗的神经系统与身体的连接仍然完整，可以控制心跳与呼吸。他们一开始研究的是压力感受性反射，但他们同时发现，血压升降与呼吸之间具有反向关系，也就是血压高则呼吸减缓，血压低则呼吸增快。后续研究显示，呼吸反射动作并非对血压直接反应，而是由位于颈动脉体的化学感受器感知血液中气体浓度所引起。

由于颈动脉体靠近前一章提过的血压感受器：颈动脉窦，因此一开始海曼斯父子以为呼吸的化学感受器也位于颈动脉窦。这部分工作的厘清得力于西班牙神经组织学家卡斯特罗（Fernando de Castro，1898—1967）的研究。卡斯特罗是卡哈尔的关门弟子[1]，他承袭了卡哈尔于神经解剖学的深厚传统与训练，对颈动脉体的形态与神经链接（与舌咽神经的分支相接）做了详细的描述，这让小海曼斯对呼吸的化学控制提出正确的解读。

海曼斯父子的结果得到美国呼吸生理学家科姆罗（Julius H. Comroe, Jr.，1911—1984）的证实与进一步澄清：影响颈动脉体的不是血中气体的浓度，而是气体分压[2]，而且除了颈动脉体外，还有主动脉体（aortic body，拉丁文原名是glomus aorticum）及位于延髓的中枢化学感受器存在，对二氧化碳分压与氢离子浓度敏感。

---

[1] 有"现代神经科学之父"称号的卡哈尔（Santiago Ramon y Cajal，1852—1934）将于第七章"神经生理简史"详述。

[2] 这一点至关重要，因为液体的气体分压取决于游离态的气体浓度，而非包括结合态气体在内的气体总量。像血中98.5%的氧与红血球当中的血红素结合，只有1.5%溶于血浆与细胞质，但血氧分压却由后者决定，与前者无关。一氧化碳会造成窒息中毒，是因为一氧化碳与血红素的亲和力比氧高，而取代了氧与血红素结合，造成血氧浓度大幅降低；但因血氧分压没有改变，所以化学感受器不受刺激，呼吸频率和幅度也不变，最终造成脑部缺氧窒息。

科姆罗是20世纪最著名的呼吸生理学家之一，他出身医学世家，父兄都是宾州大学医学院毕业生，他自己也以第一名成绩从该院毕业。但他的一只眼睛于担任住院医师动手术时遭到感染变瞎，以至于当不成外科医生，改行做了研究。上述的呼吸化学控制研究，还是他未满三十岁前初试啼声之作；接着，他还测定了正常人肺泡与动脉血中的氧分压，解决了丹麦生理学家克罗（参见第三章"心血管生理简史"）与英国生理学家霍尔丹（J.S. Haldane, 1860—1936）长达三十多年的一项争议：氧从肺泡进入外围血管，靠的是被动随压差扩散？还是主动运输对抗压差？克罗相信前者，霍尔丹相信后者（导致霍尔丹得出错误推论的缘由，将于下节叙述）。科姆罗发现肺泡与动脉血中的氧分压近似，因此氧应该是由扩散进出，而不是靠主动运输，否则肺泡与动脉血的氧分压差应该更大。当年无论气血采样还是气体分析都非易事，而这更彰显科姆罗的成就非凡。

科姆罗对呼吸生理学的贡献极多，除了设计并改进测定各种气体的方法与仪器外，还包括吸入气体于肺脏的分布、肺容积、气流速度、肺血流量、呼吸道阻力等研究。1950年，他编辑了《医学研究方法》（*Methods in Medical Research*）一书；1955年，又写了本《肺脏：临床生理与肺功能测定》（*The Lung: Clinical Physiology and Pulmonary Function Tests*），奠定了他在呼吸生理这一行的领导地位。

事实上，呼吸受血中气体浓度控制的现象，早在19世纪初就由英国医生切恩（John Cheyne, 1777—1836）及斯托克斯（William Stokes, 1804—1878）先后提出报告，也就是著名的切—斯呼吸形态（Cheyne-Stokes respiration），特征是重复出现的急促强烈呼吸与长时间呼吸停顿，经常出现在呼吸中枢受损、心脏病，以及睡眠呼吸暂停综合征患者身上。目前已知,急促强烈呼吸是由血中二氧化碳堆积,刺激颈动脉体与主动脉体的化学感受器所引起,长时间呼吸停顿则是由急促呼吸后,血中二氧化碳浓度下降所造成,都与呼吸的化学感受器有关。

由于呼吸化学感受器对呼吸中枢拥有强力控制,因此前人相信:在这种反射机制的保护下,所以人不能长时间闭气。一般人憋气的时间很难超过一分钟,再长就忍不住要吐气吸气,但此时血中氧及二氧化碳分压都还没有出现显著变化,并不至于刺激化学感受器,因此呼吸必定还受到其他因素的控制。目前有实验显示,造成吸气的横膈膜收缩,可能提供了强力的感觉刺激,促使横膈膜放松;如将横膈膜麻痹,则受试者就感受不到憋气带来的不适,而能延长闭气至危险的程度。这是除了赫林—布洛伊尔反射外,另一个机械性呼吸控制的例子。

第五节　呼吸研究与应用生理学

不论是为了需要还是娱乐,人类常从事各种挑战体能极限的活动,例如攀登高山及潜入深海等,因此人体生理必须随个人活动与所处环境做各种适应,有所谓环境生理学(environmental physiology)或应用生理学(applied physiology)的分支出现,其中又可细分为高原生理学(high altitude physiology)、航天生理学(aerospace physiology)及运动生理学(exercise physiology)等。

西方古典著作中几乎没有什么有关"高山症"的描述,缘由之一是古人对神秘高山的敬畏感大于亲近感（如希腊神话中住在奥林匹斯山上的诸多神祇），能避则避；再来则是海拔低于4000米的高山不至于给多数人带来不适。最早有关"高山症"的描述，出于中国史书《前汉书·西域传上》当中一段记载："又历大头痛、小头痛之山，赤土、身热之阪，令人身热无色，头痛呕吐，驴畜尽然。"其中头痛、呕吐、发烧等都是高山症的典型症状。所谓的大头痛、小头痛之山，是现今属于帕米尔高原（古称葱岭）的喀喇昆仑山与兴都库什山，为古代丝绸之路的必经之路，海拔有4800米左右。

再来是东晋法显（337—422）所著《法显传》中有这段记载："法显等三人南度小雪山。雪山冬夏积雪，山北阴中遇寒风暴起，人皆噤战。慧景一人不堪复进，口出白沫，语法显云：'我亦不复活，便可时去，勿得俱死。'于是遂终。"当时他们已越过葱岭，进入现今阿富汗境内。口出白沫可能是肺水肿（pulmonary edema）的症状。

西方最早的高山症记录，出自16世纪西班牙人征服南美洲后，天主教耶稣会神父阿科斯塔（Joseph de Acosta, 1540—1600）于1590年出版的《印度风土人情录》(*Natural and Moral History of the Indies*)一书[①]；其中记载了他于1571年越过安第斯山脉进入秘鲁时身体出现的不适（其症状不完全类似高山症，有人怀疑是肠胃炎）。之前西班牙军队在攀越山脉进入秘鲁与智利时，也出现过士兵、奴仆、动物死亡的记载，但没有详细的症状描述。

登山正式成为一种运动，还是工业革命后中产阶级兴起，有钱有闲的人多了起来以后的事。1857年，全球第一个登山协会"阿尔卑斯山俱乐部"（Alpine Club）于伦敦成立，之后则推广至全球各地；登山协会会

[①] 15世纪发现新大陆的哥伦布以为自己来到了东方的印度，故而有此错误名称。后来则把真正的印度称为东印度，新大陆则是西印度；如今西印度已是少有人用的历史名词。

员称为登山家（alpinist），以"征服"全球高山为职志。随着他们攀爬的山岳越来越高，对人体生理的挑战也越来越大，也开始出现有系统的高原生理学研究。

除了攀登高山之外，人类还向往飞行。在20世纪初美国的威尔伯·莱特（Wilbur Wright, 1867—1912）和奥维尔·莱特（Orville Wright, 1871—1948）两兄弟发明飞机前，乘坐热气球升空早已流行了一百多年。1783年，法国的约瑟夫·孟戈菲（Joseph Montgolfier, 1740—1810）和雅克·孟戈菲（Jacques Montgolfier, 1745—1799）两兄弟首度将他们发明制造的热气球进行公开飞行；之后，就有许多追随者及纪录创造者，乘气球升空的时间越来越长，上升的高度也越来越高，甚至接近10 000米，因此出现麻痹、失去意识，甚至死亡的案例。

在不晓得空气组成与大气压力变化之前，登高造成身体不适的原因也难以确定；甚至大气压力的存在，都不是人的良知良能。虽然人类很早就知道利用水泵的压缩造成半真空以抽取地下水，以及利用虹吸管将水从低处引往高处（高度极限约10米），却不清楚其中原理；甚至伽利略（Galileo Galilei, 1564—1642）还认为真空本身具有某种作用力。一直要到1644年，才由托里切利（Evangelista Torricelli, 1608—1647）提出"我们生活在空气海洋的底部，同时实验清楚显示空气具有重量"的洞见。托里切利的实验，是将一端封闭并装满水银的玻璃管倒插在装了水银的容器中，发现管内的水银柱可维持在76厘米的高度；他并得出正确推论：维持水银柱高度的力量是大气作用于容器水银液面的压力。托里切利的水银管装置，就是最原始的气压计。

虽然托里切利曾提出推测：大气压力可能随地表高度而变，但他并没有进行这方面的实验。公认最早发现大气压力会随海拔高度变化的，是法国数学家帕斯卡（Blaise Pascal，1623—1662）；只不过人在巴黎的帕斯卡也只是提出构想与指令，没有亲自动手，而是要求住在法国中部老家的连襟佩利耶（Florin Perier）代为执行。1648年，佩利耶登上家附近的多姆山（Puy-de-Dôme，海拔1465米），并用托里切利气压计测定山顶的气压，与平地的做比较；在经过反复数次的比对后，发现山顶的气压确实比平地低了12%，证实了帕斯卡的猜想[①]。

　　高山上大气压力低落，连同氧分压也一并降低，因此对于高山症的影响孰重，引发争议。最早证实高山症是由于大气中氧分压低落所造成的，是17世纪法国生理学家伯特（Paul Bert，1833—1886）。伯特是贝尔纳最出色的弟子之一，他于1878年出版的《大气压力：实验生理学研究》（*Barometric Pressure: Researches in Experimental Physiology*）一书[②]，是高原生理学研究重要的里程碑，也给伯特带来"航天医学之父"的称号。该书厚达一千多页，其中接近半数篇幅属于历史性回顾，其余为伯特自己的实验结果与结论。他以动物实验显示，正常气压/低氧分压（normobaric hypoxia）与低气压/低氧分压（hypobaric hypoxia）一样，都会引起高原反应；因此高山症是由低氧分压而不是由低气压造成。

　　伯特在他任职的巴黎大学建造了密闭的压力舱，可以增减其中气压；除了上述低气压实验外，他还进行了高气压实验，以模拟潜水及地

---

① 大气压力随海拔高度的变化并非单纯的线性关系，而是呈指数变化；同时气压还受环境温度与湿度影响，所以会随纬度及季节改变。通常纬度越低（靠近赤道）、气温越高（夏季），气压也越大。所以，单纯用高度计来推算大气压力会有误差，但方便实用。

② 该书英文译本，于第二次世界大战期间应美国军方之需，由俄亥俄州立大学的生理学家希区考克（Fred A. Hitchcock）及法语学家夫人玛丽（Mary A. Hitchcock）合力译就，于1943年出版。

底矿坑的情况。他以狗为实验动物，将舱内压力升至7—9个大气压，然后迅速或缓慢减压；结果发现迅速减压会造成大部分的狗死亡，缓慢减压则对动物没有不良影响。迅速减压造成所谓的"潜水员病"（caisson disease），伯特也提出正确推论：迅速减压会造成高压下溶于血浆的氮气释出，形成气泡栓塞、血流停滞而致病。他除了建议深海潜水者不能上升过急以及中间要有休停点外，他还提出了治疗建议，包括让病人进入加压舱（让气泡再度溶于血液）以及呼吸纯氧（降低肺泡氮分压，让血中的氮更容易离开体内）。

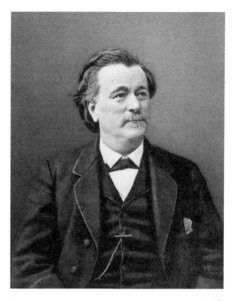

伯特

继伯特之后，另一位重要的环境生理学者是先前提过的英国生理学家霍尔丹。霍尔丹是苏格兰人，爱丁堡大学医学院毕业，他的舅舅是先前提过的牛津大学首位生理学教授博登—桑德森（参见第二章"19世纪的生理学"），他的儿

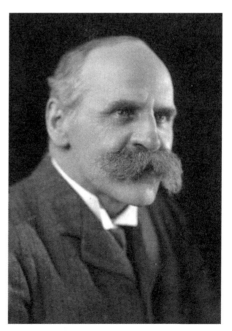

霍尔丹

子小霍尔丹（J.B.S. Haldane，1892—1964）也是与他齐名的生理学家兼遗传学家。霍尔丹是位积极的自体研究者，也就是拿自己（后来包括他儿子）作为实验对象，例如吸入各种气体、在密闭舱内做长时间停留，或改变舱内压力等，然后记录身心的变化。他曾在下水道或密闭舱中一连待上好几个小时，发现除了气味有些难闻外，下水道空气与人呼出的废气并没有什么会引起生病的不洁成分。

霍尔丹对英国矿坑安全的贡献可是无与伦比，他通常是矿坑发生事故后第一个抵达现场的科学家。他发现多数矿工不是因爆炸而死，而是死于所谓的"爆后气"（afterdamp）；他更发现爆后气的主要毒性来自一氧化碳。经由研究一氧化碳的性质与作用（包括使用动物及自行吸入的实验），霍尔丹发现一氧化碳的毒性在于它与血红素的吸附力是氧的三百倍，以至于大幅降低了血氧含量，导致缺氧窒息。对此，霍尔丹的预防之道是让矿工携带代谢率高的小动物进入矿坑（先是小鼠，后是金丝雀），当作生物检测器，因为它们对缺氧更敏感，可提供警告。

此外霍尔丹还研究了"黑气"（blackdamp），发现那与"窒息气"（chokedamp）相同，都属于缺氧的空气，而导致矿工窒息。他提出的预防之道是在矿坑点上特殊的安全灯，只要空气中氧浓度降至18%（正常值是21%），火焰就会熄灭，以提供警报。虽然霍尔丹没有受过任何工程学训练，但因上述贡献，当过英国矿业工程师协会的会长。

1905年，霍尔丹接受英国皇家海军深潜委员会的委托，研究潜水生理学。虽然之前伯特已经阐明潜水员症的缘由以及建议预防治疗之道，却没有建立缓慢减压的标准做法，因此实际操作上不是耗时过长，就是做法有误。例如有建议说，一开始先缓慢上升至下潜深度的一半，之后则可快速上升，而那就是错误的方法；因为那不但增加了潜水者处于高压的时间，造成更多的氮溶于组织，同时也容易在浮出表面时造成气泡出现。

霍尔丹与同事使用由锅炉改装的压力舱，在山羊及人身上进行了详尽的增压降压研究，决定了不同增压幅度、舱内停留时间，以及降压速度等因子对生理的影响，得出许多重要发现与结论。例如体内各种组织吸收与释放氮的速率，有的只要几分钟就达到饱和，有的则需要几个小时。他们得出的重要发现之一是：人和动物在不超过7个大气压下停留，都可以迅速降压至一半（如7降到3.5，4降到2）而不出现问题。因此。人在两个大气压下停留无论多长时间，急速减压都不会出现问题。

1908年，霍尔丹与同事就实验结果发表了一篇长达百页的论文《压缩空气病的预防》（"The Prevention of Compressed Air Illness"），详细描述了实验的过程与结果。最重要的是，霍尔丹设计了一张实用的潜水员表格，可让潜水员根据其下降深度、停留时间，就可得知安全又迅速的上升方式。除了英国皇家海军外，美国海军也采用该潜水员表，直到1956年才改换新的修订版本。

除了"下海"外，霍尔丹也进行了"上山"的研究。1911年7—8月期间，霍尔丹与牛津大学同事道格拉斯（C. Gordon Douglas）、美国耶鲁大学的亨德森（Yandell Henderson）以及科罗拉多学院的施奈德（Edward C. Schneider）组成"英美帕克峰考察队"（The Anglo-American Pike's Peak Expedition），登上美国科罗拉多州高达4300米的帕克峰，并在他们自己身上进行了为期长达三十六天的高山人体生理研究。此外，他们在登山前与下山后的一个月内，都分别进行了平地的生理测试，以为对照。1913年，他们将近两百页的研究报告《在科罗拉多州帕克峰所做的生理观察，特别是低气压下的环境适应》发表在英国皇家学会的《哲学会报》。

虽说之前已经有过许多高山症的记录与报道，但霍尔丹等人的帕克峰研究可算是当时最严谨详尽的研究报告。其中详细描述了高山症的症状与成因，以及人体生理在高原环境的各种适应，包括呼吸变快、出现周期性变化形态，以及红细胞增多等，都是因应氧分压低落而产生的变化。但如前一节所述，霍尔丹等人在测定动脉血氧分压时出现误差（数值过高），导致霍尔丹得出肺细胞具有分泌氧的功能结论。就算有这个错误，该高原生理研究的历史地位仍是屹立不摇。

事实上，参与1911年帕克峰考察队的还有一位成员：费兹杰罗女士（Mabel P. FitzGerald，1872—1973）。从7月8日到8月23日的一个半月期间，费兹杰罗独自一人在科罗拉多州的落基山脉间穿梭，测定高原居民的血中气体与血红素浓度；她一共造访了十三处高原城镇及矿区，高度从1500米（丹佛市）到3800米不等，可说是比住在帕克峰顶旅馆的四位男士辛苦多了。不过费兹杰罗的辛劳没有白费，她的研究结果一共发表了两篇文章，她都是唯一作者。

费兹杰罗是19世纪与20世纪之交极为少数的女性生理学家。她与当时的英国女性一样，从没上过公立学校，只在家中接受了私塾教育。她的父母在她二十三岁时相继过世，于是她得以自由展开知性追求之旅，而无须走上传统给女子安排的道路。当时的牛津大学不收女性学生，费兹杰罗是在得到授课教授的首肯下，才得以旁听生身份上课。费兹杰罗不但修习了三年生理学相关课程，还进入实验室协助进行研究。她花了长达五年时间进行脊髓灰质与白质间关联的组织学工作，她自己也说这是对毅力的考验。

1904年，费兹杰罗在霍尔丹指导下，学会使用霍尔丹设计的仪器，测量人肺泡内二氧化碳的浓度。费兹杰罗每天在自己身上进行测定，长达两年多时间。此外她还在三位姊姊以及霍尔丹的小孩身上进行测定。1905年，她与霍尔丹联名在《生理学杂志》发表了研究结果《正常人的肺泡二氧化碳分压》（"The Normal Alveolar Carbonic Acid Pressure in Man"），奠定了她在呼吸生理研究的地位，也让她得以参与帕克峰的考察研究。

在参与帕克峰考察的前四年，费兹杰罗在霍尔丹及欧斯勒（William

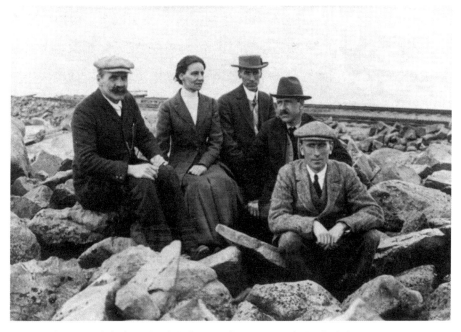

英美帕克峰考察队：(左起)霍尔丹、费兹杰罗、施奈德、亨德森与道格拉斯

Osler，1849—1919）①的推荐下，获得洛克菲勒基金会的奖学金，于1907年底前往美国纽约及加拿大多伦多进修一年。在美国期间，费兹杰罗想申请进入医学院就读②，但当时她已三十五岁，康奈尔大学医学院给她的拒绝函中客气地说：以她的年纪与研究资历，不宜也不需要多花五年时间取得学位，才能进行生理学研究；"医生已经够多了，研究人员却没有几位"。这话虽然不错，但写信人低估了当事人的寿命，也低估了学位作为敲门砖的重要性。

费兹杰罗在结束帕克峰的考察后，在美国又多待了几年，除了学习外，还前往北卡罗来纳州由美国女医生拉帕姆③（Mary E. Lapham，1860—1936）为肺结核病人在山上设立的疗养院，进行呼吸功能的测定。1915年，她应聘前往爱丁堡大学病理学实验室工作（部分原因是第一次大战期间人员短缺），不再从事呼吸生理研究，也与学界失去联系。1930年她从爱丁堡退休返回牛津，照顾她生病的姊姊（她有三位姊姊，姊妹四人都终身未嫁），更是无人知晓，直到1961年牛津大学纪念霍尔丹百岁冥诞时，才有人重新找到她。1972年她年满百岁那年，牛津大学终于授予她荣誉硕士学位；颁奖的副校长承认，那是迟到了七十五年的学位。次年8月下旬在度过一百零一岁生日后三周，费兹杰罗就与世长辞了。

呼吸生理学的另一波研究高潮，是在第二次世界大战期间应需要而

① 欧斯勒是19世纪末最出名的医学教育家。他是加拿大人，先后任教麦吉尔大学及宾州大学，后来出任约翰斯·霍普金斯大学医学院的创院者之一。1905年，他应聘为牛津大学钦定医学教授，直到过世。在他的帮助下，没有医学学位的费兹杰罗得以在医院病人身上进行呼吸功能检测。

② 下列数字可以说明费兹杰罗想在美国取得医学学位的理由：1900年的记录显示，英国与法国分别有258位及95位女性开业医生，而美国已经有7000位，另外还有1200位正在医学院就读。

③ 拉帕姆也是在三十岁出头，父亲过世后，才开始按自己的志趣照顾病人。比费兹杰罗幸运的是，她终于在四十一岁那年取得医学学位，也才有能力与地位帮助更多的人。

产生的。在1941年12月日本偷袭珍珠港、美国正式参战后，许多生理学家放下手头工作，自动向军方请缨，看他们能为国防解决什么问题。其中之一与飞行有关：谁能飞得更高更快，谁就能取得制空权，而克敌制胜。当时飞机的机舱是没有加压的，飞行员也没有特殊的飞行衣可穿。因此，飞行员能承受多大的压力及重力是迫切需要解决的问题，这些都与呼吸生理息息相关。

在主动承揽这个问题的生理学家里，有位叫芬恩（Wallace O. Fenn，1893—1971）的，是纽约州罗彻斯特大学生理学系主任，专长是肌肉与电解质生理，同呼吸生理沾不上太多边。但四年后第二次世界大战结束时，他和几位同事已成为这一行的翘楚，建立了肺循环力学（pulmonary mechanics）这门分支学科。目前生理学教科书中习见的肺顺应性（pulmonary compliance）、呼吸道阻力（airway resistance）、压力—体积关系图（pressure-volume diagram）、氧—二氧化碳关系图（O_2-CO_2 diagram）、通气—灌流率（ventilation-perfusion rate）等名词与观念，都是芬恩团队的贡献。其中缘由除了"需要是发明之母"外，则是芬恩解决问题的能力。芬恩说过，所有的问题，不论实用与否，都可从基础的层面探讨。所以，打好数理化等基础，是做出好研究的先决条件。

芬恩不单是杰出的研究员与老师，还是生理学界的重要决策人物。1948年，他在担任美国生理学会会长期间，促成了该学会第三本期刊即《应用生理学杂志》（*Journal of Applied Physiology*）[1]的出版。其主要原

---

① 前两本是1898年创刊的《美国生理学杂志》（*American Journal of Physiology*）与1938年创刊的《神经生理学杂志》（*Journal of Neurophysiology*）；另外还有一本1921年创刊的《生理学评论》（*Physiological Reviews*），但其性质不同，并不刊载原创研究论文。

因是大战期间政府资助的研究里，许多都属于环境因素对人体生理的影响，因此累积了大量的研究结果等着发表。当初考虑过的期刊名称还包括"人体生理学"、"环境生理学"及"运动生理学"等，可见该期刊内容于一斑。六十多年来，《应用生理学杂志》一直都是呼吸生理学者发表论文的首选，呼吸系统相关研究论文，也占了该期刊的大宗。

第五章

泌尿生理简史：
肾小球滤过率、
逆流倍增系统与清除率

第一节　绪言

人口渴了会想喝水，如果没有水喝，一般人撑不过三天到一周，就会送命，可见水的重要性。水在人体内的含量与分布，在第三章"心血管生理简史"中介绍过，不再重复。此外，人还得不时将尿液排出体外，平均每天有1.8升左右；如若不然，膀胱胀到一定程度，也会出现尿失禁。

尿液的生成量随饮用液体量（包括各种饮料及汤）、食物种类（不同食物含水量不同）以及环境因子（如气温、湿度）的不同，而有高低变化。人就算完全不吃不喝，一天下来，还是会有0.5升左右的尿液形成；再加上从皮肤、呼吸道及粪便流失约1升水分，几天下来如不补充，就会脱水而死。此外，还有许多天然物及药物具有利尿或抗利尿的作用，也就是可促进或抑制尿液的生成。以上这些有关水分代谢的常识，都可从人的经验取得。

古人很早就知道膀胱是储存尿液的器官，对于从口而入的液体如何变成了尿液进入膀胱，也有过猜测；但在不清楚完整的泌尿系统构造之前，想象多于事实，自不可免。在人体的内脏器官中，俗称"腰子"的肾脏躲在腹腔后壁，不像心、肺、肝、胃肠道等脏腑那么明显可见，功能更是难以一眼看出。中医说肾主水主骨，还有几分道理，但说肾藏精纳气，就完全出于想象，没有根据。

最早发现尿液来自肾脏的人，是盖伦这位伟大的罗马医生。他利用结扎与松开输尿管的简单动物实验,发现只要将连接左右肾脏与膀胱的两侧输尿管结扎,膀胱里就不会有尿液积存;反之,结扎端上方的输尿管则因充满了尿液而胀大。只要将结扎的输尿管松开,在结扎端上方堆积的尿液又会进入膀胱。盖伦也做过切断输尿管的实验:他发现手术后等上一阵子,膀胱里空空如也,腹腔里则积满了尿液。这种种实验结果,都让他得出尿液是从肾脏生成,经输尿管传抵膀胱储存,再经由尿道排出体外的结论。

至于尿液如何从肾脏生成,对盖伦来说是个谜,但也不妨碍他提出猜测。盖伦认为尿液来自四体液(血液、黑胆汁、黄胆汁、黏液)当中的血液,这自然是合理且正确的想法;但血液黏稠带有颜色,尿液则大抵清澈如水,要从血液形成尿液,必须经过净化分离的过程。盖伦提出了两个猜测:一是肾脏吸收了血液中的水分,另一是静脉提供了动力,将血液中的水分从肾脏过滤出去。老实说,在完全不晓得肾脏显微构造的情况下,盖伦能提出这种离事实不远的想法,已十分难得;但他以各种推理,放弃了肾脏的过滤假说,而接受了吸收作用。从今日来看,盖伦的理由自然是牵强离谱的,但我们也不能抹杀他凡事求解的决心与努力。

第二节　肾脏构造的厘清

自盖伦以降一千多年,肾脏如何产生尿液之谜,一直没有解开;其中原因除了长久以来人体解剖被教会视为禁忌、鲜有医生实际观察过肾脏的内部构造外，没有显微镜的帮忙，单靠肉眼也看不出太多名堂来。自14世纪中叶欧洲爆发黑死病后，天主教会逐渐放松对人体解剖的禁制，像达·芬奇（Leonardo da Vinci, 1452—1519）就绘制过精美的人体解剖图，只不过他对肾脏并无太多着墨，只有简单的外观位置图。到了16世纪上半叶，教会才正式允许医学院在解剖教学中使用人类尸体；自此，公开展示的人体解剖才逐渐流行起来。

至于掀起解剖学革命的维萨里在1543年出版的精美解剖图谱《人体的构造》中，对肾脏的描绘却是错误的：一来他绘制的肾脏纵切面所显示的肾盂盏系统（pelvicalyceal system）是狗肾的单突（unipapilla）构造，而非人类肾脏的多突构造：从多重肾锥体（renal pyramid）伸入肾盂盏；再来，他把肾脏内部分成上下两半，中间以筛孔分隔，以符合血液从上方流入、经筛孔滤过到下方，以形成尿液的理论。由此可见，传统想法的根深蒂固，就算名家也难以完全避免。

最早对肾脏的构造提出详细且正确描述的，是与维萨里同时代的另一位意大利解剖学先驱欧斯泰奇（Bartolomeo Eustachi, 1524—1574），像连接中耳与咽部的欧氏管（Eustachian tube，即耳咽管）就以他的名字命名，他也是最早提出肾上腺（adrenal gland）存在的人。欧斯泰奇是罗马大学的解剖学教授，也是某位枢机主教的私人医生，故此享有解剖尸体的特权。

1552年，欧斯泰奇与一位艺术家合作，将其解剖图谱刻制成四十七块铜版；不幸的是在他有生之年只出版了其中八幅，其余三十九幅图版都没有问世，甚至在他死后还失踪多年，直到1714年才重见天日。这是欧斯泰奇的不幸，否则他将与维萨里齐名，人类解剖学的进展也会加速百年以上。

由于欧斯泰奇的发现晚了一百六十多年才为人所知，因此另一位意大利解剖学家贝利尼（Lorenzo Bellini，1643—1704）成为最先提出正确肾脏内部构造的人。贝利尼于1662年发表了他对肾脏构造的解剖发现，指出肾脏组织与肝、脾或肌肉等其他器官都不同，不属于坚实、肉状的组织，而是由数不清的纤细管线组成。同时这些管线的走向，是从肾脏外层伸向中心的空腔；如果将这些管线从中切断，会有类似尿液的水分流出。此外，肾动脉在进入肾脏后，会一路往下细分成许多纤细的微动脉，直达肾脏表层。

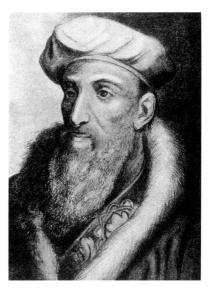

欧斯泰奇

贝利尼发现的管线，也就是如今所称的肾小管（renal tubule）；对此，欧斯泰奇也有类似的描述。他俩都只以肉眼观察（最多用上放大镜），就能得出这样的结果，实属不易。再过几年（1666年），之前提过的微血管发现者马尔比基不但在显微镜下证实了肾小管的存在，同时还发现在微动脉的末端有球状的构造。这个命

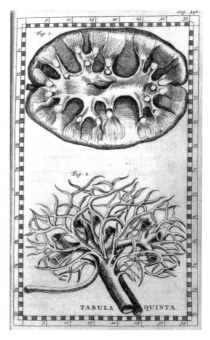

欧斯泰奇绘制的肾脏切面与血管分布图

名为马尔比基体（Malpighian body）的构造，即如今为人所知的肾小球（glomerulus），由微动脉分支而成的许多微血管组成，是血液过滤、形成尿液的起点。

接下来则又要等上将近一百八十年，才由英国的解剖学家鲍曼（William Bowman，1816—1892）于1842年提出报告，彻底厘清了肾小管与肾小球之间的关联。鲍曼毕业于伦敦大学国王学院，后来当上了国王学院的解剖与生理学教授，属于英国最后一代以显微解剖学研究为主的生理学家。他的另一个重要发现，是确认了骨骼肌也是由独立的肌细胞构成。

鲍曼发现肾脏皮质当中具有为数甚多的肾小体（renal corpuscle），其组成除了肾小球外，外围还有一层囊状构造；这个目前称为鲍氏囊（Bowman's capsule）的构造是由肾小管的一端形成像手套一样的盲管，将

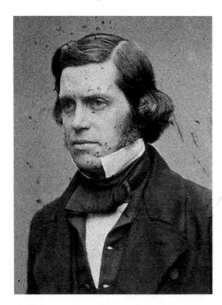

鲍曼

肾小球包住，其内腔则与肾小管相通。因此，血液经由肾小球的过滤，再通过鲍氏囊壁后，就进入了肾小管；之后一路经过重吸收与分泌的过程，最终成为尿液，从输尿管离开肾脏。

在厘清肾脏构造上留名的还有一位，是与鲍曼同时代的德国解剖生理学家亨勒（Jakob Henle，1809—1885）；亨勒是缪勒的学生及助手，后来历任苏黎世大学、海德堡大学以及哥廷根大学的解剖学教授，被誉为组

织学的祖师爷。肾小管当中有段形如发夹的弯管构造，一路从皮质向下延伸到髓质，又再转个弯向上回到皮质，就称作亨勒氏环（loop of Henle），由亨勒于1862年发现并命名；至于其生理功能，将于"肾脏逆流倍增系统"一节详述。

一个肾小体加上与之相连的肾小管，就构成了一个肾脏的基本功能单位：肾单位（nephron）。据估计，人类左右两个肾脏各拥有约一百万个肾单位，同时进行着形成尿液的工作，可谓庞大的工厂。

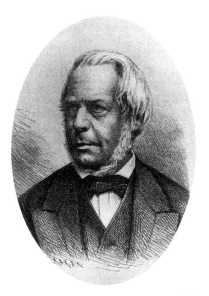

亨勒

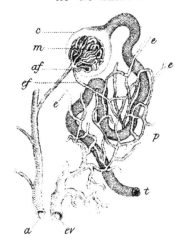

第三节　尿液生成的机制

在鲍曼厘清肾小球与肾小管之间构造关联的前三年（1839年），德国的解剖生理学家施旺（Theodor Schwann，1810—1882）及植物学家施莱登（Matthias Schleiden，1804—1881）提出了"细胞理论"，其大意是：所有生物都

鲍曼绘制的人类肾单位构造，其中a是肾动脉、af是入球微动脉、ef是出球微动脉、m是肾小球、c是鲍氏囊、t是肾小管

是由细胞构成、细胞是所有生物构造及功能的基本单位，以及所有细胞都是由既有的细胞分裂生成。鲍曼从自己的组织学研究也得出类似的结论，因此很快就成为坚定的细胞学说拥护者。然而这批早期的细胞学者却落入了另一种生机论的谬误之中，他们把生理机制的解释都归诸奇妙不可解的细胞功能，而不认为细胞的运作也可以用物理及化学的机制解释。

一如第三章"心血管生理简史"中提过的淋巴液形成机制，在19世纪中叶分成"过滤"与"分泌"两派，尿液的形成机制也同样分成两个阵营：以鲍曼及海登海因为首的一派认为尿液是由肾小球所分泌，而尿素是由肾小管的管壁细胞分泌；以路德维希为首的另一派则认为尿液是血浆从肾小球过滤，经肾小管处理（以吸收为主，分泌为辅）后形成。

这两派都同意尿液是在肾小球生成，来自不带蛋白质与血球成分的血浆，但对于尿液形成的方式与数量意见相左。鲍曼与海登海因认为肾小球就像分泌唾液的唾液腺一样分泌尿液，分泌量等同尿量；路德维希一派则认为尿液是以机械方式从肾小球过滤而得，同时经由比较许多物质在尿液与血浆的浓度，得出过滤液的量要比尿液大得多的结论；因此过滤液必定经过了肾小管的浓缩，也就是重吸收过程，才能形成最后的尿液。

海登海因的分泌理论简单得多，把一切都推给肾小球细胞的神秘运作，路德维希的过滤理论则必须对血浆与尿液中各种物质的不同浓度提出解释，难度要高得多。1917年，苏格兰生理学家库许尼（Arthur R. Cushny, 1866—1926）提出了他的"现代观点"，试图综合这两个理论。

库许尼毕业于苏格兰阿伯丁（Aberdeen）大学医学院，曾赴德国波恩大学克罗内克（Hugo Kronecker, 1839—1914）与斯特拉斯堡

（Strasbourg）大学施米德贝格（Oswald Schmiedeberg，1838—1921）的实验室留学；克罗内克是路德维希的高徒，施米德贝格则有"现代药理学之父"尊称。1893年，美国密歇根大学的首任药理学教授阿贝尔（John J. Abel，1857—1938；也是施米德贝格的学生，其事迹将于第八章"内分泌生理简史"中介绍）接受新成立的约翰斯·霍普金斯大学医学院邀聘，于是推荐年方二十七岁的库许尼继任他的职位；库许尼在密大待了十二年，才又返回苏格兰担任爱丁堡大学的药理学教授。

1917年，库许尼应当时担任《生理学专论》（*Monographs on Physiology*）编辑的斯塔林之邀，撰写《尿液的分泌》（*The Secretion of Urine*）专书。他在书中指出肾脏就像个机器一般，一部分进行了过滤胶体（colloid，蛋白质的旧名）的工作，另一部分则进行了重吸收，且终其一生都不止歇。库许尼还把经肾小球过滤的物质分成阈值（threshold）与无阈值（no-threshold）两大类，前者以葡萄糖、氨基酸，以及钠、钾等离子为主，可被肾小管吸收，回到血液，后者则以尿素为代表，不被肾小管吸收，而由尿液排出体外。

库许尼的观点综合了许多前人的理论与发现，基本上驳斥了海登海因的分泌理论；而之前斯塔林在淋巴液的形成机制上，提出了静水压与渗透压这两种作用力来解释过滤与吸收的原理，同样也能应用在尿液形成的解释上。因此，库许尼没有使用任何人的名字来给理论命名，就称为"现代观点"；该观点中虽有许多细节有待厘清，但已经与目前的认知相差无几。

至于证明过滤与重吸收确实发生的证据，还要等到1924年与1925年，由美国药理学家理查兹（Alfred N. Richards，1876—1966）与斯塔林分别在不同的实验动物模型中得出。理查兹是宾州大学药理学教授，后来

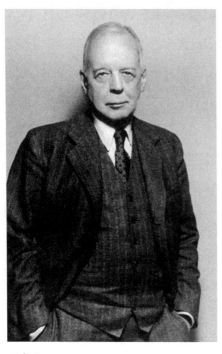

理查兹

担任过许多重要职位，包括美国国家科学院院长及第二次世界大战期间美国医学研究发展委员会主席。理查兹与同事利用玻璃毛细管拉制而成的微吸管，在解剖显微镜的观察下直接插入青蛙肾脏的单一鲍氏囊腔中取样。至于斯塔林与同事则利用他实验室出名的活体心肺分离系统（参见第三章"心血管生理简史"）控制肾脏的血流供应（包括组成成分与压力），然后分别在正常以及用药物阻断肾小管吸收功能的情况下，测定尿液的生成量与组成。

利用这两种不同的实验方法，他们都得出肾小球过滤液不含血细胞与蛋白质，但富含葡萄糖、氨基酸以及各种盐类的结果，而且浓度与血浆相当；显然过滤作用只排除了大分子，对小分子没有什么选择性。由于正常尿液不含葡萄糖、氨基酸及多种盐类（或含量甚低），因此过滤液在通过肾小管时，必定经过了主动的重吸收；这点在斯塔林和同事的实验中得到佐证，他们发现以药物阻断肾小管功能时，不但尿液的体积大增，同时还会出现大量的养分及盐类。

利用微吸管插入鲍氏囊及肾小管不同段落取样，是证明尿液如何形成最直接的做法，但也是最困难的实验方法之一。一来想要从肾脏表面看到位于肾皮质当中肾小球与肾小管的构造已是非常困难，再来想要准确插入其中之一的内腔而不伤及其他组织,更是难上加难。就算微吸管成功插入了管腔,要收集足量的过滤液以供测定,是另一项费时费力的工作,一来必须等上好几个小时才能收集到以微升计的液量,再来过程中稍有不慎,微吸管就可能从管腔脱出,而以失败告终。收集到单一肾单位的过滤液后,实验室还必须具备针对血中各种物质敏锐且准确的测定法,才可能在微量的收集液中进行测定;这是另一个有待克服的难点。

因此,以微吸管穿刺单一肾单位的做法虽然早在1924年由在理查兹的实验室创建,但由于操作困难以及成功率甚低,多年来跟进使用的实验室并不多,就连理查兹也不鼓励研究生或新进人员从事这项研究。再者,多年来他们都使用青蛙或泥螈(necturus)等两栖类为实验动物,理由是这些动物的肾小球位于肾脏表面,容易直接观察;同时其肾小球与肾小管的体积也较大,容易进行穿刺;还有就是两栖动物没有大幅的心跳与呼吸动作,比较不容易造成微吸管脱落,而中断液体的收集。一直要到1941年,理查兹实验室的成员才首度在哺乳动物(大鼠)的肾脏中取得微穿刺的成功。

由于第二次世界大战爆发,理查兹与实验室成员都投入战时工作(理查兹的重要贡献是促成了盘尼西林的量产,那是由英国的生理病理学家弗洛里成功分离并带到美国的),实验室基本上停摆,甚至战争结束后也没有再恢复微穿刺的研究。所幸在少数后继研究者锲而不舍的努力下,这项困难但对解开尿液形成机制(也就是肾小管功能)不可或缺的技术,终于重见天日,且有大幅改进,逐渐成为肾脏生理研究室的标准操作。其中最重要的一位推手是高兹乔克(Carl W. Gottschalk, 1922—1997)。

高兹乔克毕业于弗吉尼亚大学医学院，1948—1952年，他获得奖学金前往哈佛大学医学院进修，师从生理学教授兰迪斯（Eugene M. Landis, 1901—1987）学习微血管穿刺技术。兰迪斯是位传奇人物，1925年还在宾州大学医学院就读期间，就独立进行并发表了一系列以微吸管穿刺微血管的实验，记录不同位置的微血管内压力，直接证实了由斯塔林提出的假说：由微血管内外净液压与渗透压的差异，造成液体的过滤与吸收（参见第三章"心血管生理简史"）。当年并没有同时授予医学博士与哲学博士的双学位制度，但兰迪斯从医学院毕业一年后就取得了哲学博士学位。他曾前往英国及丹麦留学两年，回美国后陆续在宾州大学及弗吉尼亚大学医学院任职。1942年，哈佛大学生理学教授坎农届龄退休，哈佛医学院经过一段漫长且困难的遴选过程，终于决定聘请兰迪斯继任。兰迪斯在哈佛任职凡二十四年，直到退休。

高兹乔克在兰迪斯实验室学会了微穿刺技术后，马上想到可将该技术应用到肾小管上，来解决尿液如何浓缩的问题，事实上他也进行了尝试，只不过兰迪斯认为他的进修时间不足以进行这项困难的工作而予以制止。于是，高兹乔克把这桩未完成的工作摆在心上，以待后日。1952年他结束进修后，前往北卡罗来纳大学医学院担任心脏专科医师，靠着少量的经费补助着手建立自己的肾脏微穿刺实验室。四年后，他发表了第一篇利用该技术从大鼠肾脏近端肾小管与肾小管周边微血管的取样结果，证实了之前理查兹实验室的发现。1958年，他终于成功在位于髓质的亨勒氏环当中取得液体样本，证实了肾脏逆流倍增系统（countercurrent multiplier system）的存在。至于什么是逆流倍增系统，将于下节详述。

第四节　肾脏逆流倍增系统

如绪言中所述,尿液的体积与渗透度可有相当大的变化:就人类来说,一天的尿量可从0.5升到25升不等,尿液浓度则可稀释至血浆的1/6,也可浓缩至血浆的4.7倍(一般在1.6倍到2.7倍之间),由此可见肾脏的能耐于一斑。至于肾脏如何浓缩尿液,直到20世纪中叶以前,还是困扰生理学者的问题。

当时,顶尖的肾脏生理学者认为,水分能以被动与主动两种方式吸收:前者发生在近端肾小管,水分随着溶质的吸收而被动移动,占吸收量的大宗(2/3以上);后者发生在远端肾小管(集尿管也可能参与),主要受脑垂体后叶分泌的抗利尿激素(antidiuretic hormone)控制。至于抗利尿激素如何引起水分的主动吸收,他们并不清楚;此外,在动物界也没有发现过主动吸收水分的机制,因此主动吸收的说法,仍然存疑。

水分在体内不同区间的移动,靠的是渗透作用,也就是从低渗透压往高渗透压的方向移动;低渗透压溶液代表溶质的浓度低,水分的浓度高,高渗透压溶液则反之。事实上从20世纪初就陆续有报告指出,肾脏髓质的渗透压要比皮质高出许多,因此集尿管当中的尿液从皮质流向髓质时,其中水分就可能顺着渗透压梯度流出管外,尿液因此得到浓缩。只不过髓质的渗透压靠什么作用得以增高又如何维持,就成了新的问题。

肾小球都位于肾脏皮质,肾小管则在皮质与髓质之间穿梭。先前提过的亨勒氏环,就是深入髓质的一段U形弯管,连接位于皮质的近端与远端肾小管。由于亨勒氏环是鸟类与哺乳类动物特有的构造,鱼类与两栖类则无,因此,有科学家提出亨勒氏环可能具有浓缩尿液的功能(为陆生生物保存水分的必要功能)。然而,理查兹实验室的微穿刺实验结果发现,通过亨勒氏环进入远端肾小管的过滤液属于低张溶液,似乎又不支持亨勒氏环具有浓缩尿液的作用。

最早提出亨勒氏环如何浓缩尿液假说的,是瑞士物理化学家库恩(Werner Kuhn, 1899—1963)。库恩于苏黎世大学取得物理化学博士学位(1921年),曾在两位诺贝尔物理奖得主玻尔(Niels Bohr, 1885—1962)与拉瑟福德(Ernest Rutherford, 1871—1937)的实验室进修,并曾任教于多所德国大学,1939年起担任瑞士巴塞尔大学的物理化学教授。库恩在物理化学界有过许多重要贡献,对用于化学与化工界的逆流交换系统相当熟悉,并想到生物体内可能也有类似应用。1942年,他根据亨勒氏环下行支与上行支并排的构造,以及其中液体流动方向相反的特征,提出逆流倍增的假说,也就是说通过某种交换机制,下行支内过滤液的渗透压变得越来越高,而上行支内过滤液的渗透压则变得越来越低;如此既能解释肾脏髓质的高渗透压,又能说明远端肾小管内液体的低渗透压。

库恩的头一篇理论性文章以德文发表在德国的生化杂志上,当时正是第二次世界大战进行得如火如荼之际,因此没有多少人注意到这篇文章。战后,库恩继续这方面的研究,不单与研究生哈吉泰(Bartholome Hargitay, 1924—2014)设计出模拟亨勒氏环的逆流交换系统,得出浓度倍增与递减的结果,他们还与同校的生理学教授沃兹(Heinrich Wirz,

1914—1993）合作，在肾脏当中实际验证他的理论。沃兹将大鼠肾脏从外到内做冷冻切片，然后测定不同部位切片的渗透度，证实了从肾脏皮质表面到髓质内层有一路上升的现象。

1951年，沃兹与哈吉泰分别在国际生理学会与德国物理化学学会的会议中报告了他们的结果，但得到截然不同的反应：物理化学家的反应热烈，生理学家则兴趣缺缺。一来新理论与传统说法大不相同，再来还用上了太多数学公式与物理化学原理，学生物的人嫌太复杂了，因此多持怀疑态度。为了取信于生理学者，接下来几年沃兹特别学习了微穿刺技术，在仓鼠肾脏髓质的直血管（vasa recta）与远端肾小管进行取样并测定其渗透度。他证实了直血管里的血液渗透度要比体循环血液的高，与先前肾髓质切片的结果相符；同时他也发现远端肾小管内的液体属于低张溶液，证实了先前理查兹实验室的结果。即便如此，他和库恩的逆流倍增理论还是没有得到肾脏生理学界的认同；其中最重要的一位反对者，是美国纽约大学的生理学教授史密斯（Homer W.Smith，1895—1962）。

史密斯是肾脏生理学界教父级人物，于约翰斯·霍普金斯大学取得生理学博士学位，曾在哈佛大学坎农实验室进修，并任教弗吉尼亚大学医学院，自1928年起任职纽约大学，直到1962年逝世为止。他对肾脏生理学的贡献既多且广，其中尤以肾小球滤过率（glomerular filtration rate，GFR）为最重要，相关内容将于下节详述。他于1951年出版厚达千页的《肾脏：健康与疾病下的构造与功能》（*The Kidney: Structure and Function in Health and Disease*）一书，是多年来肾脏生理学界的"《圣经》"。此外，他还专精比较生理、演化、哲学等学问，写了好些非科学著作，像《肺鱼与神父》（*Kamongo/The Lungfish and the Padre*）、《人与神》

（*Man and His Gods*）、《从鱼到哲学家》（*From Fish to Philosopher*）等，益显其博学与深思。

史密斯没能马上接受逆流倍增系统，固然出于科学家的谨慎态度，要求确实的证据，但其中也不无本位主义作祟：一来库恩是物理化学家，与肾脏生理似乎沾不上边；再者沃兹是蕞尔小国瑞士的生理学家，可信度自然比不上美英德等大国的科学家。直到七年后，高兹乔克成功地以微穿刺法在亨勒氏环得出取样结果，证实其中溶液属于高渗透度时，史密斯才当众宣布接受此一理论。

目前已知，亨勒氏环上行支的管壁细胞具有钠离子主动运输系统，可将钠离子送出细胞外，但对水分子不通透，因此造成管腔内液渗透压逐渐下降，但管外的髓质细胞间液渗透压增加。至于下行支管壁细胞没有钠离子的运输系统，但水分子可以自由通透，于是水分子顺着浓度梯度从管腔流出，造成管腔内液的渗透压逐渐升高。因此，深入肾脏髓质的亨勒氏环构造，靠着下行支与上行支的不同性质，制造了一个渗透压往下递增、往上递减的髓质环境。在髓质形成发夹式的直血管系统也形成了同样的浓度变化，而不至于搅乱髓质的浓度梯度。

因此，亨勒氏环并不直接负责尿液的浓缩，而是制造了浓缩尿液的髓质环境；真正进行尿液浓缩的是集尿管，同时还需要抗利尿激素的存在（抗利尿激素的发现可参见第九章"神经内分泌生理简史"）。当过滤液从远端肾小管进入集尿管时，虽然已经大幅吸收，但仍有相当体积，并属于等张溶液。在没有抗利尿激素的情况下，集尿管的管壁细胞对水分子的通透性很低，于是有大量的过滤液从尿液流失。反之，在抗利尿激素的作用下，集尿管的管壁细胞对水分子的通透性大幅增高，于是造成大量

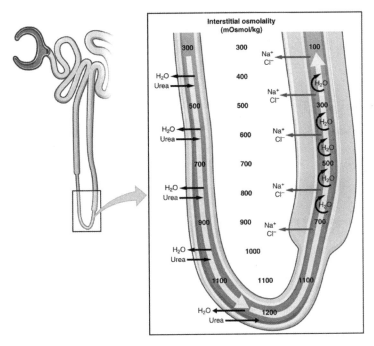

Interstitial osmolality
(mOsmol/kg)

肾单位亨勒氏环的逆流倍增系统

的水分顺着浓度梯度从管腔流入髓质细胞间液,再进入直血管,回到血液循环,完成水分的回收以及尿液的浓缩。因此,尿液的最大渗透压只会等于髓质间液的最高渗透压,而不会更高。

　　至于抗利尿激素如何改变集尿管对水分的通透性,多年来一直没有定论,只知道管壁细胞上有抗利尿激素的受体,并与血管平滑肌细胞上的抗利尿激素受体不属于同一种,引发的细胞内信息传递系统也不同。直到1992年,约翰斯·霍普金斯大学的阿格雷(Peter Agre,1949—　)在分离红细胞膜上的Rh抗原时,意外发现了一类全新的蛋白,才解开谜题。原来该蛋白属于水通道(aquaporin)家族的一员,是水分子进出细胞膜的主要通道。抗利尿激素在集尿管细胞的作用,就是增加细胞膜上水通道的数量(近端肾小管与亨勒氏管下行支管壁上的水通道就不受抗利尿激素控制),而促使水分子顺着渗透压梯度流出管腔外,因此浓缩了尿液。之前虽然有不少人提出水分子进出细胞膜的机制,也有人发现类似的水通道蛋白,但阿格雷(包括他的团队)是提出水通道构造、分布与生理完整报告的头一人,他也因此发现获颁2003年的诺贝尔化学奖。

第五节　清除率与肾小球滤过率

不论什么原因,只要肾脏出了毛病,体内废物的排泄也就产生问题,而在体内堆积,其中尤以蛋白质的含氮代谢产物尿素为最,而造成毒性。因此,很早就有医生试着测定血液与尿液当中的尿素含量,作为肾脏功能的指针。1928年,美国洛克菲勒研究院的生物化学家范斯莱克(Donald D. Van Slyke, 1883—1971)提出了"清除率"(clearance)的说法,让我们对肾功能有了全新的认识;后人把清除率誉为肾脏生理学里最重要的观念。

基本上,我们只要晓得某物质(X)在血液(B_X)及尿液(U_X)中的浓度,以及单位时间内生成的尿液体积(V),就可以用下面这个公式算出该物质的清除率:$C_X = U_X V / B_X$。也就是说,单位时间内有多少体积的血液被肾脏清除了其中的X物质;换种说法:单位时间内从尿液排出X物质的量,是由多少体积的血液所供应。

这个观念其实是借用德国生理学家菲克(Adolf Fick, 1829—1901)于1870年提出,用来计算心输出量的公式。菲克是路德维希的出色弟子，先后担任马堡大学与伍兹堡（Wurzburg）大学生理学教授；他在习医之前学的是数学，所以擅长以数学及物理的思路来研究生理问题。以他的名字命名的"菲克原理"（Fick Principle），是用来计算气体在肺脏的清除率，譬如单位时间内从呼气中排出体外的二氧化碳量，是由多少体积的血液所供应；我们只要测定每分钟呼气中的二氧化碳量，以及肺动脉与肺静脉当中二氧化碳的浓度，就能计算出每分钟有多少体积的血液（也就是心输出量），从右心房经肺动脉送往肺脏。

最早将菲克原理应用于肾脏的，其实是海登海因，但他是用这种计算来驳斥路德维希的尿液形成过滤理论，以支持自己的分泌理论。海登海因认为经由计算尿素清除率（当时还没有这个名词）得出的血液过滤量太大了，因此尿液不可能由过滤生成；但他忘了每个肾脏都有上百万个肾小球，平均下来，每个肾小球的过滤量也就在合理的范围。

最早提出清除率这个名词与概念的范斯莱克出身化学家，但他任职洛克菲勒研究院（后来改名大学）附属医院长达三十四年（之前七年任职于研究院），以自学方式吸收生理学知识，对当年仍处于萌芽期的生物化学以及还不存在的临床化学贡献良多。今日任何一家医院诊所的化验室轻易就能测定的体液中各种成分指标，当年都得大费周章，一一建立方法与标准值。也就是经由测定血液与尿液中各种组成的经验，让范斯莱克得出名留医学史的清除率一词[1]。

---

① 范斯莱克与中国的关系匪浅；先是在1921—1922年间，他以客座教授的名义在新成立的北平协和医学院待了几个月，与该院生化系的吴宪共同发表了一篇关于血液中水与电解质分布的重要文章。在中国对日抗战期间，他担任了美国医药援华会（American Bureau of Medical Assistance to China，ABMAC）的主席，积极募款协助中国抗战。1961年，他来台湾地区访问过两个月，在美国海军第二医学研究所（U. S. Naval Medical Research Unit 2，NAMRU-2）及"国防医学院"做短期教学研究。他曾两度获颁"中华民国勋章"（1939年的"采玉"与1947年的"景星"），以表彰他在抗战期间对中国的贡献。

对临床医生而言，含氮废物的清除率是肾功能的指针，但在史密斯这位生理学家手上，清除率本身成了探讨各种肾功能的重要工具，包括肾小球滤过率、肾血流量、肾小管的吸收与分泌等。史密斯推论，若有某个物质可经肾小球过滤，但不被肾小管吸收及分泌，那么测定该物质的清除率，就等于测定了肾小球滤过率；于是史密斯致力寻找这样的物质。他发现临床上用来测定肾功能的物质，如尿素、肌酐酸（creatinine）、磷酸盐等，都不符合上述要求，因为肾小管对这些物质或多或少都会分泌及吸收。唯一可能的物质是糖类（碳水化合物），因为肾小管只会主动吸收有用的糖类（如葡萄糖），但缺少分泌糖类的机制。他想，如能找到一种不被吸收的糖类，就可能符合上述要求。

同史密斯有同样想法的，还有发明微穿刺法取样的理查兹；他俩的实验室分别在1934—1935年间发表了在狗以及人身上测定木糖（xylose）、菊糖（inulin）、甘露醇（mannitol）及山梨醇（sorbitol）等糖类清除率的报告，也都发现菊糖是最符合要求的糖类。虽然理查兹比史密斯还早了几个月提出报告，但真正将菊糖清除率与肾小球滤过率在各种动物身上做完整测试并进行阐述的，还是来自史密斯的实验室；其中尤以史密斯的弟子香农（James A. Shannon, 1904—1994）最出名。香农毕业于纽约大学医学院，受完住院医师训练后又在史密斯的实验室取得哲学博

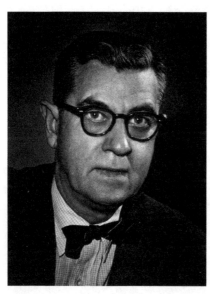

香农

士学位;他后来担任了美国国家卫生院院长凡十三年(1955—1968年),是第二次世界大战后美国生物医学蓬勃发展的重要推手[1]。

菊糖是种存于多种植物中的天然多糖类,属于果糖的聚合物(fructan)。菊糖除了像淀粉一样储存能量外,还可经由水解增加细胞质的渗透压,以保存细胞质水分,让植物在严酷的环境下存活[2]。由于人的胃肠道不能消化吸收菊糖(大肠内的细菌可分解一些),故此必须以静脉灌流方式注入人体,等浓度达到稳定平衡后,才开始进行取样测定。1935年香农与史密斯发表的第一篇文章中,就提到香农率先以身试药,接受菊糖灌流;结果无论在主观感受与客观监测上,都没有发现任何不良影响,于是才在志愿者身上测试。

从菊糖清除率得出肾小球滤过率后,史密斯团队就利用该值为标准,与其他物质的清除率相比,从而得出许多关于肾功能的信息。在正常情况下,葡萄糖与其他营养物质的清除率为零,代表肾小管对这些过滤物质有百分之百的吸收,所以尿液浓度为零;如果逐渐增加血液中葡萄糖浓度的量到某个程度,葡萄糖将出现在尿液中,代表该浓度超出了肾小管的最大吸收量(Tm),于是就造成了糖尿病。

至于尿素的清除率比肾小球滤过率低,代表有部分尿素被肾小管重吸收,因此从尿液的排泄量要比过滤量低。尿素属于脂溶性的小分子,可自由通过细胞膜进出细胞,所以尿素在肾小管的吸收与分泌都属于被动过程,只是顺着浓度梯度进行,不费能量,同时还带动水分的移动。尿素

---

[1] 香农就是《天才的学徒》(Apprentice to Genius)一书中一门四代天才师徒的起点。

[2] 渗透压与分子量无关,但与分子数成正比;所以一分子的菊糖水解成好些较小的分子,可在不改变多少分子量的情况下增加分子数,也就增加了渗透压。

属于代谢废物，必须排出体外，但有部分尿素在肾脏髓质滞留，也有助于增加髓质细胞间液的渗透压，好帮忙浓缩尿液。

还有另一类物质的清除率要大于肾小球滤过率，代表这些物质除了从肾小球过滤外，还会由肾小管细胞分泌进入管腔，然后随过滤液排出体外。史密斯推测，如果血液中某物质不但可从肾小球过滤，同时血中剩下的量还会由肾小管分泌，那么计算该物质的清除率就相当于测定肾血浆流量（renal plasma flow）。果不其然，他们发现对氨基马尿酸（para-aminohippurate，PAH）这种物质符合上述要求，也成功地应用于临床（PAH也和菊糖一样，需要以静脉灌流注入人体循环）。

因此，如今生理学教科书中有关肾脏生理的知识，绝大多数是在20世纪初的三四十年间由一批出色的生理学家所建立，可谓了不起的成就；目前有关肾脏病变的诊断与治疗，包括洗肾换肾等，也都受益于此。只不过这些人都没有得到诺贝尔奖的青睐，可谓遗珠之憾。

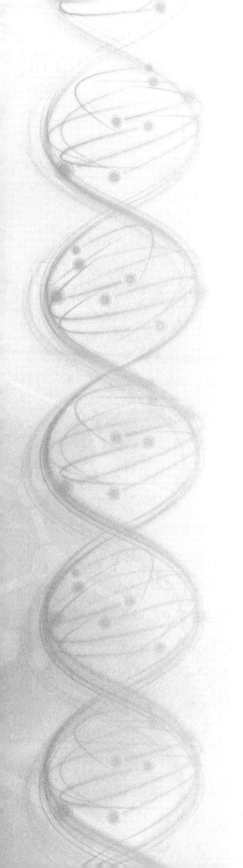

第六章

消化生理简史：
博蒙特与圣马丁的胃、
巴甫洛夫和他的狗

第一节 绪言

人饿了,就会找东西吃,这是生存的本能,至于吃进肚里的食物如何变成粪便,从另一头排出,多数人不甚了了,也大都不放在心上。就算有心研究人体消化与吸收食物过程的科学家,在有机与无机化学、生物化学等学门有长足进展以前,也得不出太多结论。

消化系统从口腔开始,一路往下经食管、胃、小肠与大肠等管道,最后终于肛门,再加上与之相连的唾液腺、肝脏、胆囊及胰脏等附属分泌器官,属于成员众多的身体系统;由于消化系统与吃喝拉撒息息相关,也不时出现呕吐、腹痛、下痢、便秘等毛病,故此也是最早为人所知的系统。但在体液理论挂帅的西方传统医学中,消化器官被归入无灵性的器官,地位低下;像胃既冷且干,需要位于下方的肝脏加温,或是说胃像动物一样,可在胸腹间移动。文艺复兴时代的达·芬奇绘制过相当详细的胃肠解剖图,但他把位于横膈膜下方的胃与横膈膜移动造成的吸气与呼气扯上关系,并认为呼吸是由小肠产生的废气造成;这自然是大错特错的想法。

16和17世纪的科学家,对消化作用究竟是纯粹的机械研磨作用还是类似发酵的化学作用,有过争议;但如前所述,当时的医学研究者对有机化学及生物化学的了解太少,不可能解决这项争议。到了18世纪,法、英、意三国陆续都有科学家报告胃液带有酸的成分,而且单靠酸的作用并无法完全消化食物,因此必定还有其他物质参与其中;至于胃酸的成分是盐酸（muriatic acid，也就是氯化氢），则是在1824年由英国化学家普劳特（William Prout，1785—1850）发现的。接下来，唾液中的淀粉酶（amylase，旧名diastase）是1833年由法国化学家佩恩（Anselme Payen，1795—1878）发现的，胃蛋白酶（pepsin）则是1836年由提出细胞理论的德国生理学家施旺所发现，因此消化生理学的正式开展，是进入19世纪以后的事。其中尤以一桩意外事件的贡献，举足轻重。

第二节　博蒙特与圣马丁的胃

1822年6月6日早晨，位于美国密歇根州北部休伦湖当中的麦肯诺岛（Mackinac Island）上发生了一起霰弹猎枪走火的意外事件，整批铅弹在近距离击中一位加拿大籍船运工人圣马丁（Alexis St. Martin，1802—1880）的左胸腹之间，打断了他两根肋骨，造成皮表有手掌般大的伤口，以及胃部的穿孔，导致未消化完全的早餐从穿孔中流出。

枪击发生后，很快就有人去请驻防岛上的美国陆军军医博蒙特（William Beaumont，1785—1853）前来救治。一如当时多数医生，博蒙特并未正式念过医学院，而是学徒出身的外科医师；他参加过1812年美国对英国的第二次独立战争，因此拥有诊治枪伤病人的丰富经验。只不过当时的医生除了给病人止血、清除伤口、截肢外，能做的十分有限；病人是否能存活下来，全靠身体的自愈功能。在给圣马丁的伤口做简单清理后（包括把突出体外的一块肺组织以烙铁烧除），博蒙特预测病人将撑不过三十六小时；但出乎所有人

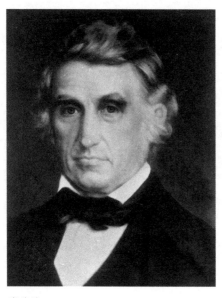

博蒙特

的意料，圣马丁不但没有因此而死，还逐渐恢复了健康。

一开始，圣马丁从口腔吃进胃里的食物都会从腹部开口流出，得用灌肠方式补充营养；到了第四周胃肠道恢复功能后，他也就能够正常进食。到了第五周，伤口开始愈合，只不过胃壁与腹壁的开口在愈合时连在了一起，造成一个直径两厘米左右通往外界的孔洞〔医学上称之为瘘管（fistula）〕。这么一来，胃含物虽然不会进入腹腔造成腹膜发炎，但还是会从开孔溢出体外，得想办法挡住。

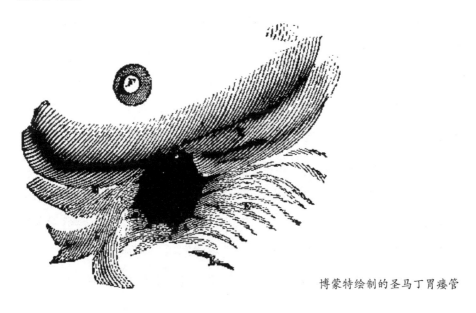

博蒙特绘制的圣马丁胃瘘管

圣马丁的康复甚是缓慢，直到伤后第四个月，博蒙特还不断从伤口取出残留铅弹，并持续进行各种修复手术。到了第十个月，圣马丁的伤口虽已大致复原，但仍然虚弱无力。这时岛上行政当局不想继续负担养护责任，决定经由水运将圣马丁送回加拿大魁北克的故乡，路程有1000千米之远；博蒙特认为以圣马丁当时的身体状况，将撑不过如此漫长的旅途，于是发了善心，将圣马丁带回自己家中就近照顾，并当作用人使唤。

一开始，博蒙特可能没有想到可以拿圣马丁的胃做实验；再怎么说，他只是个学徒出身的外科医生，没受过任何研究训练。一直要到1825年8月，博蒙特才开始观察圣马丁的胃液分泌情形，并用丝线绑住食物，从瘘管送入圣马丁的胃，然后在不同时间点将食物取出，以观察不同食物在胃部消化的情形。这一年，博蒙特随军队多次移防，最后落脚在纽约州的普莱兹堡（Plattsburgh），圣马丁也一路随行。比起密歇根州来，普莱兹堡不但离圣马丁在加拿大的故乡近得多（将近300千米），也有水路直达；于是圣马丁不辞而别，回到家乡，并娶妻生子。

1825年，博蒙特将圣马丁的病例首度发表于《医学记录》(*The Medical Recorder*) 杂志①，引起不少关注与好评，也让他尝到成名的滋味。他在文章的结尾写道："这个病例提供了研究胃液分泌以及消化过程的绝佳机会……因此可以让我进行一些有趣的实验。"因此，在圣马丁离开后，博蒙特一再写信要求圣马丁回来再接受实验；最后则是雇人前往圣马丁的家乡，把圣马丁一家半请半押地带到了博蒙特的住所。这

---

① 博蒙特把这篇文章（"A Case of Wounded Stomach"，*The Medical Recorder* 8:14—19, 1825）交给他的上司，军医署署长罗维尔（Joseph Lovell, 1788—1836）代为发表，但正式发表的文章上就只有罗维尔的名字，显然罗维尔没有交代清楚，或是编辑没有留意，才造成错误。

时博蒙特的军队驻扎地又换到威斯康星州的普雷里德欣镇（Prairie du Chien），离圣马丁的故乡更远，有将近2000千米的距离。

这时已是1829年，离枪击事件过了七年之久，他俩也有将近四年未见。但让博蒙特高兴的是，圣马丁胃部的瘘管仍同先前一样，没有闭合。于是在接下来的一年五个月时间，博蒙特利用圣马丁的胃又做了许多实验。但到了1831年4月，圣马丁的太太难忍思乡之情，于是圣马丁一家又再度经由水路长途跋涉，回到加拿大老家。

1832年，博蒙特再度随部队回到了纽约州的普莱兹堡，于是他又把圣马丁从加拿大找了回来，并利用他和军医署署长的关系，帮圣马丁补了个陆军中士的缺，每月可领12美元的军饷，作为实验的补偿。从1832年12月到1833年11月，博蒙特分别在华盛顿特区与普莱兹堡两地给圣马丁进行了两个系列的实验。但这是他俩最后一次的合作，因为1833年底，博蒙特又被调往密苏里州的圣路易市，圣马丁则再度逃回家乡，没有同行。

博蒙特于1840年退伍，就定居在圣路易市开业，成为当地名流。在定居圣路易市后，博蒙特仍不断写信给圣马丁，希望圣马丁前来圣路易，接受进一步的实验。他甚至还派过儿子到加拿大，当面邀请圣马丁；终究因为距离遥远（将近2000千米）以及条件谈不拢，圣马丁一直没有成行。1853年3月，博蒙特在结冰的阶梯上意外摔了一跤，而于一个月后去世。

在1825—1833年的八年期间，博蒙特有四段连续的时间（最短只有五天，最长有一年五个月，总加起来两年）以圣马丁的胃进行了238次的实验。博蒙特以写作日志的方式，将他对圣马丁的胃所做的观察与实验，写成了《胃液与消化生理的实验与观察》（*Experiments and Observations on the Gastric Juice and the Physiology of Digestion*）一书，于1833年底出版。

博蒙特这本有280页厚的书分成两大部分，头一部分是对消化生理各个方面的初步观察，第二部分则是每次实验的详细记录。虽然博蒙特并没有受过研究训练，但他追求真理的好奇心以及锲而不舍的毅力，弥补了他的不足。他平铺直叙、未做归纳整理的流水账报告方式，与专业报告相去甚远，但留给读者自行解读的机会。在这本已成经典的著作结尾，博蒙特列出了51条推论，除了少数有误外（譬如他说唾液没有消化功能），其余多是前人所未见或难以得到的观察所得，可以综合成以下几点：

一、对胃液的性质做了准确且详尽的描述，像胃液是清澈透明的液体，带咸味及酸性；可溶化食物，凝结蛋白，以及杀菌。

二、确定了前人的观察报告：胃液带有盐酸，也就是氯化氢。

三、确认胃液与胃黏液属于不同的分泌物；在没有进食时，胃液并不会分泌，或在胃内堆积，同时分泌量与进食量相关。

四、直接观察到精神状态可显著影响胃液的分泌，包括运动、天气以及情绪在内。

五、对于前人在体外研究过的消化作用有更直接且准确的研究。

六、驳斥了许多有关胃部消化作用的不实想法，以及建立了好些重要的细节，譬如水分在胃部的快速吸收。

七、关于胃部蠕动的第一份详细且完整的报告。

八、建立了不同食物在胃部消化的情形，给营养学带来最实用的信息。

世间任何特殊成就，除了个人努力外，少不了天时地利之便。像博蒙特只是一介军医,要是没有碰上圣马丁,不会成为研究消化生理的第一人;而圣马丁虽然不幸遭遇枪击意外,胃部终生留下伤口,但他也有幸碰到博蒙特医生,不单得以存活下来,还成为难得一见的人体实验对象,名留医学史册。

当然,从现代医学伦理的角度来看,医生博蒙特不无利用职权之便,对病人圣马丁进行剥削利用之嫌;但博蒙特对圣马丁的救助之举,放在今日也超过了医生的责任。至于博蒙特后来以圣马丁的胃瘘管做实验,看来受追求真理的好奇心驱动,远大于追名逐利之心(至少一开始是如此)。再来,近两百年前的医患关系,绝不可能与今日的相提并论,所以我们也不应以今日的伦理标准责备先贤。

在人身上制造瘘管直接研究消化作用的做法不单不切实际,更有违医学伦理,所以圣马丁的胃属于千载难逢,可遇不可求的机运;但在实验动物身上进行类似的操作则属可行,这也正是19世纪后叶俄国生理学家巴甫洛夫(Ivan Pavlov,1849—1936)的成名之作。

第三节　巴甫洛夫的消化生理研究

巴甫洛夫的出身与养成教育

提到巴甫洛夫的名字,很多人脑海里都会浮现出一位大胡子科学家的影像,以及他身旁一只听到铃声就流出口水的狗来。巴甫洛夫于

20世纪初发现的条件反射现象，奠定了生理心理学（physiological psychology）的基础，也开创了行为学派（behaviorism）的研究；然而，晓得巴甫洛夫是1904年第四届诺贝尔生理学或医学奖得主，以及他得奖的主要研究是消化生理的人，只怕就不多了。

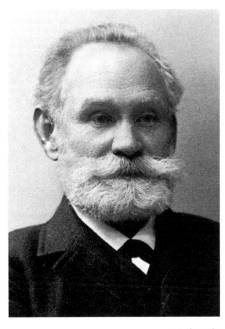

巴甫洛夫

巴甫洛夫生于19世纪中叶的沙俄，其祖先世代务农，到父亲一代，才力争上游当上神职人员。巴甫洛夫从十一岁正式上学起，就进入神学院校就读，准备克绍箕裘。然而，1855年，人称"解放者沙皇"（Tsar-Liberator）的亚历山大二世登基后，锐意革新，废除农奴，引进西方科技及思潮。一时间，俄国民间思潮百花齐放，取代了以往狭隘的独裁、传统及民族主义，情况一如民国初年的五四运动；其中受到最大影响的，自然是年轻学子。许多俄国青年不再认为继承父业是人生唯一的道路，他们放弃家族传统，转而追求一项更新、更吸引人的志业，也就是科学。

巴甫洛夫成长的时代，正是达尔文的演化学说取代了上帝、有机化学的进展去除了生命与非生命的界限、物理学家发现了能量守恒定律，以及生理学家对人体运作不断有新发现的时代。这些新思潮的流行，使得求知欲旺盛的巴甫洛夫每天上学前就先溜进镇上的图书馆，阅读一些神学院禁止的书籍，包括达尔文的《物种起源》（*On the Origin of Species*）

及俄国生理学家谢切诺夫（Ivan Sechenov, 1829—1905）的《脑的反射》（*Reflexes of the Brain*）等；后者从研究动物的反射，提出人的一切行为也纯属反射，并无自由意志可言的极端论点。巴甫洛夫对当时一本生理学教科书中有关动物内脏器官的解剖图形，印象尤其深刻，六十年后仍然记得。年轻的巴甫洛夫心想：这么复杂的系统究竟是如何运作的呢？

1869年，巴甫洛夫还差一年就可从神学院毕业，但他告诉父亲，自己将不返校完成学业；反之，他准备参加来年圣彼得堡大学的入学考试。不顾父亲的反对，巴甫洛夫来到了圣彼得堡，也顺利进入大学就读。当时圣彼得堡大学的师资都是一时之选，包括建立周期表的门捷列夫（Dimitry Mendeleyev, 1834—1907）、"俄国植物学之父"贝克托夫（Andrei Beketov, 1825—1902），以及"俄国生理学之父"谢切诺夫在内。受到之前阅读书籍的影响，巴甫洛夫决定专攻动物生理学。

不过，巴甫洛夫并无缘拜谢切诺夫为师；之前，谢切诺夫因为抗议学校没有聘用后来获得诺贝尔生理学或医学奖的梅契尼科夫（Elya Metchnikoff, 1845—1916；1908年获奖），愤而辞职。所幸接任的生理学教授齐恩（参见第三章"心血管生理简史"）也是一位良师，把巴甫洛夫给领进了生理学的大门。齐恩曾从法国及德国的知名生理学者贝尔纳及路德维希学习，像心血管系统的感压反射，就是由他和路德维希首先发现的；利用离体心脏进行人工灌流的装置及实验，也是他最早设计和使用的。

比起谢切诺夫以唯物论为根据的还原观点来，齐恩更着重实验以验实的科学精神，而不对心灵及自由意志等不可捉摸的问题提出臆测；以生理学研究而言，就是在活体动物身上寻求答案。齐恩本人是出色的实验外科专家，巴甫洛夫在他的调教下也养成了一流的手术本事；据称他的左右手能在手术当中自如交换使用。

由于长时间埋首实验室,因此巴甫洛夫多念了一年大学;但他的学士毕业论文,却为他赢得了一面金质奖章。1875年,他进入了当时俄国最好的医学院——圣彼得堡陆军医学院——就读;齐恩同时也在该校任教,并邀请他担任实验室助手。可惜好景不长,由于齐恩对学生成绩的严格要求,引起学生的抗议;起先学校站在齐恩这边,但他犹太人的身份以及恃才傲物的个性,得罪了不少校内人士,最后学校也向学生屈服,施加压力要齐恩暂时出国休假。齐恩因此远走法国,终其一生,也未返国恢复原职。

巴甫洛夫是齐恩的忠实拥护者,对于齐恩的遭遇气愤不已;他不但向学校当局抗议,以不出席颁奖典礼作为抵制,也拒绝与继任的生理学教授合作。在没有导师的指导及照顾下,巴甫洛夫虽然完成了医学院教育及进一步的训练,也发表了许多论文,却一直没能找到正式的教职,靠代课、帮人进行实验以及依赖亲人的接济过活,长达十五年之久,其间长子也因病去世。这种困顿的日子,一直到他四十二岁那年,才终于有所改善。

巴甫洛夫与消化研究

1891年,俄国某位富有的皇室成员有感于法国巴斯德研究院的成功,而出资成立了一所研究机构:实验医学研究所,并聘请巴甫洛夫担任生理组的负责人,兼陆军医学院生理学教授。从空有满腹理想而无由发挥的困境中脱身之后,巴甫洛夫终于有了空间得以施展自己的才干,而于十年内做出让他获得诺贝尔奖的贡献来。

传统生理学研究的特色之一，是以活体动物为研究对象；因为生理学家认为，唯有在活体生物身上，才能观察并记录到真实的生理现象。为了方便实验的进行，也为了避免动物承受不必要的痛苦，多数活体实验都是在麻醉或去除前脑的动物身上进行；这类实验大多在一天内完成，动物也随即予以牺牲，因此又称为"短期"（acute）实验。

短期实验虽然干净利落，但有许多潜在缺点。且不说处于麻痹的动物是否能表现正常的生理，麻醉药物及手术创伤也都可能造成生理的改变；因此，短期实验的结果经常难以保证不属于人为产物（假象，artifact）。要想解决这个问题，生理学家必须进行较为"长期"（chronic）的实验，也就是在动物身上先施以必要的手术及各种处理，等动物恢复且习惯之后，再于清醒状态下进行观察记录。如此一来，就可能避免上述短期实验的缺点。巴甫洛夫于消化生理学的贡献，也奠基于此。

19世纪末的消化生理学家已经知道：食物进入胃会刺激酸性的胃液分泌；然而实验动物在麻醉失去知觉的状态下，无法看到、闻到及尝到食物，也就无法表现所谓食欲的影响。为了要证实在食物还没有进到胃之前，胃液就已经开始分泌，巴甫洛夫非得使用清醒的动物进行长期实验不可。

仗着高人一等的手术技巧，巴甫洛夫在狗的食管及胃各开了几条瘘管，通到体外。一面造成食物从狗口腔吞下后，就从食管瘘管给排出体外，进不到胃里；一面使胃液的分泌可经由胃瘘管流出体外，以供测定。等实验狗完全恢复后，巴甫洛夫就可在清醒的狗身上进行实验，而避开了之前短期实验的缺失（实验狗则以人工胃管喂食）。果不其然，巴甫洛夫发现：就算食物根本进不到胃里，仍然可以刺激胃液的分泌，显然视觉、嗅觉、味觉等感官刺激可经由神经抵达胃，也因此证实了"食欲"对消化的影响。

接着，巴甫洛夫想要知道：不同种类的食物刺激胃液分泌的能力，是否有所不同？先前食管瘘管的做法，食物进不到胃里，也就无法探讨这个问题；于是，他又进行了更精细的胃部手术，将狗的胃切开一小部分，再缝合成一个独立的小囊。一方面该小囊与胃本体分离，但仍拥有相同的神经及血管分布；同时该小囊还有条瘘管通到体外，可供研究者收集其分泌物。如此一来，食物进到胃的本体时，不会进入分离的小囊，但该小囊对食物产生的反应，一如胃的本体，因此构成了绝佳的活体生理测定装置。（将胃分成两半以缩小胃容积的类似做法，目前仍用于某些病态肥胖的治疗。）

用这种胃部经过改造的动物，巴甫洛夫进行了一系列严格控制的长期实验。他让实验狗分别吃入固定重量的肉类、面包或是牛奶，然后定时收集胃液的分泌。他发现：肉类可刺激最大量的胃液分泌，为期也最长；面包类只有短暂刺激胃液分泌的能力，分泌量也最少；奶制品则介于两者之间。此外，他还发现，不同的动物，因体型、食欲或是不可捉摸的个性差异，会有不同的胃液分泌量，但它们对于不同食物的反应方式，基本上是相同的。

直到四十多岁才拥有正式教职及独立实验室的巴甫洛夫，没有浪费任何时间，在短短六七年内，他的实验室就完成了上述的系列实验，并于1897年发表了《主要消化器官功能论文集》(*Lectures on the Work of the Main Digestive Glands*)一书。巴甫洛夫在书中强调，该论文集的结论"消化系统是动物这种机器对环境完美适应的范例"是由数十位合作者在数百只实验狗身上，进行了数千回实验所得出的。巴甫洛夫的这番自夸，是有根据的。

有人将巴甫洛夫的实验室比喻成工厂，是因为在他实验室工作的人数众多,在1891—1904年的十三年间,就有上百人进出。其中原因除了巴甫洛夫本身的知名度外,主要是当时俄国主政者认为,受过科学训练的医生会是更称职的医生,因此提供资助给任何愿意进修两年的年轻医生。也因为如此,巴甫洛夫得以拥有许多双帮忙的手,也使得他的想法更快得以实现。

短短几年内,巴甫洛夫的论文集就出版了德文、法文及英文版,他也成了举世知名的生理学家。诺贝尔奖自1901年成立后,巴甫洛夫每年都受到提名,而终于在1904年获奖。巴甫洛夫得奖的成就是消化生理的研究,但他在颁奖典礼时所发表的演讲,却是有关条件反射的研究,那是巴甫洛夫研究生涯的新篇章,也为他带来更大的知名度,这一部分将于第七章"神经生理简史"中详述。

布尔什维克革命与巴甫洛夫

获得了诺贝尔奖之后的十年间,巴甫洛夫的声望及事业达到了巅峰;他身兼三个实验室的主理人,除了本国的学生及助手外,许多科学家远从德国、法国、英国以及美国来到圣彼得堡跟随他学习,新发现也不断涌现。他的家庭经济宽裕,四个子女也各有所成,巴甫洛夫可以说是意气风发、踌躇满志。他万万没有想到,1914年爆发的第一次世界大战以及三年后的布尔什维克革命,即将给他的世界造成天翻地覆的变动。

正当巴甫洛夫逐渐攀上他的事业巅峰之际,古老的沙俄却走向衰亡之路。一如中国清朝末年,西方新思潮涌入,自由与民主的呼声日高,对君主专制统治的不满也日益加深。1904年,日俄战争在中国辽东半岛及附近海域爆发，一年后俄国战败，大幅削弱了末代沙皇尼古拉二世的威望，也造成俄国境内革命暴动不断。沙皇虽力图振作，进行一连串改革，包括成立国会；然而1914年爆发了第一次世界大战，俄国参战与德国交锋，更暴露出庞大颟顸的帝俄贫穷与脆弱的一面。不但国内民不聊生，上前线作战的士兵更是装备短缺。三年大战下来，共有150万俄军阵亡，受伤及被俘的则数倍于此。

1917年3月，一场人民大暴动迫使沙皇逊位，由国会成立新政府。旋即，又有由列宁领导的布尔什维克党（即后来的苏联共产党）发动"十月革命"。列宁取得政权后，便与德国签下和平条约，结束参战，但俄国境内却爆发长达两年多的内战，有多达4000万的俄国人死于战场、瘟疫或饥荒，并有近150万人移民他乡，其中不乏具有专长及受过高等教育者。

对巴甫洛夫而言，这是他一生最黑暗的时刻。在内战期间，他眼睁睁地看着一些科学家同事因饥寒而死，他自己的生活也好不到哪里去，年已七十岁的他，还得亲自捡柴及种菜，以维持存活。

列宁与巴甫洛夫

最让巴甫洛夫难过的，是他的实验室完全停摆，无法进行心爱的实验。一来工作人员都上了前线，再来实验狗也都饿死不存。失望至极的巴甫洛夫于1920年写了封信给共产党政府，表达移民意愿。他在信里写道："我已没多少年好活了，但我的脑子还管用，非常希望能完成多年来从事的制约反射工作。"但他解释在目前的情况下，那不可能办到，因为"我和妻子的伙食极差，主要都以质量不佳的黑面包维生；白面包是好些年都没吃到了,经常好几周甚至好几个月也没有牛奶或肉类可用。这种情况使我们俩逐渐消瘦,丧失体力"。

列宁读了巴甫洛夫的信,觉得苏联不能失去这么重要的科学家,共产党应该照顾巴甫洛夫的生活及工作所需。于是,在列宁的指示下成立了特别委员会,专门负责为巴甫洛夫提供最好的生活及工作环境。结果,巴甫洛夫获得了前所未有的礼遇,可以说是想要什么就有什么,甚至比之前在沙皇时代的待遇还更好。他的实验室不但恢复旧观,规模还变得更大,设备也更新,加上充沛的人力与物质支持,巴甫洛夫得以着手探究更多更复杂的问题。

巴甫洛夫一直积极工作,直到1936年以八十六岁高龄去世为止;他后期的动物制约行为研究,将于第七章"神经生理简史"详述。在他去世的前一年,他还负责主办了第15届国际生理科学联合会大会,那是他继1904年得到诺贝尔奖之后的另一个人生高峰。由于巴甫洛夫的声望,让许多人压下了对斯大林统治下苏联的疑虑,而决定参加。该年共有37国超过一千位生理学者与会,包括美国哈佛大学的坎农以及19位来自中国的学者,可说是当年少见的盛会。

第四节　消化道的内分泌控制

先前于第二章"19世纪的生理学"中提过,美国生理学家坎农还在医学院就读期间(1897年),就利用当时新发明不久的X光机直接观察了动物胃部的蠕动现象，开启了放射线诊断的先河。之后坎农持续研究了消化运动十多年，并于1911年出版《消化的机械因素》一书。之后，他因发现情绪可影响胃肠道的蠕动，转而研究自主神经对内脏功能的控制，最终得出"战斗或逃跑反应"、"躯体的智慧"与"内稳态"等名词与概念，留名后世。

再来，英国生理学家斯塔林与贝利斯于1902年发现，胰液的分泌除了受到迷走神经控制外，还受到由小肠内膜分泌、经血液循环送到胰脏的物质所刺激（参见第八章"内分泌生理简史"）。斯塔林与贝利斯将这个物质命名为促胰液素，是最早被分离的激素之一；至于激素一词还要再过三年，才由斯塔林在演讲中首度使用，同时建立了内分泌腺体的作用方式。巴甫洛夫在得知促胰液素的发现后，也重复实验并得出同样的结果；巴甫洛夫的自我解释是："发明事实真相的权力并非由我们所独享。"两年后，巴甫洛夫因消化作用的神经控制获颁诺贝尔奖；在获奖演说中，巴甫洛夫对消化作用的内分泌控制只字不提，显然认为不是他发现的事实就不算事实。

1905年，另一位英国生理学家埃德金斯（John Edkins，1863—1940）以类似的实验发现胃壁细胞也分泌了可刺激胃液分泌的激素，他将该激素命名为胃泌素（gastrin）。之后不久，有人发现胃壁细胞还分泌了组织胺（histamine）这种在局部作用、可刺激胃液分泌的生物胺，因此质疑埃德金斯的发现；受此打击，埃德金斯离开了研究圈，而以教学为主。后来，陆续有实验证明，胃壁除了分泌组织胺外，确实还分泌了另一个能刺激胃液的物质。1964年，胃泌素的组成与结构终于由英国利物浦大学的生化学家解开，是由17个氨基酸组成的多肽，还给了埃德金斯一个公道，只不过他早已过世二十多年了。

由胃进入小肠的酸性食糜，刺激了促胰液素的分泌，然后再由后者刺激胰脏分泌富含碳酸氢根的胰液进入小肠，以中和酸性。此外，食糜还刺激了其他几种小肠激素的分泌，包括刺激胆汁分泌的胆囊收缩素（cholecystokinin），刺激胰脏分泌富含蛋白酶胰液的促胰酶素（pancreozymin），以及抑制胃部蠕动与分泌的肠抑胃素（enterogastrone）；胆囊收缩素的分泌由食糜当中的脂质所刺激，促胰酶素与肠抑胃素分泌则由酸性、渗透度、蛋白质以及撑大的小肠壁所刺激。

胆囊收缩素的存在证据最早是1928年由美国生理学家艾维（Andrew Ivy, 1893—1978）提出，但实际分离及结构确定则迟至1966年才由瑞典生化学家穆特（Viktor Mutt, 1923—1998）完成。穆特的研究发现，胆囊收缩素与促胰酶素其实是同一种化学物质，因此促胰酶素的名称就不再被人使用。此外，穆特的实验室还纯化了促胰液素并决定了其氨基酸序列，以及超过五十种以上的肠道多肽，包括血管活性肠肽（vasoactive intestinal peptide, VIP）、神经肽Y（neuropeptide Y, NPY）、YY肽（peptide YY, PYY）及甘丙氨肽（galanin）等在内，可说是开启了肠道内分泌的全新领域。

至于肠抑胃素，是由有"中国生理学之父"称号的林可胜所命名（参见第十一章"林可胜、协和医学院与中国生理学发展史"），只不过已遭大多数人遗忘。原因之一是肠抑胃素的真实身份一直没能确认；虽然穆特的实验室确实分离纯化出一种胃抑肽（gastric inhibitory peptide, GIP），符合肠抑胃素的标准，但后续实验发现，促胰液素与胆囊收缩素除了刺激胰液与胆汁分泌外，同时也扮演了肠抑胃素的角色：抑制胃的分泌及蠕动。因此,肠抑胃素代表的是小肠反馈控制胃的物质,其真实身份可能不止一个。

第五节　胃溃疡的成因

自古以来,胃炎、胃溃疡与胃癌就是人类社会常见病症,夺去许多人性命。自从胃酸被发现后,制酸剂就成了常用的胃药。再后来,能刺激胃酸分泌的乙酰胆碱、胃泌素与组织胺等化学因子相继被发现,也就有各种针对这些因子作用的药物出现。其中最成功的是20世纪70年代初,由英国药理学家布莱克(James Black,1924—2010)带领的团队研发出来的第二型组织胺受体(H_2)拮抗剂:希美替定[cimetidine;商品名泰胃美(Tagamet)],布莱克也因为这项成就(加上他之前研发成功的抗高血压药物:β-受体阻滞剂)获颁1988年的诺贝尔生理学或医学奖。

抗组织胺药物发明后,胃溃疡已不再是致命的病症,但降低胃酸分泌,还只是治标,并非针对胃溃疡的成因。1982年,任职西澳大利亚皇家伯斯医院的病理医师沃伦(J. Robin Warren,1937—　)从急性胃炎患者的胃部检体中,发现了一种从来没见过也未经人报告过的小型弯曲杆菌;同时,他在一半以上的胃炎患者检查标本中,都看到了这种细菌。

当时任职同一所医院的年轻住院医师马歇尔(Barry J. Marshall,1951—　),正在寻找研究题目,于是沃伦便告诉马歇尔他的意外发现,并建议合作,找出这种细菌究竟扮演什么样的角色。由于马歇尔并没有什么临床研究的经验,所以不认为在胃里发现细菌是什么不可能的事。在短短十二周内,他用胃镜检查了184位病人,并进行取样;结果发现不单是胃炎患者里带有这种细菌的比率相当高,同时胃溃疡患者的胃里,百分之百也都有这种细菌的踪迹。

接下来,马歇尔试着在培养皿里培养这种细菌;他按传统做法,将病人胃里取得的细菌接种在培养皿上,培养四十八小时,但都看不到有细菌的生长。在反复尝试的第35次培养时,因为碰上了复活节放假,他把培养皿多摆了五天,结果这些细菌从休眠中复苏,而开始大长特长。这段插曲,与当年弗莱明发现具有杀菌作用的青霉菌,有异曲同工之妙。

有了稳定的细菌来源后,马歇尔便于1984年夏天进行了出名的自体实验:他将含有大量这种细菌的液体吞入胃里。果不其然,一周后,他就出现了消化不良的症状,伴随有呕吐及腹痛;他的呼气中带有一股腐臭,胃镜检查也发现胃的内膜红肿发炎。

于是,马歇尔开始服用抗生素;在服药后二十四小时不到,他的症状就完全消除了。有必要一提的是,在进行这项实验的前十天,马歇尔曾先让同事以胃镜检查他的胃,以确定他原本并没有遭受细菌感染,同时胃也没有病变,以确定服用细菌的效果。

事实上,在沃伦之前不乏病理学家在显微镜下看到过胃部的细菌,但他们不是视而不见,就是予以忽视,因为当时的教条是:一、没有细菌能在胃部的强酸环境下存活;二、胃炎及胃溃疡是食物、个性及精神压力等因素引起的胃酸过多所造成的,与细菌无关。只有像马歇尔这种初生之犊，还没有受到教条的束缚，才会愿意尝试不同的可能性。因此，马歇尔可说是"机会眷顾有备心灵"的反面教材。

马歇尔及沃伦的胃溃疡细菌理论，一开始可是受到强大的阻力；马歇尔最早在胃肠学会开会时提出报告，几乎是在嘲笑中下台。但他俩坚持自己的理论，一再提出新的证据；终究，越来越多的胃肠科医师在他们的病人胃部检查标本中，发现同样的细菌。更重要的是，以抗生素处理这种病人，也都收到成效；于是这些人从不相信，逐渐转变成新理论的信徒。

沃伦及马歇尔于1983年起，陆续发表多篇报告，过了整整十年，美国国家卫生院终于做出建议：带有幽门螺杆菌感染的胃溃疡患者，应接受抗生素治疗。1997年，美国疾病防治中心更发动全国性教育宣传，提醒医疗工作者及一般民众，细菌感染与胃溃疡之间的关联。2005年，沃伦及马歇尔更获得了医学研究的最高荣誉：诺贝尔生理学或医学奖。

或许有人以为，幽门螺杆菌的发现似乎简单了些，当不起诺贝尔奖的荣耀；但该发现一方面承袭了胰岛素、盘尼西林、可的松、链霉素等具有临床应用价值的诺贝尔得奖传统，另一方面则开展了新的观念：人体与发炎有关的疾病，可能都有未知的病原菌参与。

后面这一点，除了胃溃疡外，像动脉粥样硬化（atherosclerosis）、风湿性关节炎（rheumatoid arthritis）、多发性硬化（multiple sclerosis）等成因尚未确知的疾病，目前都有人朝这个方向着手研究；如果发现属实，则离治疗之道也就不远。从这两个方面来看，沃伦及马歇尔的得奖，也算实至名归了。

第六节　结语

消化功能、胃肠道运动与分泌，以及它们的神经内分泌控制，在20世纪初就已经给研究得差不多了，接下来的工作多是细节的补白，像是胃酸的分泌机制、消化酶的作用，以及各种营养物质的吸收等；许多都需要生化学家的参与，不纯粹是生理学者的专长。

再来，从消化生理衍生而出的营养学研究，也逐渐变成一门独立的学问，不再由生理学家专属。营养学里计算各种食物所含的热量、各种营养物的每日需求量，以至于各种食谱的设计，就都不全是科学，而有主观及经验的成分在内。像目前有许多做法互斥的减肥理论，都宣称具有科学基础，那自然是不可能的。唯有回归真正的消化与代谢生理，才可能得出健康与有效的维持身材之道。

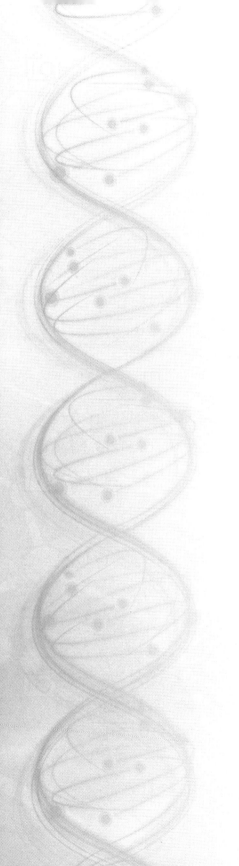

第七章

神经生理简史：
从科学怪人到人工智能

第一节　绪言

由脑和脊髓所组成的神经系统，很早就为世人所知，但其构造与功能也困扰世人达数千年之久。造成这种现象的理由很简单：我们打开脑壳，只看到一团质地像豆腐（或果冻）、形状似花椰菜的大脑；翻开大脑腹面，还看得到许多线状突起，从脑壳底部的小孔穿出；如果再把脑切开来，里头有一些颜色、质地及形状不同的区域，也有几个空腔。除此之外，就看不出太多名堂了。

解剖学的研究一向领先于生理学，神经系统也不例外，因为解剖构造是死的，在尸体当中也能研究，而生理现象是活的，必须使用活体生物，因此受到许多限制。即便如此，在显微镜发明之前，神经解剖也与一般大体解剖无异，只局限于肉眼可见的表面构造。再来，由于神经细胞的构造与连接复杂，如果没有适当的染色方法，就算在显微镜的放大下，也难以窥其堂奥。本章第二节要介绍的，是从传统的神经解剖到19世纪末显微神经解剖出现的重大突破；至于20世纪中，出现将结构与功能结合起来的神经化学解剖，将于第四节介绍。

神经系统的运作细节，好比信号的产生与传导，在物理与化学的知识有长足进步，以及电生理与电化学的测定仪器有充分发展之前，进展有限；因为信号在神经上的传导使用电，在神经之间的传递使用化学物质（神经递质），而且无论神经电性强度还是神经递质浓度都极其微小，难以用传统的方法侦测。关于神经电生理的发展，将于第三节介绍；而神经化学的历史，将于第四节介绍。至于建立感觉与运动两个分支连接（反射弧的建立）的整合性神经生理研究，于第五节介绍。

神经生理研究的最终目标，是解开人类意识与行为的奥秘，也就是传统心理学研究的范畴。随着方法学与科技的进步，生理学家对于行为与意识的根本，像是学习与记忆的功能，逐渐有所掌握及了解，关于这部分的进展，将于第六节介绍。

第二节　神经解剖学研究

随着人体解剖在西方文艺复兴后的逐渐解禁，神经解剖也一并得以发展。早期的解剖学名家，如之前提过的达·芬奇、维萨里、欧斯泰奇等人，都留有脑部解剖的图谱。还有一位值得一提的意大利解剖学家维洛里欧（Costanzo Varolio，1543—1575），是最早提出从脑部腹面进行解剖的人，并描述了多对脑神经以及桥脑（pons）的构造，桥脑的拉丁文原名也挂了他的大名（pons Varolii）。事实上，人体好些构造的名称，都带有原始发现人的名字，而且大多是19世纪以前的解剖学家，神经系统也不例外。在此，我们以几个带有人名的神经构造为例，简单介绍一二神经解剖的发展。

头一位是以发现威氏环（Circle of Willis）而留名后世的英国医生威利斯（Thomas Willis，1621—1673）。威利斯从求学、行医到担任教职，都在牛津大学度过,是地道的牛津人。他原本主修神学,后来才改习医,因此他熟习拉丁文(他的医学写作多以拉丁文为之),比起当时同行,也较少受到传统医学教育(以盖伦医学为主)的桎梏,得以全新眼光来看脑部的构造。他在一批出色的学生(包括第三章"心血管生理简史"中提过的洛尔)以及好友的协助下,进行了好些脑部的解剖,并于1664年出版了《大脑解剖》(Cerebri Anatome)一书,威氏环即出自该书。书中许多精美的插图,是由他的朋友、另一位多才多艺的英国科学家(从天文学、气象学、物理学到解剖学不等)及著名建筑师雷恩(Christopher Wren,1632—1723)所绘。

所谓威氏环指的是供应脑部血流的左右颈动脉(carotid artery)与椎动脉(vertebral artery)在抵达大脑底部进入脑组织之前,会互相链

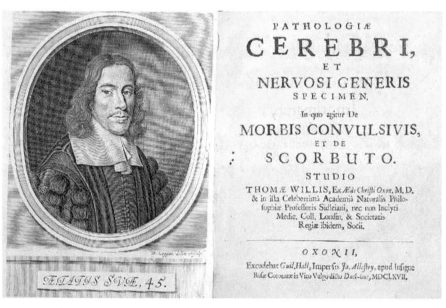

威利斯和他另一本书《大脑与神经系统病理样本》的封面

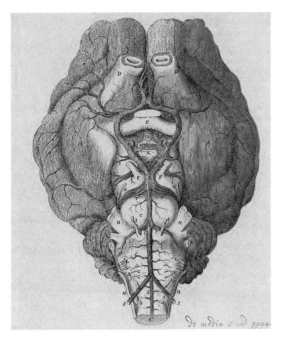

威利斯《大脑解剖》一书中的威氏环图（取自 Internet Archive）

接，形成一个环状；脑垂体与下丘脑底部就正好位于环中央。这种安排方式使得供应脑部的血管可互通有无，不至于因为一条血管阻塞而造成太大影响。

除了威氏环外，威利斯还描述了许多脑部构造，并予以命名（用的都是拉丁文），其中沿用至今的有纹状体（corpus striatum）、屏状核（claustrum）、内囊（internal capsule）、视丘（optic thalamus）、前连合（anterior commissure）及小脑脚（cerebellar peduncle）等十来个。他的命名方式都是根据构造的形状、质地、色泽与位置而定，与功能无关。此外，威利斯还把从盖伦开始、使用上千年的七对脑神经（其中少了嗅神经、滑车神经、外展神经与副神经，其余则多有合并）给重新整理，编号命名，变成了九对；其中前六对与目前使用的一致，第七对结合了面神经与前庭耳蜗神经，第八对则把舌咽、迷走与副神经并在一起。副神经是威利斯所发现并命名的，但他误以为该神经附属于迷走神经，故此取名为"副"；虽然该名称并不正确，但也沿用至今。解剖学家使用威利斯的脑神经命名系统超过一百多年，直到1778年德国解剖学家索默灵（Samuel Sömmerring，1755—1830）在博士论文中把威利斯合并的几对脑神经独立开来，才变成目前通用的十二对脑神经命名系统①。

威利斯对神经解剖学的贡献，可说是少有人及，尤其是他使用的人脑标本都未经固定（福尔马林固定液的使用还要再等上两百多年），甚至还可能因死亡过久而腐败，更显得他的成就不凡。但人不可能脱离他所生活的时代，也是不争的事实；对活在17世纪的威利斯来说，基督教信仰与科学研究是不可分割的：所有对大自然（包括人体）的研究，都是为了彰显造物主的大能。威利斯之所以进行脑部的解剖，乃是为了寻找灵魂的所在。

人有个独立于身体之外的灵魂（soul），并在人死后继续存在，是所有人类族群都有的想法。由于灵魂看不见、摸不着，只存在于人类的想象当中，因此灵魂与心灵（mind）或精神（spirit）也经常相提并论，合而为一。至于灵魂存在的位置，也有过不少争议，脑与心脏是最常出现的选项，一度还有人相信心灵藏于胃。

由于灵魂似乎是流动而不是固定的，因此盖伦认为它存身于脑室当中流动的液体，也就是脑脊髓液；哈维则认为灵魂存在流动的血液当中。主张心物二元论的法国哲学科学家笛卡尔（René Descartes，1596—1650）甚

---

① 虽然两百多年来脑神经的序号并无变动，但其名称迭有变化，如第八对从使用多年的"听神经"改成"前庭耳蜗神经"。

至说灵魂存在于人脑当中的松果体（pineal gland），因为松果体是脑中唯一不成对的构造①。至于威利斯认为灵魂有三种型式：头一种是"活力灵"（vital soul），存在于血液当中（同哈维的想法一致）；第二种称为"感性灵"（sensitive soul），由流经大脑与小脑血液当中的活力灵产生；第三种称为"不朽灵"（immortal soul）或"理性灵"（rational soul），负责高阶思考、意志与判断，并推动前两种灵魂的运作。他认为人与动物都拥有前两种灵魂，负责感觉与运动等基本生物功能，以及简单推理，但只有人拥有第三种灵魂，而与动物有别。威利斯从人脑与动物脑的比较中得出，人大脑皮质的皱褶多且深，因此认为是理性脑的所在，这点可是至今仍属正确的创见。

另外还有几个脑部构造，像希氏裂（Sylvian fissure）、蒙氏孔（foramen of Monro）、马氏孔（foramen of Magendie）与卢氏孔（foramen of Luschka）等，都以发现人的名字命名。希氏裂是分隔颞叶与上方的额叶及顶叶的横向脑沟，由荷兰莱顿大学的解剖教授希尔维斯（Franciscus Sylvius，1614—1672）最早提出描述，如今该构造称为外侧沟（lateral sulcus）。至于其余三个孔状构造，都位于脑室系统：蒙氏孔是连接侧脑室与第三脑室之间的开孔，左右各一，以苏格兰爱丁堡大学的解剖学教授蒙罗二世（Alexander Monro "Secundus"，1733—1817）的名字命名②，如今称为室间孔（interventricular foramen）；马氏孔以法国生理学家马让迪的名字命名，卢氏孔则以德国解剖学家卢施卡（Hubert Luschka，1820—1875）的名字

① 在此笛卡尔犯了两个错误，第一他漏掉了脑中另一个不成对的构造——脑垂体；再来，他以为只有人类才有松果体，其实不然，多数脊椎动物都有。至于动物有没有灵魂，是另一个争议已久的问题；甚至女人是否有灵魂，也有过争辩。

② 蒙罗一家三代，包括他的父亲（一世）与儿子（三世）都是爱丁堡大学的解剖学教授，前后长达一百二十六年（1719—1846年）。1825年，达尔文前往爱丁堡大学习医，即受教于蒙罗三世；但他在晚年的自传中说，蒙罗的教学沉闷不堪，让他对解剖学提不起兴趣，也没有参加实地动手解剖，日后让他感到后悔。

命名，两者都位于脑干的第四脑室，连接脑室与蛛网膜下腔（subarachnoid space）；马氏孔目前称为正中孔（median aperture），卢氏孔则称为外侧孔（lateral aperture），左右各一①。

从以上叙述可知，脑部的大体解剖在进入19世纪前，就已经被研究得差不多了；接下来则轮到较细微的显微解剖，也就是在光学显微镜下观察经过固定、切片以及染色的生物组织。事实上，自17世纪后半叶胡克与列文虎克发明以显微镜观察生物构造以来，其进展并不如我们想象中快速。一来是早期的显微镜多属手工制作，难以普及，再来因为镜头制作的不完美，反而制造出许多像差（optical aberration），包括影像及色彩的扭曲；还有就是组织的固定、切片与染色等技术的研发缓慢，一直要到进入19世纪后，才有德国的仪器制造商（如目前仍执龙头地位的蔡司牌显微镜）改进显微镜制造并予以量产，以及解剖学家建立起组织学（histology）这门学问，把组织固定、切片及染色的方法系统化。

组织学于19世纪的发展，导致细胞理论的建立（参见第五章"泌尿生理简史"），只不过神经细胞的结构复杂，除了细胞核所在的细胞本体外，其细胞质还向外伸出许多突起；有的突起不但细长，还与其他神经细胞或肌肉产生连接。由于受染色法及显微镜放大倍率所限，因此19世纪后半叶的德国首席解剖学家柯立克（Albert von Kölliker, 1817—1905）

---

① 脑脊髓液来自血液，主要是从位于两个侧脑室的脉络丛（choroid plexus, 由微血管组成）生成，通过室间孔流入第三脑室，再经由大脑导水管（cerebral aqueduct）进入第四脑室，往下进入脊髓的中心管（central canal）或经由正中孔与外侧孔进入蛛网膜下腔，回到硬脑膜静脉腔，完成循环。大脑导水管旧名"希氏导水管"（Sylvian aqueduct），以另一位法国解剖学家希尔维斯（Jacobus Sylvius, 1478—1555）为名，但经常与发现希氏裂的希尔维斯混淆。

与葛拉赫（Joseph von Gerlach, 1820—1896）都认为神经细胞的末梢与其他的神经细胞融合成一体，形成巨大的网络，这就是神经连接的网状理论（reticular theory）。

高尔基与卡哈尔

1873年，意大利医生高尔基（Camillo Golgi, 1843—1926）发表了一种以重铬酸钾及锇酸固定、硝酸银浸润神经组织的新染色法，可随机将约3%的神经细胞完全染成黑色，其余则融入黄色透明的背景，全不可见。经由这种后来称为高尔基染色法（Golgi stain）染出的神经细胞纤毫毕露，可让人在显微镜下看到完整的神经细胞构造，包括从细胞本体分出许多较短的树状分支，以及一条较长的线状延伸；前者由发现心脏希氏束的希斯命名为树突（dendrite），后者则由柯立克取名为轴突（axon），这些都是迟至19世纪90年代的事。

高尔基利用他发明的染色法观察了小脑、嗅球、大脑皮质、胼胝体以及脊髓等神经组织，除了神经细胞外，他也观察到神经胶质细胞（glial cell）的存在。此外，他还有好些以他的名字命名的发现，像细

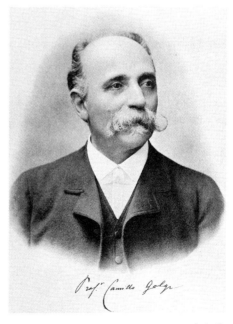

高尔基

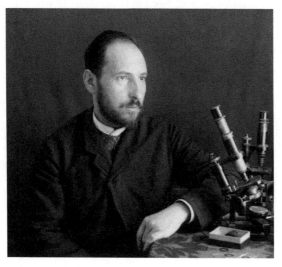

卡哈尔

胞当中负责运输的高尔基体（Golgi apparatus）与位于骨骼肌腱上感知张力的高尔基肌腱器（Golgi tendon organ）等，可说是最为今人所知的19世纪解剖学家。然而，终其一生，高尔基都是坚定的网状理论拥护者，不免给他的成就打了点折扣。至于真正将高尔基染色法发扬光大以及建立神经细胞理论的，是与高尔基同时代的西班牙医生卡哈尔（Santiago Ramon y Cajal, 1852—1934）[①]。

卡哈尔与高尔基有许多相似点，他俩的父亲都是医生，自己也念了医学院，但他俩都未长期行医，转而投身基础研究。一开始他俩的研究成果都以本国文字发表在本国杂志上（卡哈尔为了不受许多杂志对附图数量的限制，甚至还自己发行杂志），并没有受到位于当时研究重镇的德国与法国科学家的注意。但他俩的相似点也到此为止，尤其是在神经细胞如何连接的观念上，更是南辕北辙。

卡哈尔从小多才多艺，对绘画、棋艺、运动以及当时新兴的摄影都有涉猎，曾经一心想当画家，但被父亲阻止。他父亲早早就带着他解剖尸体，也让他对医学开始产生兴趣。1873年，他在家乡萨拉戈萨（Zaragoza）

[①] 拉蒙是他父亲的姓，卡哈尔则是他母亲的，全称应该是拉蒙—卡哈尔；但他自己在许多著作上也只用卡哈尔一个姓氏，因此沿用。

完成医学教育，不过其中并没有包括组织学的训练（当时的西班牙在学术研究上算落后地区），他是在医学院毕业后到马德里参加医学博士资格考时，才首度接触到显微镜，从此一头栽了进去，成为一生职志所在。

卡哈尔先是在家乡的医学院任教，之后逐渐崭露头角，先后任职于西班牙瓦伦西亚（Valencia）大学、巴塞罗那大学，以及马德里大学，可谓步步高升。一开始他并不晓得有高尔基染色法的存在，直到1887年（高尔基染色法发表后十四年）才头一回在一位西班牙同行处见着了以高尔基染色法制作的神经组织标本。他马上就认识到这种新染色法的优点，于是积极开始他的研究，得出超越前人的结果。

高尔基染色法在发表多年后没有得到普遍应用，主要是因为方法没有标准化以及结果难以预期，很多人在尝试过几次没有得出理想结果后，也就放弃了。再来则是德国解剖学家的门户之见，不轻易接受他国研究人员的成果；至于卡哈尔就完全没有这种包袱，他有系统地尝试高尔基染色法并改进其不足之处。例如他会根据动物种类、动物年龄，以及神经组织的不同，而使用不同的固定时间；他发明了二次硝酸银浸润法，得出前所未见的良好结果；他发现神经髓鞘会干扰染色，因此选用神经髓鞘化不完全的鸟类以及未成年哺乳动物的脑组织进行实验；他还发现使用较厚的切片，染色结果更好；这些都是让卡哈尔超出前人（包括高尔基在内）的因素。

不只如此，卡哈尔的过人毅力以及绘图天分也给他的成功带来莫大的帮助[1]；他在1887—1888年的短短两年内，就发表了十四篇论文。虽

---

[1] 当时还没有发明显微镜照相技术，解剖学家必须将显微镜下的景观一笔一笔如实画出，才有可能把成果发表。不擅绘画的研究者常要仰赖不一定懂解剖的画家，其准确度与效率都要大打折扣。而卡哈尔无须假手他人，自行就能绘出精美的显微图；同时他擅长绘制组合图，也就是把相邻切片的观察所得都画在同一张图当中，不单使画面变得更完整，还节省了印刷时的制图费用。

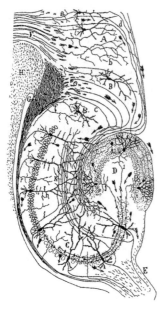

卡哈尔绘制的啮齿类海马神经网络图

然他主动将论文寄给当时欧陆知名的解剖学家，但让他失望的是，几乎没有什么人注意到他的研究成果；这一点与他在学术界没有知名度以及论文以西班牙文发表有关。于是卡哈尔又多做了两件事：请人把论文译成法文，以及出国参加学术会议。

1889年10月，卡哈尔带着精心挑选的组织标本以及一台蔡司牌显微镜，自费前往柏林参加德国解剖学会的年会。一开始，并没有什么人注意到这位不会说德语的不知名西班牙教授以及他展示的标本，但在少数看过他显微镜下惊人标本的人口耳相传下，开始有更多同行前来，其中包括德国的解剖学大佬柯立克在内。柯立克在看过卡哈尔制作的神经标本后大为折服，对卡哈尔说："我发现了你，我要让全德国都晓得你的发现。"

当时年已七十二岁高龄的柯立克做了几件特别的事：首先他重复了卡哈尔的标本制作法，证实了卡哈尔的结果无误；然后他公开宣布放弃网状理论，支持卡哈尔的神经细胞理论；他甚至开始学习西班牙文，亲自将卡哈尔的论文翻译成德文。像柯立克这种胸襟开放、提携后进的学人，从古至今难得见着几位。因此在重量级人物柯立克的帮助下，卡哈尔的发现迅速为学界所知，他也成了当时解剖学界的知名人士。

卡哈尔的成功，除了他改善高尔基染色法、得出精美的标本，借此对神经系统做有系统的研究，以及得到贵人相助外，更重要的是他对神经细胞以及神经系统的几项洞见。首先，卡哈尔认为神经细胞与体内其他细胞一样，都是独立的个体，彼此并没有连成一体；也就是说，他主张神经细胞理论，反对网状理论①。再来，他认为神经细胞具有两极化构造：细胞本体与粗短的树突属于接收端，细长的轴突则是输出端，同时神经信号是从细胞本体往轴突末梢进行单向的传递；这也是与前人不同的说法。他还提出，树突表面的细小突起［他称之为树突棘（dendritic spine）］可增加与轴突末梢接触的面积，并可随学习与经验而变化。最后，他从胚胎神经组织的切片中发现，成长中的神经轴突会从细胞本体不断向外伸长，往目标前进；卡哈尔称之为生长锥（growth cone）。

卡哈尔的这些洞见在当年受限于技术，都难以实验求证；像是神经末梢与下一个神经之间的连接方式究竟是带有间隙还是融为一体，超过了光学显微镜的解析极限，还要再过几十年，等电子显微镜被发明并应用在生物组织后，才得到确切证明。了不起的是，卡哈尔根据组织切片的静态数据得出的推论大部分都得到证实，如今已成为神经科学的基本知识；这份成就，实非一般人所能企及，卡哈尔也因此有"现代神经科学之父"的称号。

1906年的诺贝尔生理学或医学奖颁给了高尔基与卡哈尔两人，可谓实至名归；在瑞典举行的颁奖典礼上，他俩才第一次见面②，却不是愉快的经验。当时离高尔基染色法的发明已超过三十年，之后高尔基也没有

---

① 神经细胞又称为神经元（neuron），因此神经细胞理论又称为神经元理论；神经元这个名词是19世纪德国著名解剖学家瓦尔代尔（Wilhelm von Waldeyer, 1836—1921）根据卡哈尔的发现所创［瓦尔代尔还创了染色体（chromosome）一词］，有邀功之嫌；对此举动，卡哈尔不无微词。

② 事实上，1889年卡哈尔在参加德国解剖学会年会后，曾借道意大利高尔基所在的城市帕维亚（Pavia）返国；可惜高尔基到罗马国会开会去了，没有见着，否则他俩可能成为朋友，不至于有后来的针锋相对。

持续神经组织的研究，但他在发表得奖演说时，却无视卡哈尔以及其他人的研究成果，仍坚持他的神经网状理论，并攻击神经细胞理论，让卡哈尔十分难过，这算是诺贝尔奖历史上出名的公案之一。

神经解剖学后来的发展，从纯粹的形态学逐渐与功能相关的研究结合，与神经生理、神经化学及神经病理都息息相关，这些将于下文章节述及。

第三节　神经电生理

如本章开头所言，神经系统的运作难以单纯从形态构造就看得清楚，像盖伦就认为神经纤维是中空构造，可以传送由血液携带的生命之气抵达脑部后转换形成的灵气（pneuma或spirit）；同时盖伦也知道神经可以传送感觉讯息以及发出动作指令，只不过究竟以何种形式传递，一直要到18世纪意大利博洛尼亚医生伽伐尼发现以电流刺激股神经，可造成青蛙小腿肌收缩后，才建立了神经的电性传递理论；生物电的存在，也被视为生命的象征。19世纪初玛丽·雪莱（Mary W. Shelley，1797—1851）写的小说《弗兰肯斯坦》（*Frankenstein*，1818），根据的就是伽伐尼的实验：一具七拼八凑的死尸，在闪电的激发下取得了生命的火花，也开始了悲惨的一生。

人类很早就知道静电的存在，但一直要到17世纪后叶，才有人利用快速转动的硫黄球与布摩擦，产生出大量静电荷。到了18世纪初，更有人发明将摩擦产生的静电以金属线传递的做法。1745年，荷兰莱顿大学的科学家穆森布洛克（Pieter van Musschenbroek, 1692—1761）发明了贮存电荷的方法，就是将正负离子分别储存在玻璃瓶内外的金属，再经由连线接触产生短暂的放电；时人称这种装置为莱顿瓶（Leyden jar），也就是最原始的电容器。1750年，美国开国先贤富兰克林（Benjamin Franklin, 1706—1790）出名的风筝实验，进一步证明闪电是由大气中的静电造成，与摩擦生出的静电并无不同。

莱顿瓶的发明造成一股风尚，让许多人以接受轻微电击为乐，同时也带来了包括医疗在内的应用。由于电击人体可引起四肢抖动、呼吸以及心跳加速等反应，因此有医生宣称可治疗瘫痪、神经痛、耳聋以及风湿等病症。1752年，知名的瑞士裔德国解剖生理学家霍勒（Albrecht von Haller, 1708—1777）根据电刺激的反应，将身体组织分成感受性（sensibility）与激动性（irritability）两大类；认为前者属于神经的特性，刺激后会引起疼痛感，后者则是肌肉的特性，刺激后会引起收缩。

至于肌肉收缩的机制，早在公元前3世纪亚历山大学派的希腊医生就已提出：肌肉因接收了从神经传来的灵气导致扩张鼓起，造成收缩。如前所述，公元1世纪的盖伦从切断神经与脊髓的实验，早已证实神经控制肌肉的收缩。由接收神经传入的灵气导致肌肉收缩的说法，到17世纪的笛卡尔也还照章全收；稍微不同的是，有人认为从神经传入肌肉的是液体，而不是什么不可捉摸的灵气。一直要到17世纪后叶，才陆续有人指出，肌肉在收缩时体积并没有增加，因此由充气或注液让肌肉膨胀、导致收缩的说法站不住脚，也才开始有人从肌肉的构造着手，提出不同的说法：如肌肉内部的格状空间在收缩时变小，导致了收缩。由于肌细胞内部构造的复杂，一直要到20世纪中叶，电子显微镜的发明应用以及生化技术的发展成熟后，肌肉收缩的肌纤维滑动理论才得以出现[1]。

虽然霍勒提出肌肉具有激动性的说法并没有错，但一来他对收缩的机制无从解释，再来他不认为神经的刺激对肌肉收缩是必要的；也就是说，霍勒不相信神经携带了可刺激肌肉收缩的灵气或液体，新发现的电性更不在他考虑之列。由于霍勒的影响力，他的理论在18世纪中后叶有许多的支持者，对神经带有电性的说法也提出诸多质疑。至于伽伐尼的

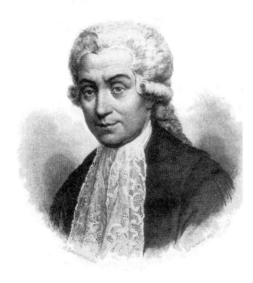

伽伐尼

贡献，就是以一系列的实验，不但证明了神经电性的存在，同时发现这种电还能刺激肌肉收缩；因此，伽伐尼有"电生理学之父"的称号。

从1780年起长达十余年时间，伽伐尼利用青蛙小腿腓肠肌（gastrocnemius）以及相连股神经（crural nerve）的体外制备，陆续进行了三大类的电刺激神经肌肉实验；该神经肌肉制备

---

[1] 不论是骨骼肌、心肌或平滑肌的细胞，内部都带有大量由收缩蛋白所组成的肌纤维丝，并呈规则排列。收缩蛋白主要有肌原蛋白（myosin，又称粗丝）与肌动蛋白（actin，又称细丝）两种，彼此以平行方式交错排列；两者之间能形成横桥相连。当横桥移动时，就造成粗丝（一端固定，一端游离）顺着细丝滑动，也就引起肌细胞的缩短；这就是肌肉收缩的肌纤维滑动理论（sliding filament theory）。

也成为后续两百多年来，生理学实验里最常用的动物制备法①。头一类实验，是利用莱顿瓶贮存的静电作为刺激源；第二类实验，是利用大气中的天然电源（闪电）进行刺激；第三类实验，则是利用金属弧（metallic arc）

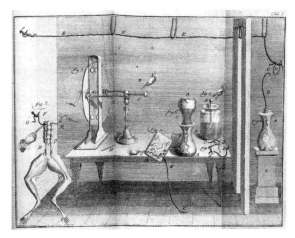

伽伐尼的电生理实验装置

连接神经与肌肉。无论是采用哪种方式，他发现都能造成肌肉的收缩，显示神经确实能传导电性；而第三类的实验，进一步显示神经本身就带有电性，那也是最早显示生物电存在的证据。

之前许多有关伽伐尼实验的描述，都说他是在无意间以金属碰触神经才看到肌肉的收缩，其实并不正确；因为无论组织的制备以及实验器材的设置，都是伽伐尼精心准备下的结果。其余如收缩强度随电性的增强而增加、到一定强度后就不再增加、肌肉疲劳的产生，以及休息后的恢复收缩等现象，也都是由伽伐尼最早观察得出，并成为多年来生理学实验课的主要内容。

另一个造成误解的因素，是同时代的另一位意大利物理学家伏特（Alessandro Volta，1745—1827）公开反对伽伐尼的生物电理论。伏特因

---

① 这是在20世纪末，动物实验逐渐被计算机仿真程序取代前的情况。之前的生理学实验课，无论肌肉收缩还是神经传导实验，用的都是这项制备。20世纪70年代中期，笔者在台大动物系就读及任教时，有大半学期的生理学实验都使用这种制备。

发明电池而知名于世；他不但比伽伐尼年轻八岁，又多活了二十一年，因此影响深远，把伽伐尼的贡献遮掩了好些年。当然伏特也非无的放矢，当时细胞理论尚未建立（神经细胞理论还要更晚），细胞膜的存在与性质都属未知，时人无从解释，为什么电性仅局限在神经或肌肉，而不会传遍全身组织（体液属于电导体）。伽伐尼的生物电理论还要再过一百五十年，经过意、德、英、美等国的许多科学家的努力，才得到全面的解释。

在伽伐尼之后还有过意大利的科学家也发现神经与肌肉组织之间可产生电流，但因为受到伏特的影响，却提出其他的解释；直到1840年，比萨大学的马图齐（Carlo Matteucci，1811—1868）才发表了生物电存在的直接证据。马图齐发现，将一条青蛙股肌从中切断，然后把完整的一端与另一半的断面相接，其间可产生电流；如果把更多条肌肉以这种方式相连，电流强度还可加乘。这种由组织表面与内部接触所形成的电流，称之为"受伤电流"（injury current），显示组织表面与其内部带有电位差。

接下来，电生理的研究重镇移到了德国。柏林大学的缪勒读了马图齐的论文后，鼓励学生杜布瓦—雷蒙继续这方面的研究（缪勒及其学生可参见第二章"19世纪的生理学"）。杜布瓦—雷蒙以更精确的仪器证实了马图齐的大部分发现，他还发现当神经与肌肉受到刺激时，其表面电压会有改变（若于此时与组织断面接触，产生的受伤电流较低），他称之为"负变化"（negative variation/oscillation），这可算是显示动作电位（膜电位去极化）存在的最早证据。

接着在1850年，缪勒的另一位出色弟子亥姆霍兹利用刺激股神经不同位置的间距，以及腓肠肌开始收缩的时间差异，估算出生物电在神经上头的传导速度。之前缪勒曾经推测神经的电性传导速度应该像电移动的速度一样快，人类可能永远测量不到；但令大家吃惊的是，亥姆霍兹算出的速度只有每秒几十米，而不是几百千米。亥姆霍兹在改进记录方式后又重复实验，也得出相近结果。虽然这样的发现让当时的科学家再度怀疑生物电的本质，但那是划时代的发现：之前神经当中神秘不可捉摸的"灵气"，终于可以由物理方法实际测量。

再下来的发现，是由另一位德国生理学家伯恩斯坦（Julius Bernstein，1839—1917）所成就。伯恩斯坦毕业于布雷斯劳大学医学院，师从著名的生理学家海登海因（参见第三章"心血管生理简史"与第五章"泌尿生理简史"）；之后他前往柏林大学，跟随杜布瓦—雷蒙取得生理学博士学位；最后再到海德堡大学亥姆霍兹的实验室，从事博士后研究，可说是名师出高徒。自1873年起，伯恩斯坦担任德国哈勒—威登堡（Halle-Wittenburg）的马丁·路德大学生理学系主任，直到

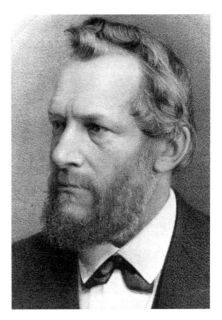

杜布瓦—雷蒙

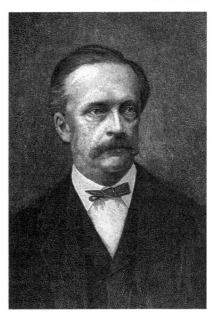

亥姆霍兹

三十八年后退休。

伯恩斯坦是头一位记录到完整神经放电的人，"动作电位"（action potential）一词即由他所创；此外，他还提出了神经放电的细胞膜理论（membrane theory），奠定了现代电生理学的基础。但在进一步介绍伯恩斯坦的贡献之前，我们有必要先回顾一二电生理学的仪器发展史。

自莱顿瓶与伏特电池发明后，生理学家利用电流刺激神经或肌肉组织变得更容易；同时机械式开关的发明，让实验者不但能控制刺激的时间长短，甚至可做连续性定时刺激。由于生物电的幅度极其微小，单位以毫伏（mV，即 10^{-3} V）计算，在20世纪初真空管放大器发明之前，科学家先是利用金属薄片制作的箔静电计（foil electrometer）来侦测微量电流的存在，但难以定量。接着他们使用绝缘铜线制作的线圈来增强微弱电流产生的磁场，造成线圈当中的磁针转动；然后根据转动幅度，读出电流

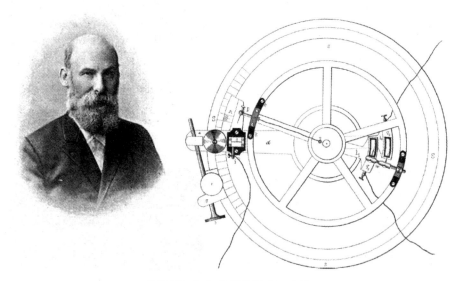

伯恩斯坦和他发明的差动切流器

的强度，这就是电流计（galvanometer，以伽伐尼的名字命名）的制作原理。由杜布瓦雷蒙制作的电流计，使用了超大线圈（用了将近5000米长的铜线绕了约2.4万转），因此得以侦测微弱的生物电。

至于伯恩斯坦对记录仪器的贡献，是在1868年发明了"差动切流器"（differential rheotome）这项精巧的装置；那是利用转轮作为控制电刺激器与电流计的开关，可以一前一后地对神经做刺激与记录。然后他再改变转轮旋转速度来增减刺激与记录的间隔时间，单位以1/10微秒（microsecond）计算，由此得出刺激后不同时间出现的电流变化。最后，他以时间为横轴，电流变化为纵轴，把刺激后微秒时间内神经表面的电流变化（负变化）做完整呈现，因此得出了第一个动作电位变化的图形。

伯恩斯坦的精巧实验，一举证实了他两位老师先前的发现：神经表面的负变化与生物电的传导，其实是一回事；他还更精确地决定了负变化出现的短暂时间，不超过一微秒，同时在股神经上的平均传导速度为29米/秒，与亥姆霍兹估算的结果一致。他还发现，肌肉表面出现的负变化在肌肉开始收缩前就已结束，因此只能是收缩的因，而不是果。

19世纪末，物理与化学的大幅进展，也给生理学带来帮助。1889年，知名的德国物理学家能斯特（Walter Nernst，1864—1941，因热力学第三定律获颁1920年诺贝尔化学奖）提出公式，可计算以人造膜相隔的两溶液间由离子浓度差异造成的渗透压，以及电荷数不同造成的电位差之间的关系；当渗透压与电位差大小相等、方向相反时，就达到电化学平衡，并在膜两侧形成平衡电位。能斯特公式大概是生理学教科书中最为初学者所畏惧的公式，但也是了解细胞膜电位不可或缺的公式。

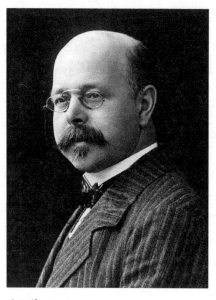

能斯特

1902年，伯恩斯坦根据能斯特公式提出了细胞膜理论，其重点如下：一、活细胞由一层对离子具有选择通透性的细胞膜包围细胞质（含电解质溶液）组成；二、在静止状态下，膜内外有电位差的存在，那也是受伤电流的成因；三、当细胞兴奋时，细胞膜对离子的通透性变大，导致膜电位的降低，也就出现负变化（现代的名词是"去极化"）；四、负责膜电位的主要阳离子是钾。一百多年后的今天，伯恩斯坦的理论大体上都还是正确的，那可是相当了不起的成就。

再接下来，是动作电位特性的探讨，研究舞台则移到了英国及美国。早在1871年，美国生理学家鲍迪奇在德国进修期间，就发现了心肌收缩的"全或无"特性（参见第二章"19世纪的生理学"），骨骼肌却表现出加成（summation，也称总和）而非"全或无"（all or none）的特性。1902年，英国生理学家戈奇（Francis Gotch, 1853—1913）提出假说：一条骨骼肌之所以表现加成反应，是因为参与收缩的肌细胞数随刺激增强而增加所致[1]。1905年，剑桥大学生理学家卢卡斯（Keith Lucas, 1879—1916）将青蛙背部表皮的肌肉分离到只有二十条或更少的肌细胞，然后逐渐增加电刺

---

① 现今已知，心肌细胞间具有闰盘构造（intercalated disk），允许电流直接通过，使得整个心房或心室的心肌细胞可同步收缩。此外，一条骨骼肌当中的众多肌细胞会分属不同的运动单位（motor unit），各由不同的运动神经元所控制。属于同一运动单位的肌细胞会同步收缩与放松，不同运动单位的则否；加成现象则是由参与收缩的运动单位数目增加，而不是由单个肌细胞的收缩强度增强所造成。

激强度,成功地显示骨骼肌收缩也具有"全或无"的特性。

至于神经细胞动作电位的"全或无"特性,是由卢卡斯的学生阿德里安(Edgar Adrian, 1889—1977)于1926年证实的,那也是头一回有人进行了单一神经的记录。阿德里安发现一旦刺激超过某个强度,引发动作电位生成后,之后再增加刺激强度,也不会改变动作电位的大小,只会增加动作电位的出现频率;也就是说,神经信号的编码方式,靠的是改变动作电位的频率,而不是幅度。阿德里安因此发现获颁1932年的诺贝尔生理学或医学奖,但卢卡斯却早在第一次世界大战期间因空难身亡,享年仅三十七岁。

在卢卡斯过世一年后(1917年),阿德里安将卢卡斯的演讲稿结集成册出版,是为《神经脉冲的传导》(*The Conduction of the Nervous Impulse*)一书。在书中卢卡斯提出神经脉冲有两种形式,其一会随传递距离变大而减少,终至消失,另一则大小不变,一路传送到神经末端;前一种目前称作分级电位(graded potential),受细胞膜的物理性质影响,后一种就是动作电位,属于主动现象。把动作电位的传递与点燃火药引线相比的著名模拟,就是由卢卡斯提出的;他说,当神经细胞受到刺激产生动作电位后,就会引发下一段神经产生新的动作电位,其能量由该段神经的细胞膜提供,可保证大小不变,就好比点燃火药引线

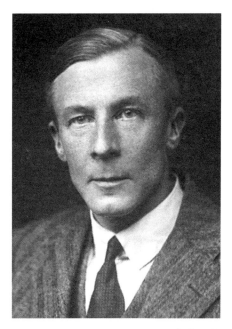

阿德里安

的一头，由燃烧产生的热量会依序点燃下一段的火药线，一路烧到尽头。两者不同的是，烧过的火药引线不能再用，而神经细胞在短暂的乏兴奋期后，却可继续产生并传递新的动作电位。

再接下来，开始有美国的科学家加入舞台。圣路易市华盛顿大学的厄兰格（Joseph Erlanger, 1874—1965）与加瑟（Herbert S. Gasser, 1888—1963）两位生理学家采用新式的真空管放大器以及由阴极射线管（cathode ray tube）制作而成的示波器（oscilloscope），得以在神经纤维外围记录到更清晰完整的电位变化。他俩于1927年发现从神经外围记录到的电位变化，是其中许多条神经纤维分别放电产生的复合电位，而非单一神经的动作电位。同时，动作电位在神经纤维的传导速度与纤维直径成正比；也就是说在越粗的神经上头，传导速度越快。厄兰格与加瑟因这项发现，获颁1944年的诺贝尔生理学或医学奖。

虽然电生理学家从神经细胞外可以记录到单一细胞的动作电位，但对于神经与肌肉细胞如何产生电性的问题，仍然摸不着头绪。由于脊椎动物的神经细胞难以直接研究（体积太小，且深藏脑壳与脊椎当中，分离不易），因此早期的电生理学家多采用无脊椎动物的神经系统为研究材料；他们会在暑期前往各地的海洋实验站，利用新鲜的水生动植物标本做研究，包括海胆卵、海藻，以及出名的枪乌贼巨大轴突等；前两种细胞被用来测定细胞膜的电阻、电容等物理特性，后者则可用于细胞内记录。

最早使用枪乌贼巨大轴突进行细胞内电位记录的科学家有两位，其中之一是美国哥伦比亚大学的寇尔（Kenneth Cole, 1900—1984），另一位是英国剑桥大学的霍奇金（Alan Hodgkin, 1914—1998）。1939年，霍奇金与合作伙伴赫胥黎（Andrew Huxley, 1917—2012）发表了头一个以细胞内记录得出的动作电位结果，清楚地显示兴奋前的静止细胞膜电位在45毫伏左右（内负外正），出现动作电位时的内外膜电位差不但降到零，同时还出现过头现象（overshoot），达40毫伏左右（内正外负）。这点与伯恩斯坦的理论稍有不符，显示动作在电位生成时，细胞膜的通透性具有选择性的改变，而非一视同仁地增加；同时除了钾离子外，还有其他离子的参与。

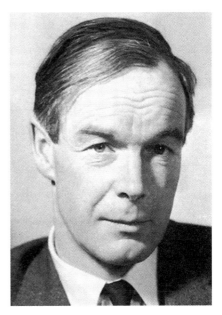

霍奇金

当时正是第二次世界大战爆发之际，基础科学研究大多让位给战备军需相关研究，细胞膜电位研究自然也遭到停摆，直到战后才重新启动。1947年，霍奇金与伦敦大学学院的生理学家卡兹（Bernard Katz，1911—2003）在改变细胞外钠离子浓度的情况下，重复了枪乌贼巨大轴突的细胞内记录实验，结果显示：细胞外的钠离子是生成动作电位的最重要的离子。

于是霍奇金与赫胥黎提出修正后的细胞膜理论，其重点如下：静止时的细胞膜对钾离子的通透性高，所以膜

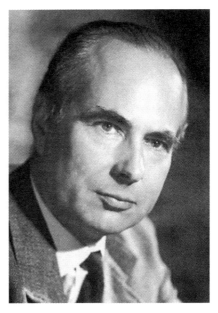

赫胥黎

电位接近钾离子的电化学平衡电位，内负外正；当动作电位发生时，细胞膜对钠离子的通透性增加，于是膜电位转而接近钠离子的电化学平衡电位，内正外负。然而要直接证明这个理论不是件容易的事（改变细胞外离子浓度只能算间接证明），直到寇尔与霍奇金分别发明了一项新的仪器及操作，才使其变得可能；这套实验技术，就是"电压钳"（voltage clamp）。

电压钳技术是在记录细胞膜产生动作电位的同时，利用回馈线路注入电荷，让膜电位维持在静止膜电位不变；然后根据注入电荷的价位以及数量，就可得出流入及流出细胞的电荷价位与数量。1952年，霍奇金与赫胥黎发表了一系列五篇论文，证实了在动作电位发生时，先有正离子的向内流动，随后又有正离子的向外流动。同时，经由改变细胞内外离子浓度以及利用两种分别能阻断钠离子与钾离子进出细胞膜的药物，确定了先流入细胞内的是钠离子，后流出细胞外的是钾离子。至此，困扰生理学家两百多年的生物电奥秘终于得以解开，霍奇金与赫胥黎也因这项贡献获颁1963年的诺贝尔生理学或医学奖。

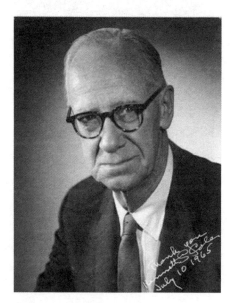

寇尔

无论是枪乌贼巨大轴突的最早使用、细胞内膜电位的首度记录，以及电压钳技术的研发，寇尔都扮演了重要角色。他与霍奇金之间经常交换心得，甚至在互访期间短期合作；但不幸的是，由于技术失误，他最早报告的动作电位幅度高达168毫伏，同时还出现"改变细胞外离子浓度对静止膜电位与动作电位没有显著影响"的错误叙述。再来，寇尔在第二次世界大战期间参与了核弹研发的曼哈顿计划，借调芝加哥大学，战后就留在芝大；但没过多久，他又跳槽美国海军医学研究所，最后落脚于美国国家卫生院神经疾病与失明研究所。虽然他持续细胞膜电位的研究，但因上述原因，让霍奇金与赫胥黎抢得先机，十分可惜。

虽然霍奇金与赫胥黎建立了至今仍然适用的细胞膜电位理论，但他们对于"离子如何通过细胞膜以及细胞膜的通透性如何改变"这一点，并没有直接的证据，只提出"细胞膜上具有可让离子通过，并可开可关的孔道（pore）"的假说；该孔道后来正名为离子通道（ion channel）。20世纪70—80年代，德国普朗克研究院的尼尔（Erwin Neher, 1944—　　）与沙克曼（Bert Sakmann, 1942—　　）发明了一种新的记录法：膜片钳技术（patch clamp technique），可在一小片细胞膜上记录到由单一离子通道开关所造成的电流，间接证明了离子通道的存在与功能。尼尔与沙克曼也因此贡献获颁1991年的诺贝尔生理学或医学奖。

至于离子通道的真正面目，还要等到生化学家与分子生物学家的进一步努力，才得到解开。基本上，离子通道由穿膜蛋白构成，通常由许多的亚单位蛋白，一起形成中空、可允许带电离子通过的管道。离子通道的种类与数量甚为庞大，可多达百种以上，负责的基因更高达500个以上，可见其重要性于一斑。离子通道可按其通透的离子分类，好比钠离子通道、钾离子通道、钙离子通道等，也可以用控制开关的方式分类，好比电位闸控型通道（voltage-gated channel）或配体闸控型通道（ligand-gated channel）等，前者随电位变化开关，后者则由配体（通常是神经递质）控制。许多天然毒素与药物就是靠着影响离子通道的开关而产生作用，造成神经或肌肉的功能失常。

最早得到纯化分离的离子通道是尼古丁型乙酰胆碱受体（nAChR，参见第八章"内分泌生理简史"），属于配体闸控型钠离子通道，也就是说与配体（在此是乙酰胆碱，其发现经过将于下节介绍）结合的受体与离子通道是合二为一的。可惜这项发现没有得到诺贝尔奖的青睐，一直要到2003年的诺贝尔化学奖，才颁给了纯化某个钾离子通道，并利用X射线结晶学定出其三维空间结构的美国生物物理学家麦金农（Roderick MacKinnon, 1956—　），那是因为麦金农是头一位揭开离子通道如何具有选择性通透能力的科学家。

第四节　神经化学

由上一节介绍可知，从18世纪后叶到20世纪后叶的两百年间，神经细胞的电性传导理论经过许多世代以及不同国家科学家的努力，逐渐成为主流。然而在20世纪初期，逐渐有人提出神经细胞除了利用电位变化做快速传导外，还会在神经末梢分泌化学物质，将信号从上一个细胞传给下一个细胞；这就是神经细胞的化学传导理论。虽说电性传导与化学传导这两个理论可相辅相成，并不冲突，但许多电生理学家一开始却不接受这个新理论，迭有争执；后来才一步步从部分（周边神经系统）接受到全面（中枢神经系统）接受，前后长达六十多年，以下就是这段历史以及参与人物的简介。

生物使用化学物质作为传递信号的工具，具有古老的演化历史，因为这对生物的存活关系重大，无论是神经系统使用的神经递质（neurotransmitter）、内分泌系统使用的激素（hormone），还是免疫细胞使用的细胞活素（cytokine）等，都有相通甚至重复之处。因此，神经递质与激素的发现史，也多有重叠。1904年，在肾上腺素发现后不久（参见第八章"内分泌生理简史"），英国有位年轻的生理学家艾略特（Thomas R. Elliott, 1877—1961）就发表一系列文章，指出注射肾上腺素与刺激交感神经（sympathetic nerve）所造成的作用极为类似，于是他提出推论：肾上腺素可能参与了交感神经的信号传递。

交感神经属于自主神经（autonomic nervous system）的两大分支之一，另一支则是副交感神经（parasympathetic nerve）。自主神经系统的构造从古希腊时代的解剖学家起就有所记载，但比起由意识支配的感觉与运动系统来，其解剖与功能要复杂得多；一直要到19世纪，在德、法、英等国的解剖与生理学家努力下，才陆续建立起今日我们所熟知的自主神经系统：包括从胸椎与腰椎所发出的交感神经，以及从脑干与荐椎所发出的副交感神经。同时，无论是交感神经还是副交感神经，从脑与脊髓发出后，并不直接控制内脏器官，中间还要经过一道转接手续，而形成神经节（ganglion，周边神经细胞的聚集点）的构造；因此，自主神经有所谓的节前神经元（pre-ganglionic）与节后神经元（post-ganglionic）之分。

将自主神经系统的结构与功能集大成的，是19世纪末英国剑桥大学的两位生理学家：盖斯克尔及兰利（艾略特则是兰利的学生）[1]。虽然盖

---

[1] "交感"与"副交感"这两个名词，就是由兰利所创。sympathetic与sympathy（同情）的字源相同，意思是"对他人的痛苦感同身受"；中文译为"交感"（交互感应），相当贴切。

斯克尔及兰利将自主神经系统的构造及功能研究得相当清楚，但其中还有一块重大的空隙，也就是神经与神经、神经与肌肉，以及神经与腺体之间的联系，究竟是如何完成的。当时多数人接受的观念，是说神经与神经之间具有实质的联系，电流可直接从上一个神经元传向下一个。然而，也就在19世纪末，有越来越多解剖、生理与药理的证据显示：神经与神经之间具有微小的间隙，电流无法直接穿越，而有赖化学物质的参与。

虽然兰利自己是最早提出神经细胞上具有"接受物质"，可对化学物质产生反应的人（参见第八章"内分泌生理简史"），但在不晓得这些化学物质是什么东西之前，他并不支持艾略特的大胆假设，说肾上腺素就是交感神经所分泌的物质。后来以发现副交感神经的神经递质（乙酰胆碱）而获颁1936年诺贝尔奖的戴尔，当时也不赞同艾略特的说法，理由是他自己的实验显示肾上腺素类物质有不止一种作用。因此，艾略特被迫放弃了他的假说，同时也放弃了研究生涯，成为临床医生。

1921年，美国知名生理学家坎农在研究动物的应激反应时，使用了切除肾上腺以及心脏上所有神经末梢的动物，发现刺激该动物的交感神经，仍可引起心跳的加速，显示交感神经确实可分泌类似肾上腺素的物质，经由血流输送而影响心跳。坎农将该物质称为交感神经素（sympathin）。在后续的研究中，坎农也同戴尔一样，发现交感神经素的作用不止一种，兴奋及抑制都有。

虽然艾略特与坎农的观察及推论都算正确，但他们有所不知，肾上腺髓质除了分泌肾上腺素外，还分泌少量的去甲肾上腺素（noradrenaline / norepinephrine）；而交感神经末梢分泌的神经递质，以去甲肾上腺素为主。去甲肾上腺素是肾上腺素的前体，比肾上腺素只少了一个甲基；两者的作用虽然近似，但对于不同的受体亚型具有不同的亲和力，也就造成稍微不同的作用。由于艾略特及坎农使用的肾上腺素是动物肾上腺的纯化产品（美国派德药厂制造），都掺杂了去甲肾上腺素，最高可达36%，因此造成了混淆的实验结果；这些细节，是当年完全想象不到的。一直要到1946年，才由瑞典的奥伊勒（Ulf von Euler, 1905—1983）确认：交感神经分泌的是去甲肾上腺素，奥伊勒因此得到1970年的诺贝尔奖。

虽说戴尔当初并不支持艾略特的假说，但他是神经化学传导理论的奠基者之一。戴尔出身清寒，一路凭借优异成绩和奖学金进入剑桥大学三一学院就读（是其家族史上头一位）；由于经济压力，戴尔必须兼职家教，以维持生活。戴尔在剑桥待了六年（1894—1900年），同时师事兰利及盖斯克尔两位个性截然不同的生理学者（当时弗斯特仍当家，也教过戴尔，但早已不亲自动手实验）。之后他进入伦敦圣巴托罗缪医院接受取得医学博士学位所需的两年临床训练。

从学风自由开放的剑桥生理系来到阶级分明的伦敦医院临床系统，戴尔自然是不适应的；但他还是熬过了那两年，并且表现不错，得到留院当住院医师的机会。幸运的是，戴尔申请到一份当时尚属稀罕的奖学金，可让他不用从事临床工作，而走基础研究的道路（他后来也有些后悔放弃临床）。戴尔选择到

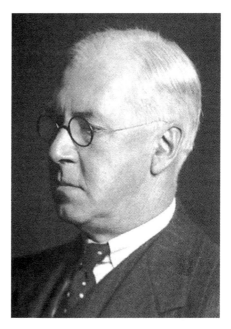

戴尔

伦敦大学学院生理系斯塔林的实验室工作；当时，斯塔林与同事兼妹夫贝利斯才发现促胰液素的存在不久（参见第八章"内分泌生理简史"），于是让戴尔进行了胰脏组织的显微研究。

戴尔在斯塔林的实验室待了两年，并没有留下什么出色的成果，但他在那里结识了前来伦敦大学学院短期进修的德国马堡大学药理学家勒维（Otto Loewi, 1873—1961），并结成终身好友；同时他也得到前往德国短期进修的机会。他先到马堡拜访了勒维，然后在勒维相伴下来到法兰克福知名细菌学家埃利希（Paul Ehrlich, 1854—1915）①的实验室待了四个月。虽然戴尔在那里没有得出什么研究成果，但他终身感念埃利希带给他的影响；第二次世界大战后，他还促成埃利希的著作全集的三大册英文版在英国发行，并为之作序。

两年奖学金期满后，斯塔林只有个讲师的空缺给戴尔，年薪150英镑，比之前的奖学金还少；因没有选择，戴尔也只好接受。就在这时，英国勃洛斯—惠康药厂（Burroughs Wellcome & Co.）的创办人惠康（Henry Wellcome, 1853—1936）②找上门来，邀请戴尔担任该公司研究部门生理兼药理研究室的负责人，薪水几乎是戴尔讲师薪水的两倍半（400英镑；两年后，戴尔升任研究部门主管，薪水又增加了一倍半，达1000英

---

① 埃利希是19世纪末与巴斯德、柯霍等人齐名的细菌及免疫学者，成就非凡，像白喉疫苗、梅毒与癌症的化学疗法等，最早都是由他发明建立的，他也因此获颁1908年诺贝尔生理学或医学奖。他是"魔术子弹"（magic bullet）一词的发明人，用来描述可对准病原菌作用的药物；此外，他也是最早提出受体观念的人之一（参见第八章"内分泌生理简史"）。

② 勃洛斯（Silas Burroughs, 1846—1895）与惠康（Henry Wellcome, 1853—1936）两位都是在英国创业的美国药学家：勃洛斯先是代理美国惠氏（Wyeth）药厂在英国的业务，1880年，他邀请惠康成立了勃洛斯—惠康药厂，自行生产专利锭剂药片（tabloid），得到巨大成功。勃洛斯因肺炎早逝，公司留给惠康一人管理；惠康成立了好些实验室，除了研发药物外，也鼓励基础研究。1924年，他成立了惠康基金会，是全球赞助生物医学研究最大的私人基金会之一；在20世纪末最重要、花费经费最多的人类基因组计划中，惠康基金会的赞助，居功厥伟。

镑，比当时的教授薪水还高）。年近三十的戴尔因苦于收入不足以养家，而迟迟未向相恋多年的表妹提亲，如今有这个大好机会，自是欣然接受；只不过他的老师与学术界同行大都反对他离开学术界到药厂工作，认为他将出卖学术良心，自毁前程。

戴尔在勃洛斯—惠康药厂待了十年（1904—1914年），以实际研究成果破除了众人的疑虑，而他之前的师友也不吝给予戴尔应得的荣耀，提名他当选为皇家学院院士（Fellow of Royal Society，FRS）。1914年，英国成立国家医学研究院（National Institute for Medical Research），戴尔被选聘为生化与药理实验室主任；过了几年，他更获聘为该院首任院长。戴尔在该职位一直做到1942年退休。

一直寄人篱下的戴尔在独立自主后，展现出过人的研究长才；惠康药厂除了提供他充分的试验材料外，还有充沛的人力支持，包括分析药物成分的化学家在内，为一般学院机构所不及。戴尔主要研究的材料是麦角（ergot）当中的生物碱（alkaloids）；麦角是一种霉菌，生长在各种麦类植物上。食入受麦角感染的谷物，会造成麦角症（ergotism），包括出现神经（痉挛、麻痹、疯狂）与血管（血管收缩、组织坏死）病变。戴尔从麦角中分离出组织胺（histamine）、拟交感神经作用剂（sympathomimetic，由戴尔命名）以及乙酰胆碱（acetylcholine）等活性物质，并进行了完整的药理实验[1]。

此外，戴尔还率先从脑垂体后叶分离出刺激子宫收缩、可用于助产的物质，也就是催产素（oxytocin）。由于当时从动植物分离纯化的天然

---

[1] 从麦角生物碱当中提炼及衍生的产品，除了上述一些外，还有溴隐亭（bromocriptine）这种类多巴胺的激动剂（agonist），以及麦角酸二乙基酰胺（lysergic acid diethylamide，LSD）这种俗称"迷幻药"的精神作用药物。

物用于临床并没有标准化，经常因剂量不足而无效，或剂量过高造成伤害（例如催产素造成子宫收缩过激而破裂、胰岛素造成低血糖昏迷）等情形；戴尔是最早将天然药物（包括激素）的剂量标准化的人士之一，更促成了国际标准单位的建立，居功厥伟。

真正让戴尔获得大名的，是他在1914年从麦角中分离出微量的乙酰胆碱，并发现其作用具有模拟迷走神经的性质。迷走神经是从脑干发出的第十对脑神经，从颈部往下行、游走于胸腹腔各脏器间（故此得名），是最重要的副交感神经分支；但生性谨慎的戴尔并没有马上宣称乙酰胆碱就是副交感神经使用的化学传递物。1920年，已转往奥地利格拉茨大学（University of Graz）任教的勒维以简单的离体蛙心实验（他自称是在睡梦中得出实验的步骤），证明了刺激迷走神经造成心跳变慢，是由于释

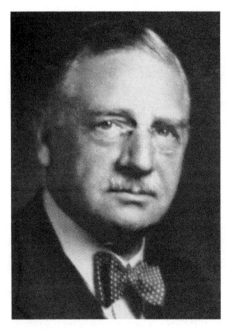

放了某种化学物质所造成，勒维称之为迷走神经物质（Vagusstoff，德文）。1929年，戴尔终于从生物组织中分离出乙酰胆碱，间接证实乙酰胆碱就是迷走神经物质，也就是副交感神经使用的神经递质。由此发现，他与勒维共同获颁1936年的诺贝尔生理学或医学奖。

1938年，德国纳粹入侵奥地利，犹太裔的勒维不但失去教职，甚至短暂入狱；最后在被迫交出诺贝尔奖奖金的条件下离开奥地利，逃

勒维

难到英国。戴尔及时伸出援手，招待勒维一家住在自己家里；后来则安排勒维前往美国纽约大学任职，度过丰富且愉快的晚年。戴尔与勒维的友谊，也成为诺贝尔科学奖历史上少见的一段佳话。

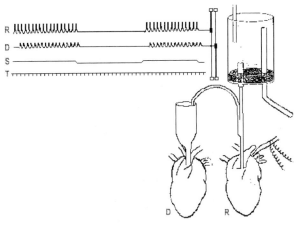

勒维的蛙心实验：电刺激（S）R心的迷走神经，R心收缩变慢；将R心的灌流液灌注D心，D心的收缩也随之变慢，显示迷走神经分泌了某种抑制心跳的物质，图中的T线是时间。

虽然戴尔与勒维的研究得到诺贝尔奖的肯定，但还是有许多神经生理学家认为神经的化学传递速度太慢，最多只用于控制脏器的自主神经系统，而不可能用于神经肌肉结合处与中枢神经系统。因此他们认为，由动作电位引发的电流必定能从上一个神经元直接通过连接点（突触），进入下一个神经元。在20世纪30年代最出名的神经电性传导理论支持者，是1963年与霍奇金与赫胥黎同获诺贝尔生理学或医学奖的埃克尔斯（John Eccles，1903—1997）。

埃克尔斯是澳洲人，1925年从墨尔本大学医学院毕业后，前往英国牛津大学师从谢灵顿（Charles Sherrington，1857—1952；1932年诺贝尔生理学或医学奖得主，将于下节介绍）取得博士学位。他于1937年回到澳洲，直到1966年退休后才前往美国担任访问教授。他在英国进修期间就结识戴尔，并经常在开会时与戴尔展开激烈但具建设性的争论（这丝毫无损他们的友谊）；埃克尔斯回到澳洲后，仍与戴尔维持书信往来，并交换研究论文。

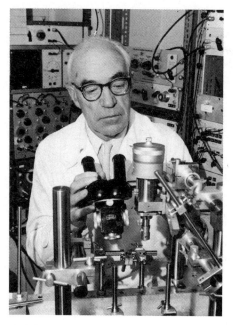

埃克尔斯

神经的电性传导与化学传导理论之争，有传统神经生理学家对新兴药理/生化学家的心结在内；再来就是受限于当时的实验技术，不容易得出让众人信服的结果，因此存在争议的空间。对神经化学传导理论的支持者来说，要证明神经递质存在的所有标准并不容易[1]，尤其是在难以直接触及的中枢神经系统；至于神经电性传导理论也有几个难解的致命伤，像是神经讯息的单方向传递（从突触前神经元到突触后神经元）、突触延迟（每通过一个突触要花0.5毫秒左右），以及抑制性中间神经元的存在（可改变电性传导的相位，从兴奋变成抑制）等，都难以用电性传导解释。对于抑制性神经元，埃克尔斯提出了涡电流（eddy current）的牵强解释，但也难以证明。

1949年，就读芝加哥大学生理系的中国留学生凌宁（Gilbert Ning Ling, 1919—2019）[2]与指导教授杰洛德（R.W. Gerard, 1900—1974）联名发表一系列四篇论文，其中第一篇报道了首度成功使用以玻璃微电极

---

① 证明神经递质存在的标准，包括：1. 必须在神经元当中生成；2. 必须在突触前神经元释放，其数量足以引起突触后神经元反应；3. 存在分解移除的机制；4. 存在递质受体以及拮抗剂与激动剂。

② 凌宁生于南京，长于北京，毕业于抗战期间迁校重庆的中央大学生物系。1946年，获庚子赔款奖学金赴美芝加哥大学深造，取得博士学位后，留在美国学术界工作，直至退休。他著作等身，但因提出一些与主流不同的争议想法，以至于他真正的成就未受到更多的承认。

记录细胞内膜电位的方法。很快地，包括埃克尔斯在内的神经生理学家都用这种新技术来记录脊椎动物神经与肌肉细胞的膜电位；相对于之前使用的枪乌贼巨大轴突而言，这是真正的细胞内记录（intracellular recording）。1951年，埃克尔斯利用微电极同时记录突触前与突触后神经元细胞膜电位的实验，发现除了兴奋性突触后电位（excitatory postsynaptic potential，EPSP）外，还有抑制性突触后电位（inhibitory postsynaptic potential，IPSP）的存在。这种现象只能由不同的神经传递分子造成突触后神经元对不同离子的通透性发生改变，才能合理解释。自此，埃克尔斯承认自己假说的错误，开始接受神经的化学传导理论。他针对抑制性突触后电位的离子机制研究，让他获得了1963年的诺贝尔奖。

另外一位以实验证明乙酰胆碱以神经递质身份在神经肌肉结合处释放的科学家，是先前提到的与霍奇金合作过的卡兹。卡兹是俄裔犹太人，1935年在德国受完医学院教育后，以难民身份来到英国，受教于著名生理学家希尔（A.V. Hill，1886—1977；1922年诺贝尔生理学或医学奖得主），取得博士学位。毕业后，他接受埃克尔斯邀请，前往澳洲工作了六年；当时正是第二次世界大战期间，他还加入了澳洲皇家空军担任雷达员。战后，希尔邀请卡兹回到英国伦敦大学学院担任他的副手；几年后，卡兹接替希尔成为生物物理系主任，直到1972年退休。

20世纪50年代初，卡兹在记录肌肉细胞终板电位（endplate potential，EPP；终板是神经与肌肉结合处的肌肉端细胞膜的特化结构）时发现，即便在神经与肌肉都静止的情况下，EPP也有微小的去极化（miniature EPSP）存在，同时其大小呈倍数关系变化；也就是说，神经元是以"打包"的方式将神经递质于突触释放,包数越多,产生的反应也越大。此外,卡兹还发现,神经递质的释放,需要钙离子的存在。卡兹的这些发现得到新近应用于生物材料的电子显微镜佐证(包括突触的首度现形),因此建立了目前公认的神经化学传导模型:神经递质包裹在突触前神经末梢的微小囊泡当中,当有动作电位传抵末梢时,将造成细胞内钙离子增加,促使囊泡与细胞膜融合,以胞吐方式将神经递质释放到突触间隙当中。

与卡兹同获1970年诺贝尔生理学或医学奖的还有两位,其中之一是先前提过的,发现交感神经分泌去甲肾上腺素的瑞典生理学家奥伊勒,另一位是解开去甲肾上腺素于交感神经节细胞当中储存、释放与代谢细节的美国药理学家阿克塞尔罗德(Julius Axelrod,1912—2004)[1]。因此,到了20世纪中叶,大多数科学家已经接受周边神经使用化学物质进行信号传递,但中枢神经是否也是如此,则未有共识;主要原因,还是中枢神经系统的难以接近,以至于要符合所有中枢神经递质标准的化学物质,并不容易找到,就连建立神经化学传递理论的戴尔,也不敢骤下结论。

其实,像乙酰胆碱、去甲肾上腺素、5-羟色胺、组织胺等在周边神经扮演神经递质的化学物质,都存在脑与脊髓当中,在脑干与下丘脑等部位,数量尤其丰富;同时,以微量注射法将这些物质注入实验动物的脑室或脑中特定部位,都能引起各种生理与行为的改变。甚至之前被认为只是去甲肾上腺素前体的多巴胺,也发现存在于脑中特定部位,并在运动与报偿系统中扮演重要角色;例如帕金森氏症就是由于脑中多巴胺神

---

[1] 阿克塞尔罗德是科普著作《天才的学徒》(*Apprentice to Genius*)一书的主角之一,有兴趣的读者可参阅该书。

经元的退化所引起，许多引起快感的毒品则是经由增加脑中多巴胺而产生作用。2000年的诺贝尔生理学或医学奖得主之一、瑞典药理学家卡尔森（Arvid Carlsson，1923—2018），就是因为证实了多巴胺在中枢神经的作用而得奖。

虽然多重证据都显示，中枢神经元也同周边神经元一样，使用化学物质进行信号传递，但最早让人在显微镜下看到中枢神经末梢带有去甲肾上腺素的人，是瑞典隆德大学（Lund University）组织学系的法尔克（Bengt Falck，1927—　）与助手托普（Alf Torp）。1961年，他俩利用生物胺与甲醛接触结合后会转变成荧光化合物的性质，而发展出以冷冻干燥的脑组织切片与加热聚甲醛结晶所产生蒸气接触的处理方法，直接在荧光显微镜下观察到位于神经细胞当中由去甲肾上腺素发出的荧光；之后，这种方法也成功应用在多巴胺与5-羟色胺这两种生物胺在脑组织切片的定位。这种方法一向被称作法尔克—希勒普法（Falck-Hillarp method），其中的希勒普（Nils-Åke Hillarp，1916—1965）是法尔克的老师。

希勒普、卡尔森与法尔克三人都毕业于隆德大学医学院，并留校任教。最年长的希勒普是组织学系的副教授，卡尔森与法尔克是他的学生辈；卡尔森后来当上药理学系的教授，法尔克则是组织学系的教授。1959年，卡尔森

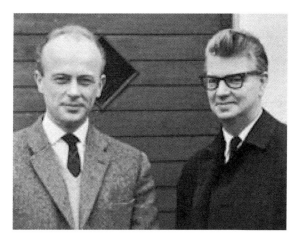

法尔克（左）与希勒普

转往哥德堡大学（Göteborg University）担任药理学系主任，邀请希勒普一同前往；于是希勒普以借调方式在哥德堡大学工作了三年。1962年，希勒普又转往卡洛林斯卡研究院担任组织学教授，但他不幸于1965年因黑色素瘤过世，享年不满四十九岁。

由于希勒普的英年早逝，使得法尔克—希勒普法的优先权出现争议；卡尔森一路强调他与希勒普的合作关系，而刻意贬低法尔克的贡献。将近四十年后，卡尔森终于因多巴胺的工作获颁2000年诺贝尔生理学或医学奖；他在得奖演说中几乎完全不提法尔克的贡献，因此引起法尔克的不满，发文抗议[1]，给诺贝尔奖又增添了一桩争议公案。

希勒普在卡洛林斯卡研究院虽然只待了短短三年不到，却收了十位医学生到他的实验室工作；希勒普给他们安排了不同的论文研究题目，基本上都是利用法尔克—希勒普法来探讨脑中的生物胺；这些学生在希勒普过世后成立了生物胺小组（The Amine Group），相互扶持[2]。他们的成就非凡，在不到十年内完整建立了脑中生物胺的详细分布，以及在各种生理、药理与病理情况下的变化，卡洛林斯卡研究院也因此成为化学神经解剖学的重镇。

虽然法尔克—希勒普法自20世纪80年代起，逐渐由使用荧光抗体的组织免疫化学法取代，但这项被称作自高尔基、卡哈尔以来最重要的神经组织学进展，仍在科学史上享有一席之地，给中枢神经的化学传导理论放上最后一块基石，神经药理学也因此开展，给许多神经与精神疾病的成因与治疗奠定基础，影响至今不衰。

––––––––––––––

[1] 法尔克的抗议，可见下网页：http://falck-hillarp.se/the-beginning-of-the-true-story/。

[2] https://pdfs.semanticscholar.org/2946/0c8338fa90904c76c0f76aa87fbe3bef1a71.pdf。

第五节　整合神经生理学

任何介绍神经生理学源起的文章或专书，都不会忘了提及这门学问的祖师爷：谢灵顿（Charles Sherrington，1857—1952）。谢灵顿曾被誉为自哈维以来最重要的英国生理学家，他于1906年出版的专书《神经系统的整合作用》（*The Integrative Action of the Nervous System*）也可与哈维的经典著作《论动物心脏与血液之运动》相提并论；我们不禁要问：谢灵顿究竟有何德何能，可以享此盛名？

我们翻开今日的生理学教科书，里头可能已经看不到谢灵顿的名字，但会有突触（synapse）、膝跳反射（knee jerk）、神经交互投射（reciprocal innervation）、大脑运动区（motor area）、本体感（propioception）、伤害觉（nociception）、去大脑强直（decerebrate rigidity），以及最后共同通路（final common pathway）等名词与观念，这些都是谢灵顿的贡献。如果删除这些内容，那么"体姿与动作控制"这部分内容也就所剩无几了。

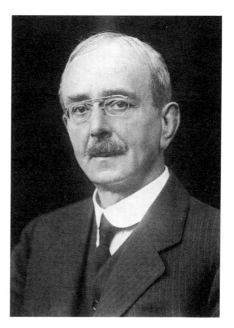

谢灵顿

谢灵顿同戴尔、巴甫洛夫一样，属于大器晚成型的研究者。他与多数人不同，1875年高中毕业后就直接进入伦敦的圣托马斯医院习医，四年后才进入剑桥大学就读。在大学就读期间，他进了弗斯特的生理学实验室学习，接受兰利与盖斯克尔的直接指导。他在取得学士学位后又回到医院，接受未完成的临床训练。其间，他获得了一份生理学研究奖学金，在弗斯特的推荐下，前往德国波恩大学普夫吕格尔（Eduard Pflüger，1829—1910）与斯特拉斯堡大学戈尔兹（Friedrich Goltz，1834—1902）两位生理学家的实验室游学。此外，他还分别前往西班牙与意大利参与当地霍乱爆发的调查，之后又在柏林大学知名病理学家菲尔绍与细菌学家柯霍的实验室待了将近一年，结识许多著名的德国生理学家，包括亥姆霍兹、杜布瓦—雷蒙等人在内。

回到英国后，谢灵顿在医院工作了几年，1891年才终于在伦敦大学的布朗生理与病理研究所取得正式的职位，开展他的研究工作，这时他已三十四岁了。谢灵顿之所以踏入神经生理的研究，是源自一项争议：1881年在伦敦召开的国际医学大会中，德国生理学家戈尔兹根据破坏狗大脑皮质的实验，得出"大脑皮质没有功能分区"的结论，这与英国神经学家费里尔（David Ferrier，1843—1928）"刺激动物运动皮质可引起身体特定部位肌肉收缩"的结果相左，因此大会特别成立调查委员会进行仲裁，谢灵顿也自动请缨，参与调查研究。1884年，他与兰利联名发表调查结果报告，那也是他发表的第一篇论文。

由此经验，谢灵顿认为当时研究大脑皮质的技术还不够成熟，因此他转而研究脊髓。他利用简单的解剖学与生理学研究技术（刺激与破坏），有系统地定出了脊髓神经的分布区域，像是最早的感觉神经皮节图

（dermatome map），就是谢灵顿建立的。他最重要的发现之一，是骨骼肌上头的神经元不全是由脊髓腹根发出的运动神经元，而有1/3甚至更多属于传入背根的感觉神经元，这是之前的解剖学与生理学家所忽略的。

谢灵顿还发现，反射动作除了由单纯的感觉输入与运动输出形成的反射弧外，还有更复杂的交互投射：输入神经会越过脊髓中线，通往控制身体另一半的对侧，引起相反的作用，像是一脚抬起，另一脚则伸直，一手缩回，另一手则往前伸，以维持身体平衡。因此，谢灵顿提出了神经整合作用的观念，这也成为他传世著作的书名。

谢灵顿发现"去大脑"（decerebrate）的动物四肢出现强直现象，显示以四足行走的动物具有对抗重力、维持站立的脊髓反射（去大脑后特别明显）；至于以双足直立的人，身上也会表现出去大脑强直，这显示人类与其四足祖先的演化关联。从造成强直的抗重力伸肌（extensor）的持续收缩，谢灵顿发现了维持肌肉长度的伸张反射（stretch reflex），也就是位于肌肉内的肌梭与肌肉两端的肌腱传达了肌肉长度与张力的讯息，可以让我们随时知道肢体的位置与承受的力量；当肌肉被拉长时（包括地球表面随时都存在的重力对身体造成的拉力），位于肌梭的感觉神经末梢会感到兴奋，把讯息传回脊髓，使运动神经元兴奋，造成肌肉的收缩。敲击膝盖骨下方韧带引起小腿前弹的膝跳反射，是最出名的伸张反射。

1895年，谢灵顿接受新成立的利物浦大学生理系聘请，前往担任教授兼主任；他在利物浦大学待了十八年，那是他研究成果最丰硕的时期。除了1904年应邀赴美国耶鲁大学讲授系列讲座，并于两年后将讲稿结集成《神经系统的整合作用》一书外，他还分别为弗斯特及谢弗编著的两本生理学教科书撰写神经系统的章节，奠定了他在神经生理学领域的权威学者的地位。1913年，牛津大学生理学讲座教授出缺，遴选委员认定谢灵顿为唯一人选，而不考虑其他人；他在该职位一直做到1935年才以七十八岁高龄退休。

除了研究出色外，谢灵顿还是诗人、作家及出色的老师，并有"神经生理学的哲学家"之称。他出版过诗集与多本非科学著作，他指导过的学生及研究员里有三位获得了诺贝尔生理学或医学奖，除了先前提过的埃克尔斯外，还有分离、纯化及量产盘尼西林的弗洛里（Howard Florey，1898—1968；1945年得奖）与研究视网膜电生理的格拉尼特（Ragnar Granit, 1900—1991；1967年得奖）。此外，著名的美国神经外科医师库欣（Harvey W. Cushing, 1869—1939）与加拿大神经外科医师彭菲尔德（Wilder Penfield, 1891—1976）也都曾师从谢灵顿学习。

对于教学之道，谢灵顿曾经说过："经过数百年来的牛津大学经验，我们大概知道怎么样教给学生现有的知识；但面对科学研究的大幅增长，我们已不能墨守成规，而必须学习如何教会学生面对未知的问题。这可能还需要再过几百年才办得到，但我们不能，也不愿逃避这项挑战。"这可是所有大学教师都必须面对的挑战。

第六节　脑部高级功能的研究：行为与意识

虽然谢灵顿几乎以一人之力，建立了我们对神经系统运作方式的认识，但他（包括他的学生埃克尔斯）却不愿意对意识的运作有过多的猜测，而宁愿相信有个独立的心灵存在。在我们对脑中神经连结与运作有更多了解之前，这其实是科学家"知之为知之，不知为不知"的实事求是态度，尤其是以还原研究法为主的神经生理学家。

行为与意识的研究，一早属于心理学的范畴；心理与生理的分野，可说是心物二元论的最佳例证之一。由于心灵意识的不可捉摸，所以早先的心理学研究，都以观察及内省为主，与以思辨论证为主的哲学差别不大，而与属于实验科学的生理学有相当差距。随着研究方法与工具的进步，如今的实验心理学早已归入神经科学的大旗之下；神经科学家也终于可以在活体动物与人脑中，一窥其运作情况，并可着手建立所有神经连接的图谱。虽然这么做离真正解开意识的奥秘还有段距离，但神经科学家的共识是：意识是脑部整体功能的呈现，没有脑中诸多神经细胞的协同运作，也就没有意识可言。这一层认识，就是从研究DNA改行研究脑部运作的诺贝尔奖得主克里克（Francis H.C. Crick, 1916—2004）所提出的"惊异假说"[1]。

至于意识的基本组成，离不开大脑学习与记忆的功能；最早对学习的行为机制建立起实验方法的，是俄国消化生理学家巴甫洛夫（参见第六章"消化生理简史"）。话说巴甫洛夫在他的实验狗身上发现了消化作用的神经控制，包括狗只要看到食物，甚至还没有吃入口中，就会刺激唾液与胃液的分泌。由于狗的唾液腺分泌十分敏感，也比胃液容易收集，因此巴甫洛夫利用了唾液分泌的有无及数量多寡，当作"食欲"的指标。

---

[1] 这也是克里克于1994年出版的科普著作书名：*The Astonishing Hypothesis*。该书序言即开宗明义，点出全书要旨："人的心灵活动全部是由神经细胞、胶质细胞、以及由其组成的原子、离子与分子所引起，并产生影响。"

尤有甚者,他还发现当狗看到固定喂食的工作人员走近时,也会分泌唾液。显然,狗从经验中学会,看到某人就等于看到食物一般。

巴甫洛夫将食物造成的唾液分泌,称为"非条件反射"(unconditioned reflex),因为这种反射可说是天生的,不需要学习;反之,他将其他与食物产生关联的人或事物所引起的唾液分泌,称为"条件反射"(conditioned reflex),因为这种反应需要与非条件刺激进行多次配对,才会产生(在此,食物这种天然刺激称为"非条件刺激",与之配对的人或事物则称为"条件刺激")。如果原来给狗喂食的人员一连几天出现时都没有带来食物,那么狗的这项条件反射行为就会逐渐减弱(extinction)。

经由测定唾液分泌这种简单的生理反应,巴甫洛夫得以针对心灵意识的黑箱作业进行探讨。他发现,狗不但可对具有特定物理性质的对象产生条件反射,它们甚至还可以分辨不同的频率、色泽以及形状。例如他

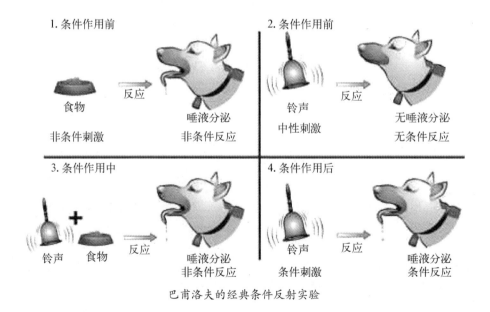

巴甫洛夫的经典条件反射实验

可以训练狗对每分钟跳60下的节拍器反应，但对跳40下的同一个节拍器则不反应。

由于狗的条件反射很容易受到其他的外来刺激干扰，为此巴甫洛夫还设计了全新的建筑，不单墙壁厚实，外围有壕沟环绕，实验室还有防震设计。位于其中的实验狗，除了接受引起条件反射的刺激外，所有其他的声光刺激一律加以隔绝，甚至人员的进出都尽量避免，喂食及实验进行都由特别设计的机器代劳，包括唾液的收集在内。这种实验室有个特别的名称，叫"寂静之塔"（Tower of Silence）。

事实上，巴甫洛夫所发现的，是一种记忆与学习的生理表现，离了解心灵意识还有相当一段距离，但对于20世纪初方才萌芽的神经科学而言，却是了不起的突破。科学家终于有了客观的方法，可以研究心灵的运作。对于长期受到宗教信仰钳制的社会而言，试图以物质的原理来解释心灵的运作，可是对上帝的大胆僭越；为此，巴甫洛夫还与信仰虔诚的妻子起过争执。

除了发现实验狗可以学会不同的条件反射外，巴甫洛夫还发现不同的狗会出现不同的反应：有的狗只要重复几次就可以建立反射，有的则一试再试，仍然失败。巴甫洛夫甚至把这样的实验结果，推广到人类身上；他认为比起德国人及英国人来，俄国人的神经系统就不够平衡，而这可能进一步导致了俄国社会不够进步。他在晚年，还进行了改进人类神经系统的研究计划；可想而知，那是太过单纯且一厢情愿的想法。

从发现条件反射后，巴甫洛夫的研究大多数都与动物的思想及情绪有关，他称之为"高级神经活动的生理学研究"，也就是脑生理学。1927

年,他将有关条件反射的研究结集出版,书名为《条件反射:大脑皮质活性的研究》(*Conditioned Reflexes: An Investigation of the Physiological Activity of the Cerebral Cortex*),该书迅速被译成多国文字,条件反射也因此成为巴甫洛夫最出名的研究成果,甚至超过他之前获得诺贝尔奖的消化生理研究。

百余年来,条件反射的实验模式已成为研究学习与记忆的标准模式,迄今不衰,甚至包括情绪反应在内,但其机制却花了更长时间,才逐渐揭开。由于神经元的难以再生一向"恶名昭彰"(从脑中风与脊髓受伤的病人可见一斑),因此卡哈尔早在1894年就提出学习的基础不在于神经元的增生,而在于强化现有的神经连接。1949年,加拿大心理学家赫伯(Donald Hebb, 1904—1985)提出假说,认为相邻两神经元之间的连接,可因持续兴奋而加强;至于如何加强,赫伯则没有答案。

20世纪60年代后期,挪威神经科学家勒莫(Terje Lømo, 1935—   )在进行博士论文研究期间,发现脑中海马体的神经细胞连接可因连续快速刺激而反应增强,并可持续一段时间。他把这个现象定名为"长时程增强效应"(long-term potentiation, LTP)。LTP连同反方向的"长时程减损效应"(long-term depression, LTD),是目前公认的学习与记忆的基本机制,也给赫伯的理论提供了直接的证据。五十多年来,从活体动物到离体脑薄片,从细胞外电生理记录到分子生物学技术,LTP研究已走了相当长的路,建立了神经可塑性(neuroplasticity)的生理基础。

神经可塑性指的是神经的连接并非固定不变,而可表现出用进废退式的变化;这是学习与经验的基础,更是康复医学的根据。20世纪60年代初,美国心理学家罗森茨威格(Mark Rosenzweig, 1922—2009)发现,

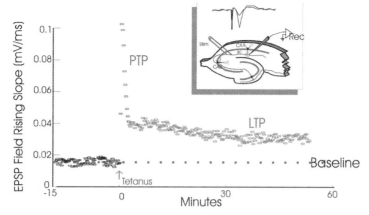

长时程增强效应的实验结果：经强直刺激（tetanus）后，突触后兴奋场电位（EPSP）的上升斜率在出现短暂的后强直增强（PTP）之后，维持在长时程增强的幅度（Baseline→LTP），达50分钟以上。

饲养在丰富环境（空间较大，有同伴相陪，有旋转轮可运动，有玩具可玩，以及摆设经常更动等）里的老鼠，其脑部的重量、厚度、神经递质数量、神经之间链接，以及神经突起分支等，都有增加；同时，这些动物在学习跑迷宫的测试上，表现也较好。显然，脑部的发育并非全由先天遗传决定，后天环境的刺激也扮演了重要的角色。这种神经可塑性的例证多不胜数，而且不限于成长发育期，给"活到老学到老"的传统智能提供了科学的证据。

　　20世纪60年代中期，美国神经科学家坎德尔（Eric Kandel，1929—　　）不顾许多同行的劝阻，决定以软体动物海兔（Aplysia，又名海蛞蝓）作为研究学习与记忆的动物模型。他的理由是海兔的神经系统相对简单，只有两万个神经元（哺乳动物脑中有上千亿个），大多集中于9个神经节；同时其神经元的直径长达1毫米，是哺乳动物神经元的50倍大，肉眼可见，方便做细胞内记录。最后，海兔有几个简单的反射（缩鳃与缩排水管)可用来研究学习与记忆的各个方面,包括习惯化(habituation)、去习惯化(dishabituation)、致敏化(sensitization)、经典条件反射(classical conditioning)以及操作性条件反射(operant conditioning)等。

坎德尔与同事发现,神经突触连接在学习过程中会有强度的改变,因此产生习惯化或致敏化。进一步研究发现,突触连接强度的改变有许多层面,从突触连接的面积、神经递质的释放量,到突触后受体的数量与突触后神经细胞内的信号转换不等。因此,就算是单一突触的变化,也可改变突触信号传递的强度;卡哈尔的先知卓见,再次得到证实。

此外,坎德尔与同事还利用刺激海兔身上不同部位(条件刺激),与引起反射的刺激(非条件刺激)配对,形成巴甫洛夫式的经典条件反射,进而探讨其分子机制;因此,纯粹由行为学研究所建立的心理学观念,终于可以用细胞与分子的机制解释。坎德尔因此贡献,获颁2000年的诺贝尔生理学或医学奖。①

20世纪末,神经科学还有一项重大发现,就是神经细胞不像之前所认定的那么死板,成年后就只有死亡一条路,无法再生;科学家发现少数脑区(如海马体、嗅球)仍存在神经干细胞,可不断形成新的神经元。事实上,早在20世纪60年代就有人提出报告:成年哺乳动物脑中仍可发现新生的神经元,之后还有更多的研究支持神经元新生理论;只不过任何古老教条都有许多支持者,撼动不易;一直要等到1998年才有瑞典与美国的神经科学家合作,提出人脑也有神经元新生的证据,才把"成年神经元无法再生"的教条给送入坟墓。

---

① 与坎德尔同时获奖的,还有先前提过发现脑中多巴胺功能的卡尔森,以及另一位美国神经科学家格林加德(Paul Greengard,1925—2019);格林加德的贡献,是阐释了神经信号传递的细胞内机制。

第七节　结语

人脑被称为人体最后一块未知领域。几千年来,其构造与功能困扰了无数智者,直到19世纪末才开始让人一窥堂奥。迄今百余年来,神经系统历经显微解剖、电生理、神经化学、神经药理、分子生物,以及计算机科学等许多学科的联合进击,已不再如是神秘。随着计算机储存与计算功能逐渐强大,甚至有许多人预测,再过二三十年,人工智能将超越人脑,并取得独立性。到时机器将与人类并存于世,不是取代人类就是与人合而为一;这些人给该情况取了个名字,叫"奇异点"(singularity),说是"人类历史织锦出现断裂的一刻"。包括英国天文物理学家霍金在内的许多人也都发言警告,说人工智能(artificial intelligence, AI)的发展将危及人类的生存。

人工智能是否终将取得自我意识与自我改进的能力,进而对人类造成威胁,非作者所能置喙;但奇异点的提倡者还有一项预测,说是可将人的思想与记忆扫描成可存入计算机内存的数字档案。这样一来,就算人的肉体会因老病而腐朽,但人的心灵可保永生。这种想法十分吸引人,在科幻小说与电影中也已屡见不鲜;但只要是懂得一点人脑如何组成及运作的生物学家,大概都不会认为那是可以办到的事。因为神经系统的运作靠的是神经元的活性及其连接,一来其组合方式无穷,且瞬息万变,再来其信息传递方式与计算机处理器以0与1的数字运作的方式截然不同,无从让人扫描记录起。

　　不论如何,神经生理以至于整体神经科学研究的重点,是对于人脑的运作有更深入的了解,这也是人类对于"人之所以为人"这个终极问题的追求。虽然目前我们对神经系统的基本运作已有相当认识,但离完全解开大脑高阶功能的奥秘仍有一段距离。"人脑完全了解人脑"的吊诡问题是否能够解决,且让我们拭目以待。

第八章

内分泌生理简史：
从肾上腺素到 G 蛋白耦合受体

第一节　绪言

由许多称为腺体（gland）的独立器官所组成的内分泌系统，大概是人体诸多系统当中最晚为人所知的系统[①]。内分泌腺属于无管腺（ductless gland），与唾液腺、胃腺、胰腺以及汗腺、泪腺等具有管道通向消化道或体外的外分泌腺不同。由于没有特定的分泌管线，内分泌腺直接将分泌物排入细胞外液，再进入血液循环全身。19世纪法国生理学家贝尔纳最早提出内分泌（internal secretion）一词，但他并不清楚腺体的分泌物是什么，又如何作用，因此把肝脏分泌葡萄糖也视为内分泌；一直要到19世纪与20世纪之交，内分泌腺的神秘面纱才由英国的生理学家揭开。

在众多内分泌腺体当中，性腺（主要指男性的睾丸）大概是最早为人所知的腺体，去势也是人类最早会动的手术之一，用作刑罚（宫刑）或制造后宫仆役（太监）。其余如脑垂体、松果体及甲状腺等，在2世纪罗马医生盖伦的著作中已有描述；肾上腺则由16世纪的意大利解剖学家欧斯泰奇所报告；至于肉眼不可见的胰岛，则要等到19世纪后半叶，才由德国病理学家朗格汉斯（Paul Langerhans，1847—1888）在显微镜下发现。

进入20世纪以后，研究人员陆续发现体内许多其他系统的组织器官

[①] 免疫系统是另一个，其性质与内分泌系统类似，都是利用体液与循环系统运作；但免疫学已成独立学门，故此不列入本书讨论范围。

也具有内分泌的功能,好比胃肠道、大脑、肾脏、心脏、肝脏等;因此,内分泌是许多组织细胞都具有的功能,不再由腺体器官所独享。虽然如此,传统的内分泌系统仍然是体内两大控制系统之一(神经系统是另一个),调节生长、代谢、体液平衡、生殖等功能。

虽然我们对腺体及其分泌的了解,是相当晚近的事,但因腺体失常(通常是出现增生或坏死)而引发的疾病,却早为人知;像巨人症、侏儒症、甲状腺肿、黏液水肿(myxedema)、糖尿病等,都是自古即有的病症,只不过病因未知。一直要到19世纪,病理生理学家才逐渐将两者连在一起;譬如1835年爱尔兰医生格雷夫斯(Robert J. Graves,1796—1853)发现后来以他的名字命名的格雷夫斯症(Graves' disease),病因是甲状腺的功能过盛;1855年英国医生艾迪生(Thomas Addison,1793—1860)发现的艾迪生氏症(Addison's disease,又名青铜症),病因是肾上腺出了毛病;1889年德国医生明科夫斯基(Oskar Minkowski,1858—1931)则发现胰脏和糖尿病的关联。

至于最早进行实验显示内分泌腺体功能的人,要算19世纪德国哥廷根大学的动物生理学教授贝特霍尔德(Arnold A. Berthold,1803—1861)。贝特霍尔德晓得将未成年公鸡去势是行之有年的做法,由此制造的阉鸡不单肉质鲜美,同时还消除了公鸡的主要性征,像突出的鸡冠、肉垂与鲜艳的毛羽,啼叫与攻击性行为,以及生殖能力(精子生成低落);因此,公鸡的睾丸极可能是造成公鸡与母鸡外形、行为与生殖能力不同的主要原因。贝特霍尔德不单将一批未成年公鸡去势,造成阉鸡,同时他还将切下的睾丸进行自体或异体移植,发现都能恢复阉鸡的性征与生殖能力。由于移植的睾丸恢复了血液循环而不是神经供应,所以贝特霍尔德推论:

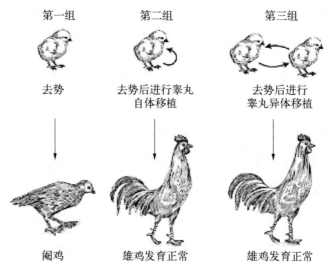

第一组　　　第二组　　　第三组

去势　　　去势后进行睾丸　　　去势后进行
自体移植　　　睾丸异体移植

阉鸡　　　雄鸡发育正常　　　雄鸡发育正常

贝特霍尔德最早显示睾丸具有内分泌功能的实验

睾丸必定分泌了某种物质进入循环,造成了雄性性征与生殖能力[1]。

　　贝特霍尔德的实验在19世纪后叶引发了一阵"回春疗法"(rejuvenated therapy)的风潮,那是由当时大西洋两岸知名的生理学家布朗—塞加尔(Charles-Édouard Brown-Séquard, 1817—1894)所提倡[2];后者拿自己做实验,将动物睾丸的萃取物注入皮下,宣称可以恢复老年人的青春活力。这种补充式疗法可算是激素疗法的滥觞,至今仍然不衰;且不说这种做法的副作用可能大于好处,光是布朗—塞加尔的萃取物里有多少活性物质,就很值得怀疑。

———————

[1] 然而贝特霍尔德却没有进一步推论,血液中可能也携带了某种可刺激睾丸的因子。性腺促素的存在,将于第十章"生殖生理简史"详述。

[2] 布朗—塞加尔生于英属毛里求斯(Mauritius),父亲是美籍船长,母亲是法国人。父亲在他出生前就因海难去世,他与母亲相依为命。他的童年与求学过程坎坷,母亲也在他念医学院时去世;他在蹉跎多年后,终于取得巴黎大学医学博士学位。之后三十年间,他曾多次往返大西洋两岸,前后在美国、英国及法国等地八所大学或医院任职;直到1878年他接替贝尔纳在法兰西学院的实验医学讲座一职,才算安定下来。他的研究成果丰富,在神经、心血管以及内分泌学都留下建树。

第二节　肾上腺素的发现

头一个被分离纯化的内分泌腺分泌物,是由肾上腺分泌的肾上腺素。肾上腺这个腺体名副其实,位于肾脏的上方,左右各一。如前所述,最早报告肾上腺功能失常会造成病人严重耗弱的,是英国医生艾迪生;他于1855年发表的著作里清楚描述了这种病人的症状,并与肾上腺的缺失连在一起。前面提到的布朗—塞加尔也于1856年提出报告,指出切除了肾上腺的实验动物会耗弱至死。然而,他俩都没有认识到,之前几年(1852年)瑞士裔德国解剖生理学家柯立克(参见第七章"神经生理简史")已然指出:肾上腺分成皮质与髓质两个部分,皮质类似一般的腺体,髓质则接近神经组织,两者各有不同的发生来源,也各有不同的分泌物。至于哪一部分是维生所必须,则要到20世纪20年代才获得确认:不可或缺的是皮质,而非髓质。

奥利弗与谢弗

1894年某日,英国乡村开业医生奥利弗(George Oliver, 1841—1915)前往拜访伦敦大学学院的生理学教授谢弗,希望谢弗能帮忙测试他从动物肾上腺所萃取的物质。根据奥利弗在自己儿子身上的测试,该萃取物会造成血管收缩。当日,谢弗正在狗身上进行血压测定实验,他虽然不相信奥利弗的宣称，但拗不过他的坚持，于是在实验结束后，从静脉注射了一剂奥利弗带来的肾上腺萃取液到实验狗体内。结果让谢弗大吃一惊，狗的血压直线上升，造成血压计的水银柱几乎到达顶点。经过重复验证之后，他俩的正式报告于1895年发表在《生理学杂志》；这是以实验显示激素生理作用的第一次正式报告（虽然当时"激素"一词尚未问世），在内分泌学研究史上，意义非凡。

阿贝尔与肾上腺素的分离

奥利弗及谢弗的报告中还指出，造成血压上升的原因，是微动脉收缩引起外围阻力增加；同时，造成血管收缩的活性物质来自肾上腺髓质，而非皮质。该论文发表后，马上就有许多实验室着手肾上腺活性物质的纯化工作，其中尤以美国约翰斯·霍普金斯大学药理学教授阿贝尔（参见第五章"泌尿生理简史"）的动作最快；从1897年起两年内，阿贝尔一连发表了三篇论文，详细报告了分离的步骤，以及终产物的化学组成（并非结构式）；因此，在许多记载里，阿贝尔是第一位分离出肾上腺素（也是第一种激素）的人。

阿贝尔是19世纪末、20世纪初美国知名的生理、药理及生化学家，他曾经在密歇根大学及约翰斯·霍普金斯大学跟随当时美国一流的生理学家学习，然后在欧陆各重要实验室留学达七年之久，并取得医学博士学位以及生理化学的训练。1891年，他回到母校密歇根大学出任全美第一位药理学教授。两年后，约翰斯·霍普金斯大学成立医学院，阿贝尔又被罗致前往主持药理学系。他是美国两份重要期刊：《生物化学杂志》

（*Journal of Biological Chemistry*，1905年创刊）及《药理及实验治疗杂志》（*Journal of Pharmacology and Experimental Therapeutics*，1909年创刊）的创始人，其历史地位可见一斑。

高峰让吉与肾上腺素的分离

阿贝尔虽然是最早提出肾上腺素分离报告的人，但他的结果并不完全正确（多了一个苯环），甚至其分离物也不具有生物活性（或极低）；因此，第一位分离出肾上腺素的荣耀还得让给日裔美籍的生化学家高峰让吉（Jokichi Takamine，1854—1922）。

高峰出生于日本高冈市（Takaoka），他成长的年代，适逢日本被迫开放门户，进入明治维新时期，因此他从小就接受了西方的科学及语文教育，大学时更弃医而主修化学。1879年，他接受日本政府选派，赴英国进修了四年，专攻肥料制造。1884年，他又代表日本政府前往美国参加博览会，认识了后来的美籍妻子，而于1890年起定居美国。

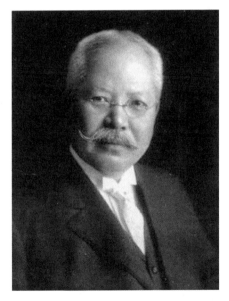

高峰让吉

高峰曾任职日本专利及商标局，因此晓得专利的重要性。他将东方人发酵酿酒用的米曲霉（Aspergillus oryzae）引进美国，又从米曲霉中提炼出淀粉酶（amylase，旧名diastase）

并申请专利,是美国第一个微生物产品的专利。他授权派德药厂以"高峰氏淀粉酶"(Taka-diastase)的商品名贩卖。该淀粉酶除了用于酿造业外,还打着帮助消化的名义,成为流行一时的口服消化药。

以淀粉酶的专利站稳脚跟后,高峰在纽约市建立了自己的实验室,着手分离其他具有潜力的药物。1897年,他读了阿贝尔分离肾上腺素的报告,觉得升血压的药物前景可期,于是也投入分离的工作。他从日本请了一位年轻的化学家上中启三(Keizo Uenaka)协助工作,而于1900年得出纯化的结晶。高峰于该年11月先行递出了专利申请(美国第一个激素产品的专利),然后才于次年发表正式报告。

事实显示,高峰此举极为明智,因为除了高峰外,任职派德药厂的阿德利许(Thomas B. Aldrich,1861—1938)也于1901年提出了纯化肾上腺素的报告(他在报告中承认高峰比他先得出结果)。阿德利许原本是阿贝尔的下属,1898年才转往派德药厂任职;显然他熟悉阿贝尔的做法,晓得其中还有问题,而加以改进。只不过高峰抢先申请了专利,派德药厂也只好继续与高峰合作,以Adrenalin®为商品名推出肾上腺素制品贩卖,这种产品成为当时医生随身所提药箱里必备药物之一。

高峰以日裔身份,在20世纪初排外的美国以专利致富,非常不容易。他极富生意头脑,在美国及日本成立过好几家化学及制药公司,都相当成功,可谓现代生物科技的先驱;不过,目前除了日本的三共株式会社(Sankyo Co., Ltd.)外,其余都已不存。高峰晚年致力于慈善事业及促进美日交流;像美国华府的潮汐盆地(Tidal Basin)周围每年春天盛开的樱花,就是高峰连同当时的东京市长于1909年共同捐赠的。

第三节　促胰液素的发现：激素命名

虽然肾上腺素是头一个被分离的激素，但激素一词及其作用原理还要多等几年才由另一位英国生理学家斯塔林提出。斯塔林的部分成就已于第三章"心血管生理简史"介绍过，他是19世纪末、20世纪初英国最杰出的生理学家之一。他既不是牛津剑桥等名校的毕业生，也未曾受教于夏培、弗斯特、谢弗等英国生理学名师，而是伦敦盖伊医院（Guy's Hospital）附设医学院的毕业生；这些医学院类似我们的七年制医学院，招收高中毕业生，像斯塔林入学时年方十六岁，二十二岁就以最优等成绩毕业。盖伊医学院以临床为主，并不鼓励基础研究，斯塔林可说是自学成功的学者。他在念医学院期间，受到一些良师益友的影响，曾利用长假前往德国海德堡大学生理学教授屈内（Wilhelm F. Kühne, 1837—1900）的实验室学习；屈内以发现胰蛋白酶（trypsin）及命名"酶"（enzyme）一词而知名于世。因此，斯塔林很早就醉心研究，不准备走临床开业的路。

斯塔林从1889年起在盖伊医学院担任生理学讲师，是盖伊医学院极少数的基础医学专任教师之一。他在极为拮据的条件下进行研究工作，并与任职伦敦大学学院的贝利斯结成好友，合作进行研究，完成了淋巴液生成机制的实验，以"斯塔林力"名留后世（参见第三章"心血管生理简史"）。

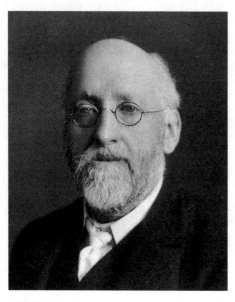
贝利斯

接着,他俩转向研究消化道生理,先是探讨了消化道的蠕动,接着则是胰液分泌(外分泌)的控制。1899年,伦敦大学学院的生理学教授谢弗决定接受爱丁堡大学的聘约,担任该校的生理学教授;经过一番明里暗地的竞争后,斯塔林终于如愿以偿,接任了谢弗留下的职位。他在伦敦大学学院任职凡二十八年,直到1927年去世为止。

1902年,斯塔林与贝利斯着手研究胰脏分泌至小肠(十二指肠)的消化液控制。之前俄国的生理学家巴甫洛夫认为,胰液的分泌完全是由迷走神经控制:当酸性食糜从胃进入十二指肠,刺激了位于肠壁的迷走神经末梢,由迷走神经的传入路径将此信号传入中枢神经系统,再经由迷走神经的传出路径前往胰脏,刺激了胰液分泌。然而斯塔林与贝利斯事先以手术仔细切除了实验动物(狗)小肠以及胰脏上头所有的神经纤维,再将酸性溶液注入十二指肠,发现仍可刺激胰液的分泌;因此他们认为:除了神经以外,胰脏分泌应该还受到其他的机制控制。

接下来,斯塔林与贝利斯进行了一项实验,建立了百年来内分泌学家用以发现新腺体及新激素的标准做法:他们刮下实验狗十二指肠的内膜,加入酸性溶液磨碎及过滤后,再把过滤液注入另一只实验狗的静脉。结果在几秒钟内,实验狗的胰脏就出现了分泌。显然,小肠内膜含有某种物质,能刺激胰液的分泌。斯塔林及贝利斯将该未知物质定名为"促胰液素"(secretin),并尝试了简单的定性及纯化工作;但限于当时化学技术的不够成熟,他们并未能将其纯化,化学组成和结构就更不用说了。一直要到1962年,才有人定出促胰液素的结构(参见第六章"消化生理简史"),是一条含有27个氨基酸的多肽(短链蛋白质的称呼)。因此,从第一个激素的发现,到其化学构造的确认,正好一甲子时光[1]。

　　1905年6月20日至29日,斯塔林应邀在英国皇家医学会地位最崇高的克鲁恩讲座(Croonian Lecture)做了一系列四场演讲[2],讲题为"身体功能的化学相关"(On the chemical correlation of the functions of the body)。在第一讲当中,斯塔林首次提出了"激素"(hormone)这个名词(取其希腊字源的"兴奋、激发"之义,音译则是"荷尔蒙")[3],来指称"由某个器官制造,利用血液循环输送,而作用于另一个器官的化学信使"。他还说:"生物体持续出现的生理需求,必然决定了这种物质的不断生成以及在全身的循环。"这个定义,至今仍然适用。

---

① 美国科学作家莱特曼(Alan Lightman)于2005年出版的《发现》(The Discoveries)一书中,选刊并评论了22篇20世纪最重要的科学发现论文;斯塔林与贝利斯1902年发表在《生理学杂志》的关于促胰液素的文章是其中之一,与爱因斯坦、克里克和沃森等人的文章并列。

② 这是纪念17世纪英国皇家学会及皇家医学会创始人之一克鲁恩(William Croone, 1633—1684)医师所成立的两个讲座之一,分别自1738年及1749年起,每年各遴选一位讲者。近代英国重要的生理学者都曾受邀做过演讲,其中也包括好几位欧陆与美国的学者,例如柯立克、亥姆霍兹、菲尔绍、卡哈尔、坎农及摩根(Thomas Morgan, 1866—1945)等人。斯塔林于1904年与1905年两年,先后担任这两个讲座的演讲者,可谓殊荣。

③ 关于hormone一词的来源有段逸事,记载于李约瑟(Joseph Needham, 1900—1995)于1936年出版的《秩序与生命》(Order and Life)一书。由于事发时李约瑟还在幼年,显然是从他的老师哈代(William Hardy, 1864—1934)处听说。据李约瑟书中记载,哈代有回邀请斯塔林前往剑桥,用餐时他们谈到斯塔林的新发现:促胰液素,决定应给这种经血液传递的传信分子取个通用的名字。于是他们征询剑桥同事、古典文学家维西(W.T. Vesey)的意见;维西提供给斯塔林的就是hormone这个词。

第四节　胰岛素的发现[①]

在肾上腺素与促胰液素之后,接下来发现的是更出名的胰岛素。糖尿病是历史悠久的人类疾病,问题出在身体不能利用最重要的能源——葡萄糖,以致有大量的葡萄糖堆积在血液,造成血管病变及病菌滋生;同时过多的葡萄糖从尿液流失,带走大量水分,造成病人又饥又渴。就算吃喝不断,患者仍然不断消瘦(蛋白质及脂肪都被分解用来制造更多的葡萄糖),增加饮食只会使情况变得更糟,因此中医称此疾为"消渴症"。在长期"饥饿"状态下,身体组织开始利用酮体;大量由脂肪及氨基酸生成的酮体带有酸性,会造成患者酸中毒。

在胰岛素发现以前,常用的糖尿病控制方法就是禁食。在每日不到1000千卡的热量、不含什么碳水化合物的严格饮食下,原本已经消瘦不堪的糖尿病患者更是枯瘦如柴,形同饿殍。这些人的体重可低至二十来公斤,成天躺在床上,连抬个头的力气也没有。他们就算不死于酸中毒造成的昏迷,迟早也是饿死。这些坐以待毙的悲惨情状,绝非现代人所能想象。

自1889年明科夫斯基发现胰脏和糖尿病的关联之后,就不断有人尝试分离胰脏中的神秘内分泌物质,也陆续有报道指出胰脏的萃取物具

---

① 胰岛素的一页发现史,之前已发表在作者的《科学读书人》(2003)。

有降血糖的作用；但不是效果不够好，就是副作用大，都没有得到同行的认可。直到1921年才由加拿大外科医生班廷（Frederick G. Banting, 1891—1941）与一位刚出校门的助理贝斯特（Charles Best, 1899—1978）在多伦多大学生理学教授麦克劳德（John Macleod, 1876—1935）的实验室取得成功：他们从狗的胰脏得出的萃取液不但可以降低糖尿病狗的高血糖，同时还改善了糖尿病的其他症状。在接下来的一年内，多伦多大学的团队发展出初步纯化胰脏萃取物的方法，并进行临床试验。他们将其中的有效物质定名为胰岛素（insulin）。

班廷是1917年多伦多大学医学院的毕业生。他就学期间，适逢第一次世界大战爆发，最后一年几乎没上什么课，整年只记了五页笔记（他后来自己承认所受医学教育并不完整），就被征召入伍成为陆军医官，并上法国前线参与了坎伯拉之役（Battle of Cambrai，坦克首次在战场上成功使用），因伤光荣退役。由于无法在大医院找到工作，班廷被迫到距离多伦多180千米远的小城伦敦开业。

由于诊所的生意甚是清淡，于是班廷在当地西安大略大学的医学院找到代课的工作；他对糖尿病的知识，也就是从备课时得来。1920年10月，他读到一篇病

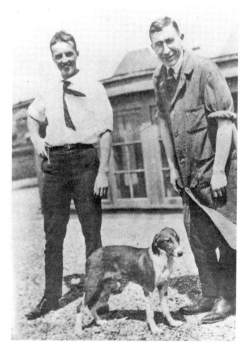

班廷（右）、贝斯特以及他们的实验狗

理报告,其中描述胰管遭结石阻塞的病人,其胰脏中分泌消化酶的外分泌腺组织有所萎缩,但胰岛细胞却存活良好。于是,班廷想到可以将狗的胰管以手术结扎,模拟结石阻塞的情况;等消化腺萎缩后,或许可以分离出胰岛中未知的降血糖物质。

终其一生,班廷都认为他灵光一现的想法是导致成功之源;经由他的鼓吹及二手报道的传播,这个说法也就流传下来。但实情是:胰管的结扎是完全没有必要的。因为胰脏所分泌的消化酶在进入消化道之前都处于非活化的状态,并不会将胰岛素分解;再者,在低温下将胰脏绞碎及以酒精萃取,都可去除消化酶的作用(这一点并非我们的事后之明,当年就有人指出)。因此,吊诡的是:班廷的成功,肇因于他对于研究背景知识的无知。

麦克劳德是苏格兰人,专长是碳水化合物的代谢生理,在英国和美国都有过完整的研究资历,1918年起在多伦多大学医学院任生理学实验室主任,后来还担任过美国生理学会的理事长,可见其学术地位于一斑。麦克劳德是个称职的研究者,熟悉医学文献,更擅长于整合现有的生理学知识,同时他也是个多产的作者。当毫无研究经验的班廷带着不成熟的想法前来找他帮忙时,他直觉的反应是之前已经有许多人试过且失败了,凭什么班廷这个无名小卒会成功? 或许他认为班廷的想法至少之前没有人做过,不妨一试;或许他想班廷好歹是个外科医生,给狗动起手术来大概没有问题;再者,麦克劳德每逢暑假都要回苏格兰老家休假,实验室多个人做事,未尝不好。于是他答应让班廷一试,并让刚从多伦多大学毕业,主修生理及生物化学的助理贝斯特帮忙;历史因此创造。

1921年5月中旬，班廷给第一只狗动胰脏切除手术；之前他可能从未动过类似手术，因此麦克劳德也在一旁协助。麦克劳德于6月中旬才离开多伦多，说他根本未参与实验的传言并不正确。由于技术问题，加上天气炎热及动物房条件不佳，动物的死亡率甚高：19只里就死了14只（当时还没抗生素可用）。存活下来的五只胰管结扎狗里，只有两只的胰脏有萎缩现象，其余因结扎不牢而效果不彰；但他们还是进行了萃取及注射的工作，也观察到降低血糖的结果。

以纯研究的角度来看，班廷及贝斯特的成果实在粗糙得可以；他们最早发表的两篇论文里也有许多的错误。要不是麦克劳德加入许多生理指标的实验结果，以及邀请生化学者科利普（James Collip, 1892—1965）加入研究，改进萃取及纯化的方法，班廷及贝斯特的初步成果是难以取信于人的。

为了解决量产与杂质的问题，他们与美国的礼来药厂（Eli Lilly and Co.）合作，成功地从屠宰场取得的动物胰脏中，分离出足以供应全球的胰岛素。在不到两年的时间内，胰岛素已在世界各地的医院使用，取得空前的成效。1923年10月，瑞典的卡洛林斯卡研究院决定将该年的诺贝尔生理学或医学奖颁给班廷及麦克劳德两人。班廷得知消息后，马上宣布将自己的奖金与贝斯特平分；稍晚，麦克劳德也宣布将奖金与科利普共享。

有关胰岛素的发现者，一开始就争议不断，就连先前许多被人遗忘的研究者，也有人声援。终其一生，班廷都认为麦克劳德抢了他及贝斯特的成果，恶言相向。1928年，麦克劳德终于离开多伦多，回到苏格兰的阿伯丁大学任教，并于七年后因病去世，享年仅五十九岁。

由于班廷是第一位得到诺贝尔奖的加拿大人，因此获得加拿大政府异常优渥的待遇，不但在多伦多大学享有研究教授的终身职位，同时还有个以他及贝斯特的名字命名的研究所。在科学研究上，班廷的成就有限，但他的个性与一生，却饶富戏剧性。班廷于第二次世界大战中，担任战时医药研究的主席，常驻英国。1941年，他于返英途中，因飞机失事而丧生，享年仅五十岁。

　　至于胰岛素的另外两位共同发现者，贝斯特及科利普，虽然没有得到诺贝尔奖的肯定，但他们后来的发展却更加出色，也安享天年。看来"诺贝尔奖是研究者坟墓"的说法，不是没有几分道理。

　　一般的记载都说当年帮忙班廷进行实验的贝斯特是位医学生，那并不正确。当时贝斯特刚从多伦多大学生理系取得学士学位，并获录取进入研究所就读。他是在1922年取得硕士学位后，才进入多伦多大学医学院就读，并于1925年以第一名的成绩毕业。

　　顶着"胰岛素共同发现人"的头衔，贝斯特接受了当时英国著名的生理学者戴尔（参见第七章"神经生理简史"的介绍）的建议，前往戴尔的实验室接受完整的研究训练，并取得博士学位。1928年，麦克劳德离开多伦多大学后，贝斯特便顺理成章地接替了他的位置，成为当时最年轻、最有潜力的生理学者。贝斯特也不负众望，在胰岛素的作用及抗凝血剂的发现上，有过重要贡献。他所编著的生理学教科书《贝泰二氏医学生理基础》（*Best and Taylor's Physiological Basis of Medical Practice*）曾流行一时，甚至在他过世后，还持续再版多年。

　　至于最后加入工作的科利普是加拿大艾伯塔大学生化系的教授，当时正在多伦多大学进行为期一年的进修假。他对于刚起步的内分泌学有极大的兴趣，因此密切注意班廷及贝斯特的胰脏萃取工作。当班廷在提取胰岛素上碰到瓶颈时，便邀请科利普加入帮忙。虽然后来科利普客气地说，他只不过做了任何一个生化学家都会做的事；但只要晓得蛋白质化学之复杂，以及九十多年前可用方法之贫乏的人，都能了解其工作的困难度。科利普后来在许多激素的分离工作上，都有过重要贡献。他还担任过麦吉尔大学的生化系主任，以及西安大略大学医学院的院长，成就非凡。

胰岛素的发现虽然拯救了数以百万计的糖尿病患者的生命，但那还只是治标，并非治本，缺少胰岛素的患者终生都得仰赖胰岛素的注射，随时注意血糖的控制，避免出现并发症。更麻烦的是，糖尿病还不止一种，有更多所谓成年型（2型）的糖尿病患者，体内并不缺少胰岛素，而是由于过胖、少动，及饮食过度，导致身体组织对胰岛素反应下降，无法有效利用过多的能源才发病。尤其现今中年以上的同胞，年轻时大都相当苗条，体内脂肪细胞数目有限（成年后数目不再增加）；而近些年吃得太好，导致每个脂肪细胞都满载，无法吸收摄入的更多能量，也就容易出现糖尿病的症状。对这种为数更多的2型糖尿病患者来说，补充胰岛素就没什么用，运动、减重、注意饮食才是良方。

胰岛素发现迄今虽然已有九十多年的历史，但胰岛素可算是最难了解的激素之一，其作用之多样，机制之复杂，至今仍未全盘解开。当年班廷等人分离的胰岛素只是粗制品，真正的结构决定，要到1955年才由英国的生化学家桑格（Frederick Sanger, 1918—2013）完成，桑格也因此获颁1958年的诺贝尔化学奖。

胰岛素的一级结构被解开后，就有人开始尝试化学合成的工作，其中包括中国的科学家在内。那是1958年"大跃进"的年代，为了不落人后，新成立的上海中科院生化所提出了人工合成蛋白质的想法；由于胰岛素是当时唯一的一级结构为人所知的蛋白质，于是顺理成章成为目标（中科院上海有机化学所与北京大学化学系后来也加入工作）。然而胰岛素与一般单链的蛋白质不同，带有A与B双链，之间以两个双硫键接合（A链本身还有一个双硫键）。为保证分别合成出来的A与B链能形成正确的双硫键，中科院生化所的研究人员先拿纯化的胰岛素做拆解与重合的工作，并在1959年底取得成功；但因保密要求，这项成果迟至1961年才发表。

至于合成的工作更是困难，也花了更长时间，直到1965年9月才取得成功（正式发表是在1965年11月），是世界上第一个人工合成的具有完全活性的蛋白质。当年中国强调团队合作，参与工作的人员很多，在此仅列出带头的几位：中科院生化所的钮经义（1920—1995）和邹承鲁（1923—2006），有机化学所的汪猷（1910—1997），以及北大化学系的邢其毅（1911—2002）；他们与早期领头的中国生理学家一样，都有留学欧美、取得博士学位的经历（参见第十一章"林可胜、协和医学院与中国生理学发展史"）。

然而，同时期还有德国的查恩（Helmut Zahn, 1916—2004）与美国的卡佐亚尼斯（Panayotis Katsoyannis, 1924—　　）两个实验室也分别进行了同样的工作，并在1963年发表报告。虽说查恩与卡佐亚尼斯论文发表的时间早于中国科学家，但他们合成的羊胰岛素只具天然胰岛素的部分活性。不过因多数人并不清楚这点，造成目前国外许多报道（包括Wikipedia）都说查恩与卡佐亚尼斯是最早以人工合成胰岛素的人，中国科学家的努力则遭到忽视。

在固相合成法还没有发明的当年,人工合成较大型的蛋白质是费时费力的工作,虽然人工合成胰岛素确实是个里程碑,但创新性不高,没有得到诺贝尔奖的青睐,也是意料中的事,尤其是之前诺贝尔化学奖已颁给人工合成多肽激素(血管加压素与催产素)的杜维尼奥(1955年)与解开胰岛素一级结构的桑格(1958年)。

因胰岛素研究而间接获奖者还有一位,就是1977年的诺贝尔生理学或医学奖得主耶洛(Rosalyn Yalow,1921—2011)[1]。耶洛和同事伯森(Solomon Berson,1918—1972)发现长期注射胰岛素的糖尿病患者血中含有某种球蛋白,能与胰岛素产生结合;经分析后,发现该球蛋白是针对胰岛素的抗体。由于人体本身就有胰岛素,因此对胰岛素产生抗体是件不可思议的事,他们最早(1955年)报道此发现的论文也遭到《临床研究杂志》(*Journal of Clinical Investigation*)的退稿。耶洛一直保留当年的退稿信,过了二十二年得到诺贝尔奖后,她取出该信发表在《科学》杂志上;由于信上有当时杂志主编的签名,还引起其后人去信抗议。

上述问题出在当年给病人注射的胰岛素,都来自屠宰场的动物胰脏。虽然动物的胰岛素对人体也有作用,但其氨基酸组成与人胰岛素仍有少数的差异;免疫细胞就针对这点差异,产生了特别的抗体。目前以基因工程制备的人类胰岛素,已无此问题。耶洛及伯森利用这种抗原抗体的专一性

---

[1] 其实还有一位诺贝尔奖得主霍奇金(Dorothy C. Hodgkin, 1910 —1994)也研究过胰岛素,她是以X射线晶体学的方法于1969年定出胰岛素结晶的三维构造;她1964年得奖的工作,是定出盘尼西林与维生素B12的结构,并不是胰岛素的。霍奇金在得奖演说中提到了正在进行中的胰岛素研究,但直到1969年才完成。中国科学家则在20世纪70年代初完成了分辨率更高的胰岛素晶体结构。

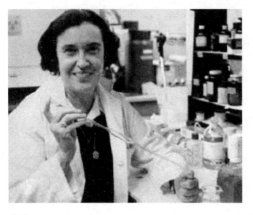

反应，加上放射性元素作为追踪剂，发展出"放射免疫测定法"（radioimmunoassay）来测定血中的微量激素及任何能产生抗体的物质，从而彻底改变了内分泌学的面貌（激素在血液中的含量甚低，无法以传统的物理化学法或生物测定法测得）。

耶洛

第五节　内分泌学与诺贝尔奖

由于内分泌学是进入20世纪后才开展的新兴学门，也由于内分泌学与有机化学、生物化学、细胞学、分子生物学等学科的关系密切，因此诺贝尔生理学或医学奖及化学奖曾多次颁给与内分泌研究有关的学者，从诺贝尔奖得主的工作，也可略窥内分泌学的进展。

最早获奖的内分泌研究者，是1909年的诺贝尔生理学或医学奖得主，以切除甲状腺手术知名于世的瑞士医生科赫尔（Emil Kocher, 1841—1917）；科赫尔的无菌手术操作使得切除甲状腺的死亡率从75%降至1%以下。严格说来，除了手术对象与内分泌腺体有关外，科赫尔对内分泌学的贡献有限。

早期得奖的内分泌学者，多数进行的是激素分离与纯化的工作，除了先前提过的胰岛素（1923年获奖），还有1939年的化学奖颁给分离纯化性腺激素的德国生化学家布特南特（Adolf Butenandt, 1903—1995）与克罗地亚化学家鲁日奇卡（Lavoslav Ružička, 1887—1976）；1950年的生理学或医学奖颁给分离肾上腺皮质激素的美国化学家肯德尔（Edward Kendall, 1886—1972）、瑞士化学家赖希施泰因（Tadeus Reichstein, 1897—1996）与美国医生亨奇（Philip Hench, 1896—1965）；1955年的化学奖颁给分离、定序及合成脑垂体后叶激素的美国生化学家杜维尼奥（Vincent du Vigneaud, 1901—1978）；1958年的化学奖颁给发明蛋白质定序方法（最先用在胰岛素）的桑格；1977年的诺贝尔生理学或医学奖颁给分离、纯化及定序下丘脑激素的吉耶曼（Roger Guillemin, 1924—　）与沙利（Andrew V. Schally, 1926—　）[1]。但分离纯化了许多脑垂体前叶激素，并定出其蛋白质结构的华裔化学家李卓皓（Choh Hao Li, 1913—1987；参见第十章"生殖生理简史"），以及纯化并定序数十种肠道多肽（包括促胰液素与胆囊收缩素）的穆特（参见第六章"消化生理简史"），却成了遗珠之憾。

1947年的诺贝尔生理学或医学奖颁给了美国生化学家科里夫妇（Carl Cori, 1896—1984；Gerty Cori, 1896—1957）以及阿根廷生理学家奥赛（Bernardo Houssay, 1887—1971）。科里夫妇的得奖成果是厘清了肝糖的代谢机制，并没有直接研究内分泌激素，但他们后续的研究则使用了肾上腺素与胰高血糖素（glucagon）等激素来研究糖类代谢，他们的学生之一，苏德兰（Earl Sutherland, 1915—1974），就因此研究而发现了激素作用的机制之一（活化第二信使cAMP，参见下节），获颁1971年的诺贝尔生理学或医学奖。

至于奥赛，则是因为发现脑垂体前叶分泌的激素在糖类代谢中扮演一

---

① 下丘脑激素的一段追猎史，将于第九章"神经内分泌生理简史"详述。

角而得奖，算是以研究激素生理作用获奖的第一人，也是南美洲的第一个诺贝尔生理学或医学奖得主。奥赛发现，切除脑垂体前叶有助于改善糖尿病的症状，因此得出脑垂体前叶激素具有升血糖作用的结论。由于奥赛并无纯化的脑垂体激素可用，因此他也无从得知是哪个脑垂体激素有此作用（目前已知是生长激素）；再来，脑垂体前叶分泌至少六种激素，切除该腺体将造成甲状腺、肾上腺与性腺都出现问题，绝对不是可行的临床疗法（一如切除睾丸来治疗前列腺癌或切除卵巢来治疗乳癌，都不是治本之道，害处多于好处）。因此，以今日的标准而言，奥赛的获奖成就相当薄弱，得奖的一个考虑可能是当时阿根廷处于军事强人贝隆（Juan Domingo Perón，1895—1974）的专政之下，奥赛因言论贾祸而遭国立大学解聘，被迫成立私人研究所，所以诺贝尔奖委员会此举不无声援之意。

第六节　激素的作用方式

虽然激素经由血液循环可周游全身，但每种激素只会作用于特定的靶器官，而不会任意到处作用；造成这种专一性的源头，是细胞表面或内部具有可与激素结合的特定蛋白质，这种蛋白质称为受体（receptor）。受体的观念来自20世纪初英国生理学家兰利，用来解释药物的作用，他使用的名词是接受性物质（receptive substance）[1]。

---

[1] 与兰利同时代的德国医生埃利希（Paul Ehrlich, 1854—1915）从细菌毒素的作用方式，提出体细胞表面带有能与毒素结合的支链假说（side-chain theory），是另一位被公认最早提出受体观念的科学家。

一开始，由于受体只是个概念性物质，看不见也摸不着，因此遭到许多怀疑与批评；像与兰利同时代的另一位英国生理学大佬戴尔就说："受体只是另一种形式的推论性说法。"甚至到20世纪70年代初，最早以实验显示有两种肾上腺素受体（α及β）的美国药理学家阿尔奎斯特（Raymond Ahlquist, 1914—1983）也说："受体的说法只不过是用来解释组织对药物反应的抽象概念罢了。"

虽然受体蛋白的实际分离与纯化，以及结构的决定与基因的克隆，是进入20世纪70年代以后的事，但受体的概念却对药理学研究有莫大的帮助，不论是激动剂（agonist）与拮抗剂（antagonist）的作用，以及药物动力学（pharmacokinetics）与药效学（pharmacodynamics）的研究，前提都离不开药物与受体的结合，激素的作用也不例外。

内分泌学家很早就知道，蛋白质类激素与固醇类激素的作用位置不同，一在细胞表面，一在细胞内部。那是因为蛋白质（包括小型多肽）不只分子量大，同时还不具脂溶性，不能轻易通过细胞膜进入细胞；因此，蛋白类激素必须先与位于细胞表面的受体结合，才能产生作用。反之，固醇类激素不单分子小，且具脂溶性，轻易就能进入细胞内；因此，固醇类激素的受体位于细胞质甚至细胞核内。

前面提到的1971年诺贝尔奖得主苏德兰，就是发现了蛋白类激素作用于细胞表面受体后，会先在细胞内生成cAMP这个小分子（ATP的衍生物），然后再由cAMP活化细胞内的酶，产生作用；因此，激素属于原始的第一信使，cAMP则称之为第二信使（second messenger）。

后续的研究进一步发现，激素与受体结合，到活化生成cAMP的腺苷酸环化酶（adenylyl cyclase）之间，需要有鸟苷三磷酸（guanosine triphosphate，GTP）以及与GTP结合的一组蛋白参与；这组蛋白由三个亚基组成，统称为G蛋白。G蛋白扮演着中间人的角色，具有不同形式，可以兴奋也可以抑制腺苷酸环化酶的活性，造成cAMP的增加或减少。两位美国生化学者，吉尔曼（Alfred Gilman，1941—　）与罗德贝尔（Martin Rodbell，1925—1998），就因G蛋白的研究获颁1994年的诺贝尔生理学或医学奖。

最早为科学家分离纯化的受体是尼古丁型乙酰胆碱受体（nicotinic acetylcholine receptor，nAChR）。1970年，法国生理学者尚热（Jean-Pierre Changeux，1936—　）利用台湾大学药理学科李镇源（1915—2001）与张传炯（1928—　）所分离的蛇毒蛋白[1]，把它从电鳗的发电器官分离出来，只不过这项成就并没有得到诺贝尔奖的肯定。一直要到2012年，诺贝尔化学奖才颁给了分离纯化肾上腺素受体蛋白并克隆其基因的美国生化学家莱夫科维茨（Robert Lefkowitz，1943—　）与科比尔卡（Brian Kobilka，1955—　）。肾上腺素受体属于G蛋白耦合受体（G protein-coupled receptor，GPCR）的家族成员，GPCR则是成员数目最多，被研究得最透彻的受体家族。

事实上早在2004年，诺贝尔生理学或医学奖就已经颁给了GPCR的基因克隆研究，只不过该批GPCR属于嗅觉受体，而非神经递质或激素的受体，获奖人是两位美国分子生物学家艾克塞尔（Richard Axel，1946—　）与巴克（Linda Buck，1947—　）。人类的嗅觉受体多达四百种左右，整个哺乳类当中则有上千种，属于GPCR家族最大宗成员。此

---

[1] 李与张二人分离的雨伞节蛇毒（bungarotoxin，又名银环蛇毒素），是强力的尼古丁型乙酰胆碱受体拮抗剂（因此产生毒性），可做钓饵，将胆碱受体分离出来。

外，视网膜上负责感光的受体：视紫质（rhodopsin），也属于GPCR的成员，由此可见GPCR家族的庞大与功能的多样化。

第七节　结语

内分泌学建立至今，不过百年出头，从内分泌器官的确认，到激素的分离鉴定与分泌控制，再到基因的克隆，早已成为一门极其庞大与复杂的学科，与神经科学分庭抗礼。尤其是现代人常见的"三高"疾病（高血压、高血糖与高血脂），都与激素的调控有关。因此，在可见的未来，内分泌学与神经科学一样，都将是生物医学研究人员持续关注，且不断有新发现的学科。

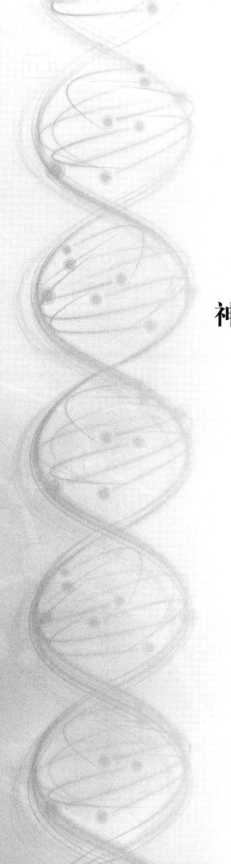

第九章

神经内分泌生理简史：
追猎下丘脑激素

第一节　神经系统与内分泌系统的关联

世间学问的演变，经常会历经"见山是山、见水是水"，然后"见山不是山、见水不是水"，最后再回到"见山是山、见水是水"的过程；神经内分泌生理的一页发展史，就是最好的写照。

从前两章的介绍，我们知道神经系统与内分泌系统是体内的两大控制系统，其构造与作用方式各不相同；前者属于有管线系统，使用电化学的传导与作用，后者属于无管线系统，借由分泌激素进入循环系统而影响靶器官。然而近一百年来的研究发现，这两个系统的差异并不如表面看来那么大，两者之间不单互动频繁、相互影响，同时，腺体细胞可能放电，神经细胞也可能具有内分泌的功能。因此，神经与内分泌系统可能合而为一，成为单一的神经内分泌系统；神经内分泌学也成为20世纪新兴的学科之一。

从后见之明来看，体内的两个控制系统之间如果各行其是，就好比行政部门之间因缺乏联系协调而造成的施政混乱一样，会引起生理的失调；因此两者之间的互动是必然且必要之事。至于这两个系统之间如何互动，就是神经内分泌学的一页发展史了。

第二节　沙勒夫妇与神经分泌

　　1928年，一位年轻的德国学者沙勒（Ernst Scharrer, 1905—1965）发表了他的博士论文，其中描述了在一种硬骨鱼脑部的下丘脑切片中，发现类似内分泌的细胞，同时这种神经细胞与脑垂体的关系密切。沙勒称这种现象为"神经分泌"（neurosecretion）。

　　科学上许多新发现，都经过遭人怀疑及不相信的阶段，神经分泌的观念亦然。沙勒发表神经分泌的年代，不要说内分泌系统尚未全盘建立，就连神经系统的化学传导理论也都还处于萌芽阶段，未能完全说服相信"神经以电性传导"的人士。沙勒遭到了当时许多学界大佬的驳斥，因此，他得提供更多更坚实的证据，才可能取信于人。

　　谈到沙勒夫妇（the Scharrers），神经内分泌界的同行都知道是指沙勒和他的夫人贝尔塔（Berta Scharrer, 1906—1995）。贝尔塔是当年极少数进入高等学府就读，并立志从事学术研究的女性。他俩在慕尼黑大学求学时代就结识，并同时拜在费里施（Karl von Frisch, 1886—1982；1973年诺贝尔生理学或医学奖得主，以研究蜜蜂行为而得奖）门下。贝尔塔虽然也取得了博士学位，但学术界一直有条不成文的规矩，就是夫妻不得在同一单位任职；因此长达二十年之久，贝尔塔随着沙勒转换过四五个工作单位，一直都在没有头衔、没有薪水的条件下进行研究。这一点，大概是新一代的女性完全无法想象的。

打从一开始，沙勒夫妇就以神经分泌为共同研究主题，但也做了区分：沙勒继续以脊椎动物为实验对象，贝尔塔则以无脊椎动物为主。这样的安排不但可以维持共同的主题及兴趣，彼此可互相支持，同时各人也有各自的研究成果，各领一片天地，不至于让人说是"妻以夫贵"，或是"夫以妻贵"。

沙勒夫妇于1933年起，在德国法兰克福大学开始他们的学术生涯；然而没过多久，就碰上了德国纳粹掌权，并通过相应的公务人员任用法规，禁止任何犹太裔在公家机构任职（也包括公立大学在内），使得学术界笼罩着一片肃杀之气。沙勒夫妇并非犹太裔人士，但他们无法忍受自由的学术风气受到政治的污染，于是开始想办法离开德国。

由于沙勒同时有哲学博士及医学博士学位，是积极备战的德国政府所器重的人才，要得到出国许可并不容易。所幸沙勒申请到美国洛克菲勒基金会的奖学金，打着出国进修一年的名目，与贝尔塔两人随身带了两只皮箱，每人按规定结汇了4美金，于1937年来到美国，开始了他们的新生活。

第三节　下丘脑与脑垂体后叶

一般通俗的介绍会说脑垂体是所谓的主腺，控制了包括甲状腺、肾上腺以及性腺在内的周边内分泌腺体，也控制了生长及泌乳等生理功能。其实，脑垂体受到了位于上方的脑部控制，是脑中一块称作"下丘脑"区域的奴隶,而非真正当家做主的人。同时,脑垂体还分成前后两叶:前叶才是真正的腺体,后叶只是脑组织的延伸而已。如前文所述,沙勒发现的神经分泌,与脑垂体后叶的关系密切。

自19世纪末起,就有英国的生理学者开始研究脑垂体后叶萃取物的功能,其中包括发现肾上腺素功能的谢弗、赫灵(Percy Herring,1872—1967)、戴尔,以及发现促胰液素的斯塔林和他最后一位助手维尔尼(Ernest Verney,1894—1967)等。他们发现,脑垂体后叶萃取物具有升血压、抗利尿、促进子宫收缩,以及造成乳汁射出等功能。脑垂体后叶如发生病变,患者会出现尿崩症,其症状包括排出大量稀释尿液及极度口渴等。同时,临床上也使用脑垂体后叶的萃取物,作为引发及协助孕妇生产的物质。

脑垂体后叶激素属于最早一批被发现、确认功能,以及纯化合成的内分泌激素。上述最后一项工作,是由美国康奈尔大学医学院的生化学家杜维尼奥于1953年完成的,他也因此贡献获颁1955年的诺贝尔化学奖。脑垂体后叶激素一共有两种,一是具有升血压、抗利尿作用的血管加压素[vasopressin,又名抗利尿激素(antidiuretic hormone,ADH)],另一是促进子宫及乳腺平滑肌收缩的催产素(oxytocin);这两种激素属于多肽(各由9个氨基酸组成),存在于脑垂体后叶称作赫灵体(Herring's bodies,以发现人赫灵的名字命名)的分泌小囊中。只不过它们究竟来自何处,却因为沙勒的报告,而引起了争执。

早在19世纪末,就有解剖学家发现,脑垂体后叶的组成以胶质细胞(glial cell)为主(这是神经组织的辅助细胞,提供支撑、供给营养、防御等功能),既不是腺体细胞,也不是神经细胞。同时,近代最伟大的神经组织学家，西班牙的卡哈尔发现，脑垂体后叶有许多来自下丘脑神经元的神经轴突末梢；沙勒在硬骨鱼脑中发现的分泌性神经元，似乎就是通往脑垂体后叶的神经元。

为了证明神经分泌是普遍的现象，而非特例，沙勒从鱼类、爬虫类、鸟类，一路研究到哺乳类；其夫人贝尔塔则从海兔、圆虫、果蝇等无脊椎动物着手，最后则固定以蟑螂为材料。这种比较解剖学的研究路数，在当年以形态学为主的研究中，可是相当有力的工具；因为他们在所有研究过的动物神经组织中，都发现了类似的分泌现象，可见那是常态，而非特例。贝尔塔更因此研究，成为昆虫神经内分泌系统的专家，开展了一个新的领域。

话说沙勒夫妇因不齿纳粹政权的作为，而于1937年逃离德国，来到美国；十年内他们转换了四个工作场所，从芝加哥大学到纽约洛克菲勒医学研究所，再到克里夫兰的西储大学，最后落脚在丹佛的科罗拉多大学，才算稳定下来。但受制于夫妻不得在同一单位任职的不成文规矩，贝尔塔一直是在没有正式头衔，也不领薪的条件下默默研究。1955年，纽约市爱因斯坦医学院成立，邀请沙勒前往担任解剖学系主任，同时也打破惯例，聘请贝尔塔为正教授。在取得博士学位二十五年以及发表许多论文之后，贝尔塔终于得到了学界的承认。

不过，沙勒的神经分泌理论还要得到另一位同行巴格曼（Wolfgang Bargmann, 1906—1978）的协助，才更为世人所接受。巴格曼是沙勒在德国法兰克福大学工作时就结识的朋友，他也看过沙勒的组织切片，印象深刻。之后，沙勒远走美国，巴格曼则留在德国，两人更因第二次世界大战爆发而失去联络。战后，巴格曼在满目疮痍的德国基尔（Kiel）大学重新起步,主持该校的解剖学系;他收到的第一封来自国外的信件,就是沙勒的。沙勒向巴格曼报告了神经分泌的研究进展,以及未解的难题:下丘脑分泌性神经细胞与脑垂体后叶神经末梢的关联。

于是,巴格曼将原本用来给胰脏内分泌细胞染色的方法,用在狗脑的切片上,结果清楚显示:位于下丘脑视上核及室旁核的巨大神经细胞①,发出连续不间断的神经轴突,直接通往脑垂体后叶。脑垂体后叶激素来源的谜题,终于得到了解答。1951年,巴格曼与沙勒在《美国科学家》(*American Scientist*)杂志共同发表了一篇文章《脑垂体后叶激素的源头所在》("The Site of Origin of the Hormones of the Posterior Pituitary"),自此,"神经分泌"的现象也得到学界的承认。

第四节　下丘脑与脑垂体前叶

谈到脑垂体,不能不提其拉丁字源pituita,其实是"痰液"之意;那是因为脑垂体位于大脑下方,以漏斗形小柄与下丘脑相接,好似接受大脑的排泄物一般。早在2世纪,盖伦就提出这种说法;他还认为脑垂体的分泌物可通过分隔颅腔及鼻腔的筛骨,以鼻涕的形式排出。这种说法虽然不实,却支配了西方传统医学达一千五百年之久,直到17世纪才遭到推

---

① 下丘脑体积不大,却有不下六个独立的神经核(神经细胞的聚集处)存在,成对分布在第三脑室的左右两侧;视上核(supraoptic nucleus)与室旁核(paraventricular nucleus)是其中两个,其余的神经核则与脑垂体前叶的控制有关,还有一个视交叉上核(suprachiasmatic nucleus)是生物钟所在。

翻：筛骨上的小孔，是嗅神经的出入口，与脑垂体分泌无关。有趣的是，盖伦的想法也不算完全错误：如前文所述，脑垂体后叶确实接受了来自脑部神经的分泌物；只不过那些分泌并不是废物，而是具有重要生理功能的激素。

脑垂体的功能，一直要到20世纪，才逐渐揭开；理由之一，是脑垂体深藏头部的中心位置，不容易在人体及动物身上研究；再来，脑垂体前叶及后叶掌管的功能繁复，一一厘清，得花上不少功夫。许多脑垂体的功能之所以为人所知，主要还是来自脑垂体病变造成的身体失常，像是巨人症、侏儒症、乳溢症、尿崩症等；其余诸如甲状腺、肾上腺及性腺功能的失常，经常也可上溯至脑垂体出现肿瘤或坏死。

最早在人身上成功切除脑垂体肿瘤的手术，是维也纳医生弗勒利希（Alfred Fröhlich, 1871—1953）于1901年完成的；接着，美国外科医生库欣进一步将这种困难的手术发扬光大。到了20世纪20年代，美国解剖学家史密斯（Philip E. Smith, 1884—1970）在蝌蚪及大鼠身上进行脑垂体切除手术，并取得成功。于是，科学家拥有了方便的实验动物模型，脑垂体前叶的功能也得以逐一解开。自1930年起，包括华裔学者李卓皓在内的研究人员，更逐步将脑垂体前叶分泌的六种激素分离纯化，脑垂体的功能也不再如是神秘（参见第十章"生殖生理简史"）。

然而，陆续有研究显示，脑垂体前叶的功能，可能受到位于上方的下丘脑影响；这一点，以脑垂体调控生殖及肾上腺的功能，最为明显，譬如季节性发情、反射性排卵，以及应激反应等，都需要神经系统及脑垂体的共同运作。只不过与后叶不同的是，脑垂体前叶上头找不到什么来自下丘脑的神经投射；因此，如果下丘脑真的影响了前叶，必定使用了与控制后叶不同的方式。

1742年,法国医生利厄托(Joseph Lieutaud,1703—1780)在他编著的解剖学教科书中,描述了连接下丘脑与脑垂体的小柄构造。他发现该小柄并非如盖伦所述,是个空心漏斗,而属实心构造;更有趣的是,利厄托描述了小柄外围,有顺着小柄走向的细小血管分布。这项早期的观察虽然正确,但受限于当时的知识,利厄托并未能对该血管的功能提出解释,甚至还遭到同行的驳斥;因此,这项发现也湮没在尘封的典籍当中,直到两百多年后,才重新被人发掘。

20世纪初,罗马尼亚的病理学家赖纳(Francisc I. Rainer,1874—1944)在进行尸体剖检时发现,死前有过激烈挣扎的人,脑垂体小柄上的血管会特别清晰可见。赖纳并没有正式发表这项观察所得,但私下告知了一位医学生波帕(Gregor T. Popa,1892—1948)。在赖纳的帮助下,波帕于1925年获得洛克菲勒基金会的奖学金,前往美国及英国深造,并于1928年任雅夕(Iasi)大学的解剖学教授。波帕在英国进修期间,与伦敦大学学院的菲尔丁(Una L. Fielding,1888—1969)合作,于1930年及1933年在《解剖学杂志》(*Journal of Anatomy*)上各发表了一篇文章,详细描述了连接下丘脑与脑垂体的血管构造。头一篇论文中有极为精美的手绘插图,虽然其中有误(多出了两条脑垂体动脉),但已成经典。由于这段血管连接了位于下丘脑及脑垂体前叶的两个微血管丛,符合门脉血管(portal vessel)的定义[1],因此,波帕将其命名为脑垂体门脉(人体最出名的门脉系统,是连接胃肠道与肝

---

[1] 一般的血管连接,是从心脏发出动脉,经微血管、静脉再回到心脏,中间不会形成两个微血管丛,也就没有门脉;肝门脉与脑垂体门脉是两个例外。

脏的肝门脉）。

虽然波帕与菲尔丁详尽的解剖学研究指出，下丘脑与脑垂体前叶的连接靠的是血管而非神经，但血液在该门脉血管中流动的方向，却不是解剖死尸的研究方法可以确认的。他们最早的推论，说该门脉血管的流动方向，是从脑垂体往上到下丘脑，就是错的，还受到来自哈佛大学解剖学家的实验驳斥，所以波帕也亟欲澄清这一点。

波帕对英国的研究环境情有独钟，在长达九年的时间内，他每年都会花四到六个月时间待在英国剑桥大学。波帕在剑桥的研究工作，得到一位医学生哈里斯（Geoffrey Harris，1913—1971）的协助；哈里斯虽然还是位学生，但因表现出色，获颁一份奖学金，正进行学士论文的实验，主题是兔子反射性排卵的神经控制。因此，波帕与哈里斯两人结合了彼此的长处，在麻醉的活体兔子身上进行复杂的开脑手术：从兔脸侧面切断颧弧、下颚分支、嚼肌、外翼肌及部分腮腺后，打开头骨，拨开颞叶抵达下丘脑与脑垂体的所在，就可以挤压或切断脑垂体门脉。

比起从副咽部从下往上的开脑方式，这样的手术对动物伤害性颇大；但他们还是给26只兔子动了手术。其中9只在实验过程中死亡，另外2只只活了三天，7只存活五到五十天，还有6只则超过五十天。他们将观察所得联名发表在1938年的《解剖学杂志》，并在文章中宣称，脑垂体门脉当中的血液，是从脑垂体往下丘脑的方向流动。不过，这个结论仍是错的。多年后，哈里斯说，他和波帕忘了显微镜下看到的影像，正好上下颠倒，因此他们把血流方向给弄反了。这个有趣的插曲，在哈里斯精彩的研究生涯中，只能算是个简短的序曲罢了。

第五节　神经内分泌学之父哈里斯

之前介绍过几位人称"生理学之父"的人物，以及他们开创性的贡献；就神经内分泌这门20世纪新兴的学问而言，除了先前介绍的沙勒夫妇外，另一位获得"神经内分泌学之父"称呼的重要人物，就是在医学生时期协助罗马尼亚解剖学家波帕进行活体实验，试图解开连接下丘脑与脑垂体之间门脉血流走向的哈里斯。

哈里斯出身英国剑桥大学，受教于著名生殖生理学家马歇尔（Francis H.A. Marshall，1878—1949；参见第十章"生殖生理简史"），研究雌兔的排卵控制。兔子属于反射式排卵动物，也就是说除非有性行为刺激，否则它们不会排卵；很显然，卵巢受到神经系统的影响。如果在进行性行为后，将雌兔麻醉或注射去甲肾上腺素的拮抗剂，都可以阻断排卵，也进一步佐证神经系统参与控制了反射式排卵。

不过，当时已知：卵巢排卵的过程，直接受到脑垂体前叶分泌的激素（促黄体生成素，LH）刺激；因此，由阴道及子宫颈接收到的感觉信号，在传入中枢神经系统后，必定以某种方式传给了脑垂体前叶，才促使促黄体生成素的分泌。至于其详细机制，则困扰了早期的生理学家相当时日。

哈里斯学士论文的部分实验，是将金属电极植入兔脑下丘脑部位，然后通以微量电流刺激，发现可刺激卵巢排卵；该结果显示：下丘脑确实可以影响脑垂体前叶的激素分泌。至于下丘脑是利用神经纤维直接投射，还是利用血液循环作为媒介，将讯息传给脑垂体，则经过相当漫长且激烈的争议。

由于因缘凑巧，年轻的哈里斯于1935年协助了来剑桥访问的波帕，练习用活体动物动脑部手术，露出位于大脑中央底部的下丘脑及脑垂体，以直接观察并切断连接下丘脑与脑垂体的小柄；虽然他和波帕将血流方向弄反了，但这个经验却成为哈里斯日后研究的利器。

在伦敦完成了四年住院医师训练后，哈里斯回到剑桥重拾研究，以取得医学博士学位。在同事格林（John D. Green，1917—1964）的协助下，他终于确认，脑垂体门脉血液其实是从下丘脑往脑垂体的方向流动；因此，下丘脑极有可能分泌某些未知物质，经由门脉血流输送，抵达脑垂体。这就是出名的"神经血管控制脑垂体理论"，是奠定神经内分泌学的基石，也是哈里斯最重要的贡献，让他获得了"神经内分泌学之父"的尊称。

美妙的理论必须有坚实的证据支持，才能流传后世。自20世纪40年代中叶起，哈里斯以一系列设计精巧且实施完美的实验，逐步证实了他提出的理论。首先，他在大鼠身上，以手术切断连接下丘脑与脑垂体的小柄，发现由脑垂体控制的生理功能（譬如生殖）就失去了。然而另一位知名的英国研究员祖克曼（Solly Zuckerman，1904—1993）以雪貂为实验动物，却未能重复哈里斯的结果；祖克曼将报告发表在《自然》上，对哈里斯的理论造成严重威胁。

为此，哈里斯特地前往祖克曼在伯明翰大学的实验室，用显微镜观察其雪貂脑垂体柄的组织切片。他发现祖克曼的动物在切断脑垂体柄后，很可能出现了血管再生的现象，因此脑垂体功能得以恢复。为了证实此点,哈里斯也以雪貂为对象,重复该实验。他甚至在某些动物的脑垂体柄切断处,插入一小片蜡纸,以防止血管再生。结果一如预期:脑垂体门脉的再生与否,与雪貂生殖功能的恢复之间,具有十足相关。

然而,祖克曼却不承认自己的实验有瑕疵,在1954年的一场学术会议中,与哈里斯进行激辩,甚至到了动气的地步,让与会者侧目。祖克曼不单是位学者,还是个决定英国科学政策的重要人物,一生过得多彩多姿;但对于这个问题,他始终坚持己见。1978年,祖克曼在一篇以《怀疑的神经内分泌学家》(*A Skeptical Neuroendocrinologist*)为题的文章中,仍重复他对脑垂体门脉存在及功能的怀疑[①];他还说:"不晓得2000年的科学家,对于控制脑垂体前叶功能的看法会是如何。"在此可以确定,时序进入21世纪,我们仍相信哈里斯的理论是正确的。

此外,哈里斯还进行了一系列脑垂体移植的实验。他发现:将实验动物的脑垂体从原来的位置取出,移植到体内其他血液循环充分的所在,可以维持脑垂体细胞的存活,但是由脑垂体前叶所控制的身体功能都丧失了;如将脑垂体移回原本位于下丘脑下方的位置,则可恢复大部分功能。这个实验再度证实:脑垂体前叶受到下丘脑分泌的物质所调控。1955年,哈里斯发表了《脑垂体的神经控制》(*Neural Control of the Pituitary Gland*)一书,将他近十年的研究做一总结;该专书也成了神经血管控制脑垂体理论的"《圣经》"[②]。

---

① 参见Meites,Donovan,and McCann. (1978) pp. 401—411。

② 2015年英国内分泌学会为了纪念《脑垂体的神经控制》一书出版60周年,特别于旗下《内分泌杂志》(*Journal of Endocrinology*, 226 [2], 2015)刊载"神经内分泌学60周年"(60 Years of Neuroendocrinology)专题。除了十来篇回顾神经内分泌学发展史的论文外,还有三位硕果仅存的,与哈里斯共事过的学者撰写的回忆文章。

第六节　追猎下丘脑激素

在确定了脑垂体前叶受到下丘脑的分泌物控制之后，接下来顺理成章的工作，就是分离及纯化下丘脑分泌的物质。自1955年起，欧美两地有好些实验室都同时积极进行这项工作，哈里斯自然是其中之一。但一来这些物质的含量不高，再来其成分多属于小型蛋白质（多肽），必须使用大量下丘脑组织，经由多重生化分离步骤，加上灵敏的生物测定法分析，才可能成功；这些都不是生理学家的长项，而是有机与生物化学家的。同时，这种研究所需的花费，也不是一般使用少数几只活体动物进行实验的生理实验室负担得起的；因此，研究经费一向拮据的英国实验室（如哈里斯的）比不上经费充足的美国实验室，也是意料中的事。

美国的研究人员里用力最多、竞争最激烈，并最后取得成功的，是吉耶曼（Roger Guillemin, 1924—　）与沙利（Andrew V. Schally, 1926—　）两位；他俩的经历有许多相似与交集之处：一来他们都不是土生土长的美国人，而分别是法国与波兰移民；再来他们都先在加拿大的蒙特利尔大学与麦吉尔（McGill）大学（都在蒙特利尔市）取得博士学位后，才到美国工作。两人年纪虽只差一岁多，但吉耶曼的起步较早，自1953年起就在德州休斯敦的贝勒医学院任职；沙利则迟至1957年拿到博士学位后，才前往美国进行博士后研究。沙利选择的实验室正是吉耶曼的，理由无他，因为他们的兴趣与目标相同，都是分离下丘脑激素。

早在1955年，吉耶曼与沙利分别在休斯敦和蒙特利尔两地，发现将下丘脑取出进行体外培养，其培养液中含有刺激脑垂体增强肾上腺皮质功能的因子；他们将该未知因子命名为肾释素（CRH）[1]，并着手进行分离纯化。最早的实验结果出来当天，吉耶曼回家跟太太说："今后你可不用担心我在学术界混不下去了。"这话虽然不假，但说得早了些。

在1957—1962年间，沙利与吉耶曼共事了有五年之久；由于分离纯化CRH的工作比想象中困难太多，再加上许多旁观者的冷嘲热讽，说他们寻找的是"尼斯湖的水怪"及"喜马拉雅山的雪人"[2]，导致他俩的关系开始恶化。于是沙利寻求自立门户的机会，最后在路易斯安那州新奥尔良市的荣民医院建立自己的实验室。

几年的合作经验下来，虽然没有真正的发现，但他俩都有相同体认：下丘脑激素的含量微乎其微，分离的规模不能再像传统激素那样，从几百到几千个腺体就可得出结果。吉耶曼和沙利分别使用了几十万到上百万头动物的脑组织，重量以吨计算；同时生化分析也用上工业界量产的规模，像超大型的组织研磨器及高达两米的色层分析管柱。先起步的吉耶曼用的是羊的脑组织，另起炉灶的沙利则用了猪的；他想就算赶不上吉耶曼，也希望结果有所不同。

自1962年分家后，两人又辛苦了七年，其间相互攻讦不断，也花了美国纳税人大笔银子。就在1969年美国国家卫生院准备停止他们的经费

---

[1] 下丘脑激素的命名，多是在脑垂体前叶激素的名称后面加上"释放激素"或"抑制激素"而得，例如促肾上腺皮质激素释放激素（CRH）、促甲状腺激素释放激素（TRH）、促性腺激素释放激素（GnRH）等；为方便阅读起见，在此简化为释素或抑素，例如肾释素、甲释素、性释素等。这些下丘脑激素在分离纯化前，被称为因子（factor），故此早期文献中常见CRF、TRF、LRF等名称，如今则统一称为激素。

[2] 见Nalbandov（1963）pp. 511—517。

支持前夕,他俩的实验室几乎同时分离了第一个下丘脑激素:不是CRH,而是与控制甲状腺有关的甲释素(TRH),只有3个氨基酸大。

再过两年,沙利的实验室取得胜利,分离出第二个下丘脑激素,为控制性腺的性释素(GnRH),由10个氨基酸组成。又过二年,吉耶曼扳回一城,分离出抑制生长激素的体抑素(GHIH,又名somatostatin),有14个氨基酸大。1977年,在同时起步的二十二年后,他俩终于并肩踏上红地毯,从瑞典国王的手中接过诺贝尔奖。颁奖典礼的照片中,两人虽并排站立,但脸各朝一方。

至于CRH的分离,还要再等上四年,但不是由吉耶曼或沙利的实验室完成,而是由吉耶曼先前的学生维尔(Wylie Vale, 1941—2012)从吉耶曼当年废弃不用的标本中,分离而得。CRH有41个氨基酸大,纯化起来的确困难许多;从知道它的存在,到分离纯化,前后整整花了1/4世纪的时光。

第七节　神经内分泌学现况

下丘脑激素的发现,只不过是给神经内分泌的生理研究揭开序幕而已,后续的研究发现,神经分泌并非少数下丘脑神经元的专属特例,而是神经化学传导的通性。20世纪80年代,神经多肽接二连三地发现,许多原本存在于胃肠道及周边器官的多肽,也都发现存在于神经系统,由神经细胞生成及分泌,其数量已高达百种之多。这些神经多肽所扮演的角色从神经递质到神经调质（neuromodulator）[①]不等，参与的生理功能则遍及所有生理系统。因此，"神经与内分泌本属一家"的说法再次得到佐证，"神经内分泌"一词似乎也变得有些多余。

即便如此，神经与内分泌这两大控制系统间的互动，仍是研究生理功能调控的学者不可避免的主题，从心血管、泌尿、消化，到生殖功能的调控，都离不开这两个系统，缺一则不完整；近期对食欲与代谢控制的研究更是如此。回首神经内分泌学不满百年的历史，会让我们对整合性生理学的发展有更深切的体认。

---

① 神经调质与神经递质一样都是由神经元合成，并于突触释放，作用于突触后神经元；但神经调质的作用以调节改变神经递质的作用为主，本身的作用则不明显。

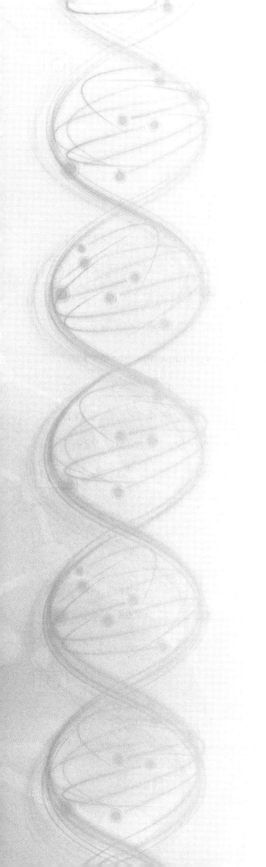

第十章

生殖生理简史：
从避孕到辅助生殖

第一节　绪言

　　人(以至于生命)从哪里来？是自古以来就困扰无数智者的问题，最常见的答案与解释来自各地的神话与宗教，但内容大都一样，说地球生命来自神的创造，是为"神创论"(creationism)①。在显微镜发明以前，肉眼不可见的孢子与生殖细胞无从为人知晓，所以"腐草生萤""腐肉生蛆"甚至"处女怀孕"等现象，成为"自然发生说"(spontaneous generation)的基础，与神创论分庭抗礼。一直要到18—19世纪，才有科学家以实验方法驳斥了自然发生说，证明现存生命只能来自生命，而不会无中生有；这些科学家中，以意大利的斯帕兰札尼(Lazzaro Spallanzani, 1729—1799)与法国的巴斯德(Louis Pasteur, 1822—1895)最为出名。至于最初的生命如何生成，20世纪中也有人提出各种理论，并以实验证明：在合适条件下，有机化合物可从基本的元素生成；只不过确切过程可能永远也难以为人所尽知。

　　生命如何出现的问题，并不是生理学家的研究课题，他们关心的是下一代如何产生的问题，这也就是生殖生理的内容。对既存生命而言，产生新生命是为了物种的延续，而不是为了个体存活；少了生殖功能的

――――――――――――

① 还有个理论是说地球生命来自外星球，是所谓的外源论(exogenesis)；还有一个类似的理论称为泛种论(panspermia)，是说生命可随着流星与小行星散布在太空中各个星体。只不过这两种理论对于生命的起源，仍未提供答案。

男女，仍可终享天年，可为明证。因此，在所有生理系统与功能的研究当中，生殖生理长期位于边陲地位，经常遭到忽视；譬如在诺贝尔生理学或医学奖的百余年历史以及两百多位获奖人当中，只有一位获奖人与生殖生理具有直接关联（将于下述），可见一斑。

再来，在所有的生理系统当中，生殖生理是物种间变异程度最大的：从体外到体内受精，从卵生到胎生，从季节性生殖到全年性生殖，从显性排卵到隐性排卵，再加上生殖周期与怀孕期的长短、有无月经等，都随物种不同而有所不同；这些当然都是生物适应环境的演化产物，是为了寻求最大的生殖成就（fitness）。因此，生殖生理的研究虽然仍以动物为主，但应用到人身上时，不能原封不动照搬，得小心验证才行。

最后，还有一个造成生殖生理研究落后的理由，就是生殖与性的关系密切；对人类这个物种来说，性属于不足为外人道的床笫之私，可做不可说。生殖生理与研究人类性行为的性学虽然不同，但只要与性沾上边，尤其是人为干涉生殖功能的举动（如避孕药及人工授精的研究），就容易引人侧目，甚至遭来卫道人士的反对，因此也妨碍了研究的进展。

第二节　生殖系统的构造与功能

关于两性外生殖器官以及外在性征，自古以来就有记载，其功能也清楚明了，但内生殖器官的构造与功能，就不那么让人一目了然；像男性的睾丸、副睾（epididymis）与输精管（vas deferens），女性的卵巢、子官与输卵管等器官的功能，就都有过许多误解：比如，有人说副睾的功能是保护睾丸，子宫有两个并可自由在胸腹间游走，月经对某些妇女有害（痛经）等。2世纪的罗马医生盖伦并不认为子宫会移动，也正确指出输卵管与子宫相连。但他认为乳房与子宫是相通的；分娩后，原本在子宫内孕育胎儿的养分就变成了从乳头流出的奶水。如果怀孕时有乳汁分泌，就代表胎儿不够强壮，未能完全吸收子宫的养分；这些当然是错误的想法。

至于男性精液的来源，更是五花八门，从骨髓、脑、脊髓到血液不等，但都被视为生命与活力之源。特别是传统中医把肾当成藏精之处，认为肾阳为人体阳气之本；所以男人性功能不佳，就成了肾亏。把泌尿系统的肾脏与生殖系统混为一谈，自然通不过科学的检验。

从18—19世纪萌芽的胚胎学研究得知，在发育初始，无论男女胚胎，都拥有同样的未发育性腺与两套管线。这两条分别发育成男性与女性生殖道的管线，被称作沃尔夫氏管（Wolffian duct）与缪勒氏管（Müllerian duct），都以最初的发现者的名字命名①，前者又称作中肾管（mesonephric duct），后者是副中肾管（paramesonephric duct）。此外，原始未发育的男女外生殖器官型态上也没有什么不同。

男女内外生殖器官的发育，是由位于Y性染色体上的性别决定基因（sex-determining gene of the Y chromosome, SRY）所启动的：在胚胎发育第六周左右，带有SRY基因的原始性腺将发育成睾丸；然后再由睾丸分泌睾酮（testosterone）与缪勒氏管抑制因子（Müllerian inhibiting substance,

---

① 沃尔夫（Caspar Wolff, 1735—1794）是18世纪德国解剖生理学家，后来任教于俄国圣彼得堡科学院，是现代胚胎学奠基者之一。缪勒于第二章"19世纪的生理学"介绍过，是德国现代生理学的祖师爷之一。

MIS）这两种激素，造成男性外生殖器官的发育（阴茎变大）与缪勒氏管的退化，剩下的沃尔夫氏管则发育成输精管，连接睾丸与尿道。

至于不带SRY基因的女性胚胎，其原始性腺将发育成卵巢，缪勒氏管则发育成输卵管与子宫，沃尔夫氏管会自然退化，而外生殖器则发育成女性形态（阴茎缩成阴蒂、尿殖裂不愈合、尿殖管形成与子宫相接的阴道等）。因此，在基因、腺体与激素的连锁共同作用下，男女两性的内外生殖器官在出生前就已发育完备。

如同前述的沃尔夫氏管与缪勒氏管，还有一些男女生殖管道与腺体的构造，至今仍带有发现人的大名；譬如输卵管又称法氏管（Falloppian tube），根据发现人意大利帕度亚大学解剖学家法罗皮奥（Gabriele Falloppio，1523—1562）的名字命名。法罗皮奥与另一位知名解剖学家科隆坡先后任教于帕多瓦大学，是哈维的太老师辈（参见第三章"心血管生理简史"）。他俩都宣称自己是最早发现女性阴蒂（clitoris）的人，虽说自古以来该构造就为人所知，并挂过各种名称，但多数人（包括盖伦及维萨里这两位更出名的学者在内）并不认为阴蒂有什么重要性，直到现代仍有阴蒂切除术的存在。科隆坡正确指出那是类似男性阴茎的生殖器官，而不像盖伦与维萨流斯认为阴道是反转的阴茎。此外，科隆坡还是胎盘（placenta）这个怀孕期间子宫内结构的命名者。

说起哈维，大家都知道他是血液循环理论的创建者，"现代生理学之父"，却没有多少人晓得他对生殖系统也一直抱有浓厚兴趣，并于晚年（1651年）出版了一本名为《论动物生成》（*On the Generation of Animals*）的书，详谈动物的生殖与生成。其中除了对生殖系统构造与鸡胚发育的描述外，还有许多创见，并驳斥前人的不实宣称。譬如他强调女性卵子的重要性，认为子代的一切都来自卵（Ex Ovo Omnia），而驳斥亚里士多德等人以精子为大、贬低女性贡献的说法；他也反对生物的自然发生说与先成说（preformation），主张生命来自生命，以及后成说（epigenesis）。但受到方法学的限制（如显微镜的发明与应用是他过世以后的事），哈维对生殖生理与发生学的实质贡献不如心血管生理来得大，只能算是新观念的倡导者。

所谓先成说，指的是男性的精液或女性的卵巢里带有称为"小人"（homunculus）的种子，然后在女性生殖器官的滋养下长大；前者又称"精原说"（spermism），后者则是"卵原说"（ovism）。由于精原说与《圣经·旧约》的说法相符，因此得到教会的认可，甚至还有人提出"人类整个种族一早都存在亚当的生殖器里，等到存货出清，人种也将灭绝"的说法。就算显微镜的发明，让17和18世纪的研究者看到精液当中的精子以及卵巢里的卵子，但不够精确、带有像差的早期显微镜，却造成许多人宣称在精子或卵子当中看到完整的小人，反而强化了先成说。

描述精卵结合以及早期发育的"胚胎学"，由19世纪的俄国学者贝尔（Karl von Baer, 1792—1876）所建立；他在显微镜下进行了长时间的系列观察，发现身体所有组织，都是由胚胎的三层组织发育而成。由于贝尔以及后来研究人员的努力，先成说终于遭到抛弃，而以后成说取代；也就是说，生物体内所有的构造，都来自一颗受精卵经由

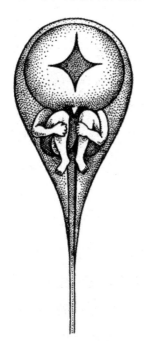

根据先成说，人类精子里带有个小人

不断分裂生成的细胞分化而成。

　　与男性的睾丸相比，女性的卵巢深藏腹腔，其构造与功能并不容易厘清。同时，哺乳动物的卵子与卵生动物（从鱼类到鸟类）的卵不同，不会排出体外，更不会形成有壳的蛋；再加上卵子的体积微小，肉眼无法看见，因此连存在与否都曾遭到怀疑。一直要到17世纪后半叶，才有荷兰解剖学家格拉夫（Regnier de Graaf, 1641—1673）出版了《论女性生殖器官》（*On Women's Reproductive Organs*, 1672）一书，首度对女性卵巢的形态与功能提出详细且正确的描述。

　　格拉夫就读荷兰莱顿大学时受教于知名解剖学家希尔维斯（参见第七章"神经生理简史"），研究胰脏的分泌；之后赴法国取得医学博士学位。因为宗教信仰不同，格拉夫未能回母校任教，于是自行开业维生，并独立从事研究。之前，格拉夫还写了本《论男性生殖器官》（*On Men's Reproductive Organs*, 1668）的书。不幸的是，《论女性生殖器官》出版后，遭到同行不实指控，说他剽窃了前人的结果。格拉夫受此打击，抑郁而终，享年才三十二岁。

　　虽然之前已有多人描述过女性卵巢，但对其功能并无真正认识，直到格拉夫才确认了卵巢是卵子生成的所在，与男性生成精子的睾丸属于对等器官。卵子排出后先在输卵管受精，再进入子宫着床。格拉夫描绘了卵巢中处于各个发育期的卵泡，只不过当时他还没有显微镜可用，只是在放大镜的帮忙下以肉眼观察，而误以为整个卵泡构造都是卵子，而不知卵子外围还有多层辅助细胞。因此当他观察到输卵管中已经分裂成囊胚的受精卵时，还为其体积变小而感到困惑。事实上，哺乳动物的卵子以及卵子受精过程，迟至1826年才由贝尔观察发现；至于人类的卵子，还要再晚上一个世纪，才由美国的生殖生理学家艾伦（Edgar Allen，1892—1943）发现。此外，格拉夫也是最早观察到卵巢中黄体组织（corpus luteum）的人，指出排卵后的卵泡会变成类似腺体的组织；只不过黄体的真正功能研究，则是进入20世纪以后的事[①]。

由于格拉夫英年早逝，未能对自己的发现多做推广与辩解；近一个世纪后，瑞士裔德国解剖生理学家霍勒（参见第七章"神经生理简史"）将卵巢当中的成熟卵子加上外围的细胞，并形成中空带液体的构造，称为格拉夫氏卵泡（Graafian follicle），以纪念他的贡献，格拉夫的大名也才流传至今。

至于男性生殖腺睾丸当中，也有两种细胞以发现人为名：其中之一称作莱氏细胞（Leydig cell），又称间质细胞（interstitial cell），是睾酮的主要生成所在。莱氏细胞最早由德国解剖学家莱迪希（Franz Leydig，1821—1908）于1850年提出报告，是位于生精小管外围富含脂质的细胞；起先莱氏细胞被认为是结缔组织细胞，一直要到20世纪20年代中期，才确定其分泌雄激素的功能。

另外一种细胞位于生精小管内，称作塞氏细胞（Sertoli cell），由意大利生理学家塞托里（Enrico Sertoli，1842—1910）于1865年提出报告。如今已知，塞氏细胞的功能繁复，除了形成血睾屏障（blood-testis

---

[①] 黄体一早被认为是填补排卵后卵巢空隙的组织，但19世纪末德国解剖学家索伯塔（Johannes Sobotta，1869—1945）在显微镜下研究了超过1500个黄体组织后，认为它必定有其他功能。索伯塔的精美解剖图谱给另一位德国学者伯恩（Gustav Jacob Born，1851—1900）带来启示，认为黄体组织与腺体组织极为相似，可能具有帮助受精卵着床的内分泌功能。伯恩不幸早逝，他的假说则由他的后辈同事弗兰寇（Ludwig Fraenkel，1870—1951）于1901年以怀孕的兔子进行实验，证实了黄体确实有帮助着床及维持怀孕的功能。至于黄体的分泌物孕酮（progesterone）的纯化分离，还要迟至20世纪30年代才由四个实验室分别提出报告。

barrier）及具有滋养、保护精子的作用外，还分泌了缪勒氏管抑制因子、雄激素结合蛋白（androgen-binding protein）、抑制素（inhibin，可反馈控制脑垂体前叶）等多种因子与激素，调控生殖器官发育与精子生成。

第三节　马歇尔与生殖生理学

自农业社会兴起，人类开始豢养家禽家畜，作为食物来源和生产工具后，了解动物的生殖形态，包括何时发情，何时交配，怀孕期、泌乳期与青春期长短等信息，就有了实际应用的价值。因此，早期许多生殖生理研究，都是在农学院的畜牧及兽医学系进行的，对象则从牛、马、羊，到狗、猫、兔，以及鸡、鸭等大小动物。20世纪初以写作《生殖生理》（*Physiology of Reproduction*）一书知名于世的英国生殖生理学家马歇尔，就是剑桥大学农学院的教授。

马歇尔在剑桥大学基督学院就读期间，连生理学都没有修过，让他日后引以为憾。1900年大学毕业后不久由于机缘凑巧，他受聘前往苏格兰爱丁堡大学进行一项后来被证明为伪科学的"先父遗传"（telegony）的研究①。但塞翁失马，焉知非福，由于这项实验的等待时间漫长（等动物发情、交配、怀孕、分娩等），因此马歇尔有空进行一些更有意义的生殖生理实验。马歇尔并没有受过正式的研究训练，也没有师承，可说是最后一

① 所谓先父遗传，是说子代会遗传先前与母亲有过性行为，但非亲生父亲的男性的特征。这种说法在19世纪曾流行一时，但纯属臆测，毫无学理根据，早已遭到废弃。

代自修成家的实验生物学者。他先后研究了羊、貂以及狗的发情周期,除了对周期长短以及周期中各种变化的定性描述外,他最早提出卵巢除了提供卵子外,还是重要的内分泌器官,控制了整个生殖周期的变化;其中包括卵泡细胞以及排卵后形成的黄体细胞在内。

马歇尔在爱丁堡待了将近八年,其间除了开展他一生的研究方向外,最重要的成就是着手撰写《生殖生理》一书。如前所述,生殖生理长期处于生理学研究边缘,教科书大都把生殖摆在最后一章,篇幅也最少,聊备一格,有的甚至完全省略。在马歇尔前往爱丁堡的前一年,伦敦大学学院生理学教授谢弗正好也转往爱丁堡大学任教(参见第八章"内分泌生理简史");马歇尔虽然未直接受教于谢弗,但他写书的动机却受到谢弗的启发,出书时也请谢弗写序。该书可以说是头一回有人将季节性生殖、生殖器官周期变化、精子卵子生成、受精、胚胎发育、泌乳,以及与协调生殖相关的化学改变等所有知识熔于一炉。该书于1910年出版后即轰动一时,不但让马歇尔在学术界一举成名,使得生殖生理得以在生理学这门领域受到应有的重视。该书曾多次再版,影响深远。

马歇尔的另一项创见,就是探讨环境对生殖的影响。1936年,他以"生殖周期及其决定因素"(Sexual Periodicity and the Causes Which Determine It)为题,在地位崇高的英国皇家学会克鲁恩讲座发表演讲。他说:"新西兰从世界上许多地方进口鹿……但不管这些鹿来自何处,如今每年到了3月第三个星期,它们都会发出发情的呼叫。"南半球的3月相当于北半球的9月,时序进入秋天;雌鹿在日照时间变短的秋分过后开始发情,主要是让小鹿于秋天受孕、春天出生,不至于生不逢时,一出生就被冻死;母鹿也有充分的草食,好提供奶给小鹿,使其茁壮生长,以度过第一个冬天。

生物的生殖模式与其生存环境息息相关，自然是演化适应的结果。所谓"万物有时"，未能在适宜时间生产子代的生物将难以存活，而遭到淘汰。由于感知外在环境变化是神经系统的功能，而控制生殖功能的主要是内分泌系统，因此神经系统与内分泌系统之间必定有所联系与互动。1935年，马歇尔把这个问题交给了他的学生哈里斯，之后二十年间，哈里斯厘清了"下丘脑—脑垂体—性腺"之间的关联，也建立了"神经内分泌学"这个领域（参见第九章"神经内分泌生理简史"）。

第四节　雌性生殖周期的判定——阴道涂片

话说随物种不同，雌性动物的生殖周期长短可有相当大的变化，因此找出能决定各个物种生殖周期的方法，对研究或育种来说都十分重要且有用。早期的做法是根据动物发情的间隔时间（前提是没有交配受孕）计算周期长短，并分成发情前期、发情期、发情后期与发情间期等；至于有月经来潮的灵长类则以两次月经为期，计算月经周期。只不过根据身体表征（阴道出血）与行为（发情及接纳雄性）作为分期的标准，既麻烦又不准确，各家得出的数字常有出入；此外，除非将动物牺牲，否则也难以确定体内排卵的动物何时排卵，至于隐性排卵的人类就更不用说了。

早在19世纪中叶，就有英美医生提出阴道分泌与基础体温会随女性月经周期而有所变化的观察，但他们没有把这个现象与排卵联系起来。一直要到20世纪初，才有荷兰妇科医生维尔德（Theodoor van de Velde，

1873—1937）提出体温上升的时间与排卵后形成的黄体有关，其时间与月经周期长度相比，相对稳定，在12—16天之间。因此，排卵是在两次月经来潮的中段期间发生；排卵前是卵泡发育期，排卵后则是黄体期。由于排卵受到许多因素的影响，时间较不稳定，所以月经周期有长有短；但只要排了卵，却没有受孕的话，月经将会准时于之后14天左右发生。

最早利用阴道表皮细胞的变化作为生殖周期分期标准，是希腊裔美籍医生帕帕尼古劳（George Papanicolaou, 1883—1962）于1917年在天竺鼠身上所采用的做法；后来他将这种做法用于妇科检查，发明了如今广泛用于早期子宫癌筛检的帕氏涂片法（Pap smear test），该方法以他姓氏的前三个字母命名，沿用至今。

帕帕尼古劳毕业于雅典大学医学院，并在德国慕尼黑大学取得动物学博士学位。1913年，他与妻子移民美国，一开始找不到工作，还到百货公司担任销售员卖过地毯。不久，他在康奈尔大学找到研究助理的工作，之后一路升到教授，直到退休。由于他最早的实验需要确知天竺鼠的排卵时间，于是进行了阴道分泌物与阴道表皮细胞的检查；他发现每隔15—16天，会出现一回为期约24小时的发情周期。他根据分泌物的量与质地，以及采样表皮细胞的形态，将发情周期分成四期，长度从2—12小时不等。接着他在不同时期牺牲动物，将卵巢取出，固定切片，发现排卵通常在发情前期末与发情期初之间发生，其余各期也都有对应的卵巢形态变化；帕帕尼古劳将这项结果发表于1917年的《科学》（Science）与《美国解剖学杂志》（American Journal of Anatomy）上。

这项发现的重要性，可从先前马歇尔在《生殖生理》书中写过的一段话看出："想要决定啮齿类动物发情前期的时间是困难的，因为其外在表

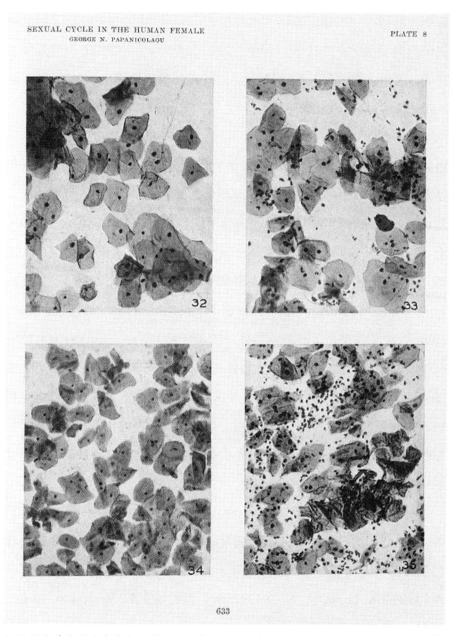

帕帕尼古劳的阴道涂片与女性月经周期的关联：涂片32—35分别取自周期第12日（排卵前）、14日（排卵日）、15日（排卵后）与23日（月经前）

征相当细微……根据本书作者的经验，一般不可能确知大鼠与天竺鼠的发情前期于何时发生。"在帕帕尼古劳的努力之下，之前的不可能变成了可能。之后不久，利用阴道涂片检查来决定雌性生殖周期的办法，也开始应用在大鼠、小鼠以及猴子身上，给生殖生理的研究开拓了新的领地。

接着帕帕尼古劳进行了女性阴道涂片的研究（他的妻子是他最早且最固定的取样来源），也得出类似的发现：女性周期以及怀孕时的变化是可检测到的。由于他没有受过病理学训练，所以刚开始从阴道涂片中发现不正常的癌变细胞，需仰赖病理学家帮忙。1928年，他在某次学术会议中首度报告这个方法在检测子宫癌方面的应用，但没有得到什么回响，一直要等到1941年他才发表了第一篇文章《阴道涂片用于子宫癌诊断的价值》（"The diagnostic value of vaginal smears in carcinoma of the uterus"），正式向世人宣告这种癌症检测的新方法。至于这种方法的大型临床测试，又还要等上十年才得以进行，但结果惊人无比：除了可发现侵袭性子宫癌外，还可发现许多早期区域性的癌变，而这些病症都是可用较简单的手术切除治疗的。由于后一情况患者的平均年龄要比前者小了二十岁，因此，帕氏阴道（宫颈）涂片成为医学史上最成功且简单的癌症早期检测方法，拯救了无数的妇女。

利用阴道涂片检测雌性的生殖周期变化，以应用在大鼠的研究最多，因为生殖内分泌的研究以大鼠为实验动物的占了大宗。最早应用帕帕尼古劳的方法确定大鼠生殖周期的，是加州大学伯克利分校动物系的朗（Joseph A. Long, 1879—1953）与解剖系的埃文斯（Herbert M. Evans, 1882—1971）两位学者；他俩于1922年出版了《大鼠的发情周期及其相关现象》（*The Oestrous Cycle of Rats and Its Associated Phenomena*）一书,可说是研究大鼠生殖生理的"《圣经》",奠定了大鼠这种实验动物在生殖生理研究无可取代的地位[1]。

此外,他俩于1915年以白化的威斯塔品系雌鼠(albino Wistar strain,源自费城的威斯塔研究所)与加州野生灰鼠交配生成,并以他俩的名字命名的朗—埃文斯大鼠品系(Long-Evans rat strain,白身黑头),至今仍广为使用。再来,埃文斯还发明了埃文斯蓝(Evans blue)这种可用于活体的染色剂、发现了维生素E的存在,以及进行了脑垂体前叶激素的研究,是20世纪前半叶美国重要的生理学研究者之一,值得在此多介绍一二他的生平事迹。

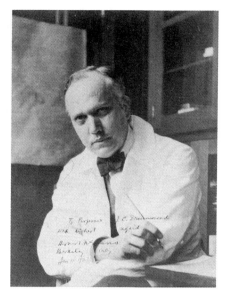

埃文斯

第五节　埃文斯其人其事

埃文斯出身于加州的一个医生世家,外公、父亲与舅舅都是名医,但他兴趣广泛,在大学时就醉心研究,不想克绍箕裘,只当开业医生。1904

---

[1] 1975年,笔者初进实验室学习时,头一样学会的技术就是给雌鼠做阴道抹片,然后在显微镜下观察,以确定其位于生殖周期的哪一期;那时离朗与埃文斯发表该法,已超过半个世纪之久。

年他从加州大学伯克利分校毕业后,进入加大医学院念了一年,就转学至约翰斯·霍普金斯医学院。之前于第二章介绍过,1893年成立的约翰斯·霍普金斯医学院与之前学店式的医学院都不同,强调研究与教学并重,并网罗了许多名师,一下就成为全美最优秀的医学院。埃文斯除了向往约翰斯·霍普金斯医学院的先进教育以及动手做研究的机会外,他也想脱离父亲的控制,于是与大学女友一同私奔到美国东部的巴尔的摩,在那里结了婚并于一年后生下长女。

埃文斯在巴尔的摩待了十年(三年医学院、七年研究),一直都在解剖学系主任教授莫尔①(Franklin P. Mall, 1862—1917)的实验室从事血管系统结构的实验。他给人及动物尸体的血管注射染色剂,然后观察血管的分布情形;这项工作还延及人类与动物胚胎,从而得出血管发育的过程。他的技术愈发精湛,能注射的血管也越来越细。他在医学生时代的工作之一,就是协助著名的外科主任教授霍斯泰德(William S. Halsted, 1852—1922)厘清了甲状腺与甲状旁腺的血管供应,好让外科医生在动甲状腺切除手术时,能将维持生命所需的甲状旁腺保留下来。

1915年,埃文斯应加大伯克利分校校长邀请,返回母校担任解剖学系的教授兼主任;1930年,学校为埃文斯单独成立了实验生物研究所(Institute of Experimental Biology),由埃文斯担任所长,他也在该职位一直做到1953年退休为止。埃文斯把原先以教学为主、死气沉沉的解剖

---

① 莫尔毕业于密歇根大学医学院,并曾受教于著名的德国解剖学家希斯(见第三章"心血管生理简史")及生理学家路德维希(见第二章"19世纪的生理学"),是19世纪末、20世纪初美国最重要的解剖学者及医学教育家,也是《美国解剖学杂志》的创办人;他的实验室出了不下五位美国科学院院士(包括埃文斯在内),可说是美国解剖学界的教父级人物,对埃文斯的研究生涯有莫大的影响。

学系,转变成了活力十足的研究单位。他除了带进新人外,还鼓励原有人员从事研究,其中以史密斯(Philip E. Smith,1884—1970)与李卓皓(Choh Hao Li,1913—1987)的成就最高也最出名①。

史密斯于康奈尔大学修习博士学位期间研究的是两栖类神经系统的发育,特别着重在脑垂体与松果体。1912年毕业后他就来到加大伯克利分校解剖系任职,并继续两栖类的研究;其中一个原因是实验材料(青蛙与蝌蚪)可从野外取得,不用花钱。他先是在青蛙胚胎以显微手术摘除脑垂体的原基细胞(anlage),发现长成的蝌蚪不会变态成青蛙;除了生长发育受到干扰外,缺少脑垂体的两栖类还有皮肤色泽及内分泌方面的毛病,显示脑垂体具有多重控制功能。埃文斯看出这项研究的潜力,于是鼓励史密斯将其应用在大鼠身上。

在活体动物身上以手术切除内分泌器官,然后观察身体形态与功能的改变,是内分泌学研究的基本路数;这点对甲状腺、肾上腺及性腺等外周器官来说都不是问题,但对深藏于大脑底部,并由脑壳包围保护的脑垂体来说,却难度极高,过程中很难不伤及周围的脑组织,造成其他功能的缺失,甚至昏迷死亡;前一章提过哈里斯与波帕的实验,可为明证。经过多方尝试,最后史密斯从大鼠口腔后方的副咽部位(parapharyngeal)往上将脑壳钻开个洞,露出脑垂体;然后用吸管将其吸出,成功完成了脑垂体切除手术(hypophysectomy)。这在内分泌学史上,可是划时代的贡献,因此得出脑垂体前叶控制了甲状腺、肾上腺皮

① 埃文斯比史密斯只大一岁。两人个性截然不同,一外放、一内敛,彼此相处并不愉快,后来因实验结果发表权问题,导致史密斯于1926年离开加大伯克利分校。他先是到斯坦福大学,一年后应哥伦比亚大学解剖学系邀请,前往担任教授(他婉拒了兼任系主任的邀请)。他在哥大一直做到1954年七十岁才退休;之后休息了两年,又回到斯坦福大学再做了七年研究,才因视力减退而真正退休。

质以及性腺的确凿证据，也给埃文斯实验室以及整个内分泌学的研究开拓了新的领地。

　　一开始埃文斯与同事以注射动物脑垂体前叶粗萃取物的方式，来研究脑垂体分泌物的功能，由此也得出许多重要的发现，显示脑垂体具有控制生长、性腺、甲状腺、肾上腺皮质以及乳腺等功能。但埃文斯不久就发现这种定性实验的局限，尤其是他与其他实验室就促性腺激素（gonadotropin）是一种还是两种，及其在两性当中的异同起了争执并落败之后，感觉更是强烈。他晓得"土法炼钢"的时代已然过去，必须要有化学家的帮忙，才能在脑垂体前叶激素的研究上与人一争长短。埃文斯选中的化学家不是别人，正是1938年刚从加州大学伯克利分校化学系取得博士学位的李卓皓。

第六节　主腺的主人——李卓皓

　　李卓皓可算是20世纪中最出名的美籍华裔学者之一，除了几位华裔物理学家外，他也是最常被提名为诺贝尔奖候选人的华裔科学家[①]；只不过在他过世二十多年后，他的大名已少有人提，更不为新一代的中国人所知，故此有必要在此介绍一二。

　　李卓皓是广东番禺人，1933年毕业于金陵大学化学系，之后留校担

---

① 根据已解密的诺贝尔奖委员会资料（1901—1963年），从1949—1963年的十四年间，李一共被提名了11次（9次化学奖，2次生理学或医学奖），可见一斑。至于从1963年到他过世的二十四年间，提名次数只会更多。

任助教两年，师从留美归国的李方训教授做研究，完成了一篇论文，发表在《美国化学学会杂志》(*Journal of the American Chemical Society*)。1935年，李取得美国密歇根大学入学许可，前往深造；在旧金山下船后，他在加州大学伯克利分校修读企管博士的兄长李卓敏(1912—1991，香港中文大学首任校长)带他去见加大的化学系主任。结果凭着他发表的论文，系主任破例收了他(之前他的申请被拒，因为加大化学系没听过金陵大学的名字，也从没收过中国学生)。于是李在加大待了下来，一直到1983年退休方止。

通过勤工俭学(他兼了两个中文学校的工作，教华侨子弟中文)，李三年内就取得了博士学位。当年学术界及产业界的工作少得可怜，更别提当时还是美国经济大萧条的20世纪30年代，因此李能在埃文斯的实验生物研究所找到一份工作，可说是很不容易的事(当然也是埃文斯有此需求)，因此他也分外珍惜。李先前的研究属于物理有机化学领域，与生物化学离得很远，与内分泌学就更远了，他等于是要从头开始自学起；但对没有退路的过河卒子而言，只能奋力向前。

此外，李还有身份的问题。当年美国仍有《排华法案》(迟至1943年底才撤销)，华人要申请居留极为困难，像李这种学界人士得有教授资格才可能申请，而他只是个刚毕业的博士而已。李巧妙地利用自己在研究领域转行的理由，说自己虽然已经毕业，不再注册修课，但他从化学转行生物，实质上仍是学生，因此说服移民局得到学生签证的延期许可。一直要到1944年，李在研究上已小有成就时，才借着受邀出国开会的名义(美国科学促进协会于加拿大举办的一次激素研讨会)提出永久居留权的申请，成功地从学生身份变成美国永久居民。

由于李是实验生物研究所唯一的化学家，埃文斯把他安排在研究所的地下室，让他独自一人进行激素的分离纯化工作。地下室除了采光通风不良外，还有许多裸露的管线；其中的蒸汽管线经常漏气，造成室温过高，李半夜还要进实验室开窗透风，以免高温影响实验结果。就算工作条件恶劣，李仍克服重重困难，得出丰盛的结果：在短短十年间，他与该所的生物学家密切合作，一共发表了一百多篇文章，纯化了四种脑垂体激素[①]。他也从化学技师、讲师、助理教授、副教授一路升上了教授（1950年，李年方三十七岁），加大也为李成立了独立的"激素研究实验室"（Hormone Research Laboratory），先是位于伯克利分校，1967年又移至旧金山分校；在1983年李退休前，该实验室一共吸引了两百多位来自世界各地的研究人员前来进修，是全球最出名的内分泌实验室之一。

李卓皓的成功固然是靠他的天分与努力，但天时与人和也占了极为重要的因素。由于激素是进入20世纪以后才被发现的体内天然物质（参见第八章"内分泌生理简史"），其作用之强大与多样，无不吸引世人以及制药界的目光，像可治疗糖尿病的胰岛素，就是个最好的例子。至于可控制生长、代谢、应激反应以及生殖等功能的多种脑垂体激素，更是让时人抱有无穷想望，如改良种族、增加抵抗力、治疗癌症等，也不时占据新闻媒体版面。当时脑垂体有"主腺"（master gland）之称，因此有媒体称呼分离纯化脑垂体激素的李卓皓为"主腺的主人"（master of the master gland），其地位之高可见一斑。为了留住李这位

[①] 李对脑垂体前叶的六种主要激素与中叶的黑色素细胞刺激素都研究过，其他还有许多次要的激素；终其一生，李发表了一千一百来篇文章，有三百多位的合作者。

新星不被他校挖角，所以加大给予他特殊待遇；事后证明，这是正确的决定。

李从脑垂体激素的纯化开始，一路到结构的确定及人工的合成，贡献既多且广。1943年，他报告了促肾上腺皮质激素（ACTH）的纯化；接下来的十几年当中，他发现了一系列与ACTH关系密切的蛋白质激素。其中的黑色素细胞刺激素（melanocyte-stimulating hormone，MSH）是ACTH本身的一部分（所以ACTH也具有刺激黑色素细胞的作用），另外还有一个大分子也包含MSH的氨基酸序列，同时具有分解脂肪组织作用；因此，李将它命名为促脂激素（lipotropic hormone，LTH）[1]。

当时李从不同动物（包括人）取得的脑垂体进行激素的纯化鉴定，以比较其中异同；他使用的动物材料之一，是由一位伊拉克籍博士后研究员趁暑期返乡之便，带回的骆驼脑垂体。结果从骆驼的脑垂体中并没有发现完整的LTH，而是LTH当中一个片段。由于该片段没有表现ACTH家族激素的任何功能，因此李也没有太在意。

1975年，英国阿伯丁大学的两位研究人员在猪的脑组织中，发现了第一个内生性的类鸦片物质，由5个氨基酸所组成。该结果发表后，李很快就发现那5个氨基酸的组成与排列，与LTH当中未知功能片段的开头5个氨基酸完全相同。经由药理方法的检验，发现这段由31个氨基酸组成的蛋白分子，确实具有极为强效的吗啡性质。于是这段由李卓皓实验室所分离的内生性类鸦片物质，就定名为β-内啡肽（beta-endorphin），

---

[1] 李卓皓对蛋白质激素有两个洞见。其中之一是，他认为蛋白质激素不需要整段存在，只要部分片段就可能有作用；对于这一点，他通过人工合成不同长度的ACTH进行了证明。另一个则是，某个蛋白质激素可能还带有另一个激素的氨基酸序列，因此可表现不止一种功能；这一点也由ACTH/LTH与MSH之间的关联得到证实。

由内生性（endogenous）及吗啡（morphine）两个英文字的前缀及字根所组成。

至于脑垂体含有大量β–内啡肽的骆驼，是否代表它们较不怕痛呢？李在某次开会时曾有此一说。但后来的实验发现，那很可能是当初在收集骆驼脑垂体时，保存条件不当，造成LTH的分解所致；小心收集保存的骆驼脑垂体，就得不出那样的结果。这种由实验条件造成的人为误差，在气候炎热地区及冰箱不那么流行的年代，经常容易出现。

除了ACTH及β–内啡肽的工作外，李的实验室对于其他5种脑垂体前叶激素的分离纯化，也都有过贡献；因此，称呼李为"脑垂体前叶激素之父"，实不为过。其中尤以1969年定出人类生长激素（growth hormone）结构，并于1971年以人工合成完整激素的工作，最为世人所知；在基因工程尚未诞生的年代，那可是非同小可的成就，尤其是人类生长激素是由多达188个氨基酸组成的大分子。曾经有过传言，说李在最早期发表的文字当中，把生长激素的氨基酸序列弄错了一些，导致与诺贝尔奖失之交臂；如今想来，那应该是过于一厢情愿的讲法。

多年来，诺贝尔生理学或医学奖及化学奖颁给不少内分泌学的研究者；李卓皓研究工作的困难度并不在这些人之下，只是原创性稍显不足，以至于未获青睐。话说回来，1977年得奖的吉耶曼与沙利（参见第九章"神经内分泌生理简史"），同样也以难度而非创新取胜，因此该年的奖项如果一并颁给了李卓皓，应该是再理想不过；只不过该年的第三位得奖者，是发明放射免疫测定法的耶洛（参见第八章"内分泌生理简史"）。再来，1984年的化学奖，颁给了发明蛋白质固相合成法的梅里菲尔德（R. Bruce Merrifield，1921—2006）。李的实验室是最早使用该合成法的实验室之一,合成了人类生长激素,只不过该年的奖项却由梅里菲尔德独得,李成了遗珠。再过三年,李因病过世,他也就永远失去了机会。[①]

第七节　性腺控制激素

就生殖生理的调控而言,脑垂体分泌的性腺控制激素以及更晚才发现的下丘脑性释素(参见第九章"神经内分泌生理简史")可是重要无比,但其发现也相当晚,都是进入20世纪以后的事了。经由注射脑垂体萃取物的实验,埃文斯发现雌鼠卵巢中成熟卵泡都不见了,却出现大量的黄体,并导致发情周期停顿;因此,脑垂体应该有黄体生成素(luteotropic hormone, LH)的存在,造成卵泡排卵,并从卵泡细胞生成黄体组织。这是继生长激素后,埃文斯发现的第二个脑垂体激素。

接着有其他实验室发现,脑垂体萃取物还会刺激卵巢卵泡的发育,所以应该也有卵泡刺激素(follicle-stimulating hormone, FSH)的存在;但埃文斯认为那是生长激素的作用,并坚持认为只有一种性腺刺激素的存在。更复杂的是,从怀孕及停经妇女的尿液中,都发现有性腺刺激素的存在;因此利用尿液验孕,是行之有年的做法。最早发展这种方法的,

---

① 笔者与李先生有些间接的渊源:1972年,李来到台大校区的生化科学研究所举行开幕式,并在台大体育馆做专题演讲;我捧着刚修过的动物学教科书到场聆听,那也是我目睹大师风采的唯一一次机会。二十五年后(1997年),我申请了以他的名字命名、提供内分泌学者进修机会的纪念奖助金,利用教授休假年出国进修;当时,离他去世已有十年。我前往进修的密歇根大学神经内分泌实验室,也曾与李共同发表过有关内啡肽的论文。在此略述因缘,以缅怀前贤。

是两位德国妇产科医生阿什汉（Selmar Aschheim, 1878—1965）与荣戴克（Bernhard Zondek, 1891—1966）；他们将怀孕妇女的尿液重复注入未成年雌性小鼠身上，然后观察其卵巢与子宫的变化，当作验孕的标准。这种最早使用尿液的验孕法，就称为 A-Z 测定法。后来试验动物从小鼠改为兔子，又再改成青蛙，验孕标准也改成观察动物的排卵。这种生物测定法虽然有用，但费时费力，敏感度也不足。直到 20 世纪 60 年代起，才开始有人利用抗原抗体造成红细胞凝集的作用，来检测尿液中的性腺刺激素；但这种方法需要有经验的技术员在实验室操作，敏感度也还不够好。之后，该验孕法迭经改进，到了 1977 年，才有让人在药房自行购置使用的验孕棒问世。

荣戴克也是最早提出性腺控制激素有两种的人，他于 1930 年提出报告，将这两种激素命名为 Prolan A 与 Prolan B；他还认为怀孕妇女尿液中的性腺刺激素也是其中一种；一直要到 20 世纪 40 年代，才有人发现该激素是由胎盘的绒毛膜所分泌[1]，因此命名为人类绒毛膜促性腺激素（human chorionic gonadotropin, hCG）。至于 hCG 的结构确认，则是迟至 20 世纪 70 年代的事了。

另一位提出性腺控制激素有两种，并依其功能命名为卵泡刺激素与黄体生成素的人，是美国威斯康星大学动物系的海索（Frederick L. Hisaw，1891—1972）。海索是生殖内分泌学界另一位教父级的人物，除了研究成果卓著外，在先后任教的威斯康星大学与哈佛大学还培养出许多杰出的生殖内分泌学者，包括伦纳德（Samuel Leonard, 1905—2007）、葛利普（Roy

---

[1] 正确地说，是由胚胎的融合细胞滋养层（syncytiotrophoblast）所分泌，胚胎着床后，该群细胞则变成了胎盘绒毛膜（chorion）的一部分。

O. Greep，1905—1997）及赫兹（Roy Hertz，1909—2002）等人。海索对生殖生理的另一项贡献，是在1930年发现了由卵巢黄体分泌的耻骨松弛素（relaxin）①。之后四十多年，耻骨松弛素的存在与功能一直受到怀疑，直到1977年其完整构造才解开，是个类似胰岛素的蛋白质激素。

第八节　避孕与助孕

虽然生殖功能对个体的存活几乎没有影响，但生殖却是给人带来快乐与痛苦的重要根源。且不说性的愉悦，怀孕生子也是人生大事：有人不想生却怀了孕，有人想生却怀不上。且不说人口过多给地球环境资源带来的压力，生养过多对母亲身体、家庭经济都是负担，更不要说年轻人未婚先孕对当事人学业事业的影响。再来，有人结婚多年膝下犹虚，遍求名医、用尽偏方都不见效，其痛苦可想而知。因此，有效的避孕法以及辅助生殖技术的发明，是生殖生理学家带给人类的最大贡献。

自古以来，人类追求避孕和堕胎的努力就没少过，但在不了解生殖机制之前，多数方法不单匪夷所思，且有效性甚低。就算时序进入20世纪，人类开始知道排卵发生于月经间期，但女性月经周期的多变也"恶名昭彰"，周期中几乎每一天行房都有受孕的可能，因此以计算周期为主

---

① 耻骨松弛素一早被认定的功能，是帮助哺乳动物的分娩，也就是造成耻骨联合的松弛，以扩大骨盆开口，方便胎儿排出子宫；但最新研究发现，耻骨松弛素对于女性怀孕期间的心血管系统变化，有着重要影响，其表现包括心输出量增加、血管舒张、血流量增加、肾小球滤过率增加等。

（加上测量基础体温、阴道分泌等方法）的自然避孕法失败率甚高，难以让人信任。

如前所述，性腺（卵巢与睾丸）受到脑垂体分泌两种性腺刺激素的控制，但同时也有许多证据显示，性腺分泌的男女性激素还会反馈控制脑垂体，甚至下丘脑激素的分泌。在男性，这种反馈作用以负反馈为主，借以维持两者之间的平衡；但在女性，除了负反馈外，还存在正反馈：成熟卵泡分泌的大量雌激素会引起黄体生成素的大量分泌，造成排卵。

早期激素的测定，都仰赖生物测定法，也就是将激素的萃取液注入试验动物，观察其生理反应而定；这种做法不单耗时耗力耗材，且敏感度不高，无法测得单一动物血中激素的量。一直要到20世纪70年代初期，放射免疫测定法广泛应用于内分泌研究后，才有人将各种与生殖相关激素的分泌在整个周期当中的变化，做完整的定量；性腺激素的负反馈与正反馈作用，也才得到确切的证明。

即便如此，无论是利用负反馈作用制作的避孕药，还是利用正反馈的促进排卵或是进行人工授精的做法，都是在更早期的20世纪50年代就已展开。接下来要介绍的，就是人称"避孕药之父（母）"以及"试管婴儿之父"的几位先生女士。

避孕药之父（母）

头一位被称为"避孕药之父"的，是美国生殖生理学家平卡斯（Gregory Pincus, 1903—1967）。平卡斯于哈佛大学取得博士学位，之后游学德国与英国三年，1930年返回哈佛任教，可说是一帆风顺的青年才俊。他的研究成果丰硕，但1936年有关兔卵孤雌生殖（parthenogenesis）的报告，引起媒体大幅报道以及两极反应①。1938年，哈佛大学拒绝了平卡斯的终身教职申请，平卡斯只好在马萨诸塞州的克拉克大学担任客座教授。

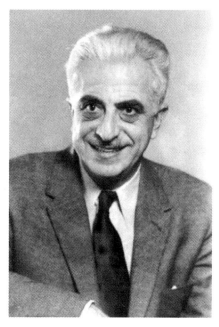

平卡斯

从云端跌落的平卡斯并未因此一蹶不振，仍继续研究工作，并一路成为内分泌学界重量级人物。1944年，他与另一位科学家联合成立了渥斯特实验生物基金会（Worcester Foundation of Experimental Biology），靠向外界申请研究经费来维持运作。该单位可说是美国最成功的私立研究所之一，五十多年来研究成就非凡，直到1997年才并入马萨诸塞州大学医学院。

平卡斯的避孕药研究是由两位可称为"避孕药之母"的女士所委托进行的。其中一位是被《时代》杂志选为"20世纪最具影响力人物"之一的桑格（Margaret Sanger, 1883—1966），另一位则是富孀麦考米克（Katherine McCormick, 1875—1967）。桑格是20世纪著名的女性运动家，她明白身为女性所受到的最大限制，乃是对于自己的身体没有控制权。愈是贫困的家庭，愈受到子女众多的拖累。孩子一个接一个生下来，导致小儿夭折、营养不良及得不到良好的教育不说，也赔上了做母亲的

---

① 只要是干预生殖或生命的举措，像避孕、堕胎、人工授精、基因改造等，都会遭到教会及卫道人士的攻讦与阻止，数见不鲜。

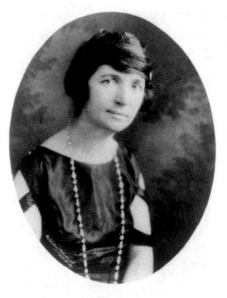

桑格

青春与健康。桑格是美国最早成立"避孕诊所"（Birth Control Clinic）的人（1916年在纽约市布鲁克林区）。该诊所为贫困的妇女提供简单的避孕知识及方法，但在早年屡被查封，经过多年的努力，以及改名为"家庭计划中心"（Planned Parenthood），才减少许多卫道人士的敌意与攻击。

从实际的经验，桑格发现要解决根本的问题，就必须要有一套简单而有效的避孕方法，而那在当年可是不存在的。于是桑格说动了麦考米克，拿钱出来赞助平卡斯。他们三人在1951年有了一次历史性的会面，讲好每年由麦考米克提供高达18万美元的经费供平卡斯使用，条件是希望平卡斯发明一种口服的药丸，让妇女吃了以后就不会怀孕。

平卡斯从之前生殖生理及有机化学的进展，就已得知由卵巢所分泌的两种类固醇（steroid）激素，即雌激素（estrogen）和孕酮（progesterone），对实验动物的排卵具有决定性的影响；但有两个因素阻碍了这些激素在临床上的应用：一是口服的效用不彰，另一是类固醇的来源缺乏。然而在1944年，有位名叫马克（Russell Marker，1902—1995）的化学家发现墨西哥土产的一种薯蓣（Dioscorea）含有大量的孕酮前体。于是马克在墨西哥当地建立了化学工厂，分离出大量的孕酮（孕酮是所有类固醇激素的前体），可供全球各大药厂之需（主要用于制造肾上腺皮质激素，glucocorticoid，也就是俗称的"美国仙丹"）。之后有另一位年轻的化学家杰拉西（Carl Djerassi，1923—2015）接手马克在墨西哥的分离工作，并以有机合成法在类固醇的第17个碳原子上接了乙炔基（ethinyl），解决了口服的问题。因此马克及杰拉西便成为另外两位"避孕药之父"，只不过他俩一开始并没有想到将其产品用于避孕，直到平卡斯进入这方面的研究。

平卡斯的避孕药研究，主要是由他的同事张民觉（Min Chueh Chang，1909—1991）完成的，因此张被称为另一位"避孕药之父"。张民觉是山西岚县人，1933年毕业于清华大学心理系，之后留校工作了几年，并于抗战期间随学校迁往昆明。1938年，张考取庚子赔款奖学金赴英进修，于剑桥大学师事生殖生理学家哈蒙德（John Hammond，1889—1964）与沃尔顿（Arthur Walton）二人，研究动物精子的代谢与保存，并于1941年取得博士学位。当时第二次世界大战未歇，于是张滞留英国数年；1944年，张申请赴美进修，计划一年后返回中国。他于1945年来到成立不久的渥斯特实验生物基金会，想师从平卡斯学习体外受精的技术；没想到他在渥斯特基金会一待就是四十多年，直到退休。

张一生成就非凡，避孕药研究只占了其中一小部分；他更大的研究成就，还是在人工体外受精。张对人工

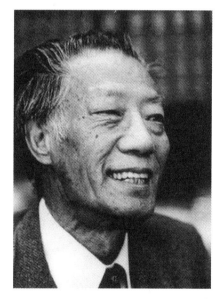

张民觉

授精法最重要的发现之一,是精子的能化现象(capacitation)[①];也就是说,射出的精子必须要在雌性的输卵管或子宫内待上一段时间,才能完全成熟,具备受精能力。之后,张以体外受精法成功孕育了许多动物,为后来的"试管婴儿"奠定了基础;因此除了"避孕药之父"外,张还有"试管婴儿之父"的头衔。

从1951年起为时五年,张以各种合成的孕酮与雌激素衍生物进行动物实验,证实了它们对排卵具有抑制作用。然后在妇产科医师洛克(John Rock, 1891—1984)的协助下,先在美国马萨诸塞州做了小规模的私下人体测试(以调经为幌子),后在波多黎各及海地进行了大规模的人体试验,得到了空前的成功(洛克便是第五位"避孕药之父")。第一种供妇女服用的避孕药丸"安无妊"(Enovid),于1960年取得美国食品及药物管理局(FDA)的核准正式上市。

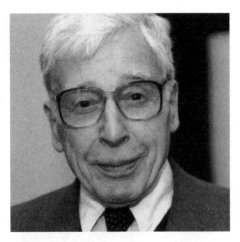

爱德华兹

避孕药的发明,给千万妇女带来了生殖的自由,而人工授精以及后续的各种辅助生殖技术(artificial reproductive technique, ART),则给不孕的妇女带来希望。虽然如此,牵涉到操弄生命的发明,都免不了遭到误解与攻讦。避孕药的发现较早,加上平卡斯因病早逝,所以除了杰拉西因避孕药专利致富外,其余

① 能化现象是由张民觉及澳大利亚生殖生理学家奥斯汀(Colin. R. Austin, 1914—2004)在1951年几乎同时独立发现的。

诸人都没有享到应有的荣耀与报偿。至于第一位成功应用人工授精法诞生人类胎儿的爱德华兹（Robert G. Edwards，1925—2013），终于在2010年获颁诺贝尔生理学或医学奖，当时他已八十五岁高龄。

第九节　人工授精与试管婴儿

爱德华兹得奖的工作，一般报道称之为"试管婴儿"（test tube baby），其做法是分别将男女的精子与卵子取出[①]，置于培养皿中让精卵自行结合；等受精卵开始分裂至八个或更多细胞后，再植入女性子宫，让其着床，进行后续的胚胎发育过程，也就是怀孕。因此，这种做法的正确名称是"人工授精"（in vitro fertilization，IVF），至于怀孕与生产过程，则与一般胎儿无异；"试管婴儿"的说法不只错误（根本不用试管），还有误导之嫌（让人误以为胎儿在试管里发育）。

人工授精的做法说来简单，但实际做起来却困难重重，像爱德华兹在取得成功之前，经历过至少两百次的失败；即便是在四十年后的今天，其成功率仍不高，只有30%左右（许多诊所会夸大其成功率，以招揽顾客，不可尽信）。其主因是变量太多，不容易找到适合所有精卵的理想状况；同时每个案例情况都不同（与女性的年龄密切相关），亦增其难。话说回来，就算在健康的两性体内，精卵相遇后成功怀孕至足月的比例也不

---

① 取精不难，让男性以自慰射精即成，取卵则不那么容易；早期得全身麻醉，并剖腹为之，同时排卵时间也不容易确定，还可能徒劳无功。如今有排卵药物、超音波、腹腔镜等科技帮忙，已不成问题。

是那么高，只有20%—30%。因此，人工授精是以一种效率不高的做法，取代原本效率就不高的自然过程。

爱德华兹原本是研究小鼠的遗传学家，不是医师，因此他的人工授精研究一直都需要临床医师的支持，1965年他曾前往美国约翰斯·霍普金斯大学琼斯夫妇（Howard W. Jones, Jr., 1910—2015；Georgeanna S. Jones, 1912—2005）①的实验室待过一个暑假（琼斯负责提供人卵）。1968年起，他开始与斯特普托（Patrick Steptoe, 1913—1988）医师合作，像以腹腔镜取卵，将受精卵由阴道送回子宫，再到剖腹接生等操作，都是斯特普托的功劳。爱德华兹位于剑桥大学的实验室与斯特普托位于曼彻斯特郊外的诊所，相距260千米；在他俩合作的十来年间，爱德华兹为了取得卵子，开车来回两地多达750趟。

头一位由爱德华兹以人工授精成功诞生的生命是路易丝·布朗（Louise Joy Brown），她于1978年出生，如今早已成年并结婚生子；同时，迄今全球已有不下400万人以这种方式诞生。因此，人工授精早已是家常便饭，并且还有各式各样的变貌，比如将精子直接注入卵细胞的做法。因此，2010年颁给爱德华兹的诺贝尔奖可谓迟到了许多年，而当时斯特普托都已经去世二十二年，未能同享荣耀；三年后，爱德华兹也过世了。

---

① 1978年，琼斯夫妇于约翰斯·霍普金斯大学届龄退休，接受成立不久的东弗吉尼亚医学院邀请，前往主持其妇产科。该年恰逢全球第一位人工授精婴儿布朗诞生，于是琼斯夫妇于东弗吉尼亚医学院成立了全美第一家人工授精诊所"琼斯生殖医学研究所"，三年后该所诞生了美国第一位人工授精婴儿卡尔（Elizabeth Carr, 1981—　）。

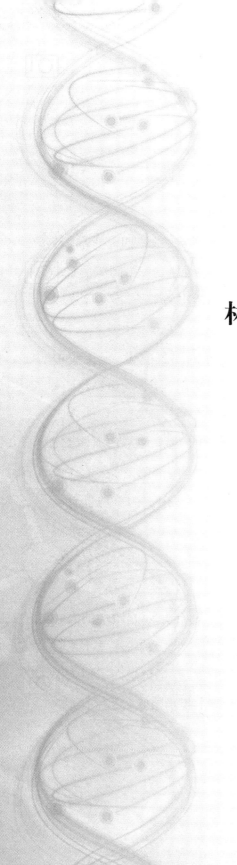

第十一章

林可胜、协和医学院与中国生理学发展史

第一节　绪言

虽然人体运作机制（也就是"生理"）不分种族、放诸四海皆准（甚至动物生理与人体生理在根本上也都一样），但生理学这门学问却是舶来品，非中国所固有；因此，生理学研究在中国的历史并不长，严格算来还不到百年时光。

中国传统医学里不乏对人体生理与病理的现象描述，但传统中医不重解剖，相对缺乏实验精神，主要以一套阴阳五行、气血经络、体质脏象等理论辨证论治。事实上，中医与西方的传统医学有许多类似之处，譬如强调四元素（火风土水）、四特性（热燥寒潮）与四体液（血液、黄胆汁、黑胆汁、黏液）的盖伦医学，与中医的阴阳五行、气血经络之说差别不大；盖伦医学使用的植物制剂，与中医的草药也有异曲同工之处；其余如吃啥补啥、以毒攻毒等说法，都可在中西传统医学里找到。因此，想象重于实证、以一套万有理论解释所有现象的做法，两者并无二致。

从本书先前各章的介绍可以得知，近两三百年来西方医学的大幅进展，使得传统医学在现代医学体系中已无存身之地；传统说法不论有无道理，在经过实验室与临床的验证，去芜存菁后，都已融入了现代医学。反之，传统中医在科学化、现代化的道路上起步较晚，还有很大的发展空间。

第二节　生理学引进中国的历史

西方的天文、地理与算术之学最早是由明末来华传教的天主教教士引进中国，有关人体构造与功能的知识也不例外；像17世纪耶稣会神父邓玉函（Johannes Schreck/Terentius，1576—1630）等人翻译口述的《泰西人身概要》与《人身图说》，以西方文艺复兴时代兴起的人体解剖学为主（参见第一章"生理学细说从头"）；艾儒略（Giulio Aleni，1582—1649）所写的《性学觕述》[①]，其中有关人体生理部分，仍以当时西方流行的盖伦医学为主[②]。

这批在现代生理学萌芽前引入中国的西方医学，对传统中医仍造成了一些影响，像是清初康熙年间的王宏翰（1648—1700），就试图融汇中医的五脏五行论与盖伦医学的四元素说，变成五脏四元行相属论；嘉庆道光年间的王清任（1768—1831），亲赴坟场与刑场观察尸首，试图改造中医不重解剖的传统，以增进对人体脏腑的了解。只不过前者以误易误的做法影响不大，而后者仅凭观察，没有实际解剖，错误仍多。王清任

[①] 当时的"性学"指的是"人/心性之学"，接近现代的"心理学"，并非现代人所谓的"男女性事之学"；"觕"同"粗"字。

[②] 例如该书谈呼吸时说："嘘吸之具有四，一为心，一为肺，一为膈，一为气管……膈肺开，则外气自气管吸进，以凉其心，其所入气，旋为心所蒸热，则旋闭而出之，如海潮之涨落然……"仍是盖伦医学气血不分之说法。

著有《医林改错》一书①，其中接受西方说法，认为脑才是"生灵机、贮记性"之所，而不是传统中医认定的心，这是项进步；但他也受盖伦医学误导，说"心乃出入气之道路"，可见哈维的血液循环理论虽然已出现百年以上，也得到医学界普遍接受（参见第三章"心血管生理简史"），但仍未被教会认可，以至于没有及时传入中国。

康熙到了晚年宣布禁教，雍正、乾隆也继续实施禁教政策。因此，从明末起随传教士传入中国的西学中断了一百多年，直到19世纪上半叶才迫于西方列强的船坚炮利而重新打开。在中国锁国的百余年间，正是现代科学突飞猛进，以及工业革命开展之际；虽然现代生理学还要再过几十年才算正式开展（参见第二章"19世纪的生理学"），但根据解剖与生理的现代医学已然成形，因此这第二波随着通商港口的开放而进入中国的西方医学，无论在广度与深度上都不是明末清初的传教士所能望其项背。

清末最早一本包含现代解剖与生理发现的生理学教科书，是1851年由英国传教士合信（Benjamin Hobson，1816—1873）写作的《全体新论》，共三万字；除了当时还不存在的内分泌系统外，其余系统一应俱全，像是血液循环、微血管、肺的换气功能、氧的发现、胃酸、脊髓神经功能等，当然也包括了与基督教有关的自然神学。此外，合信还编过一本《医学英华字释》（*A Medical Vocabulary in English and Chinese*，1858），虽然只有七十几页，但可算是第一本英汉医学辞书。

---

① 《医林改错》在中医界褒贬不一，有人说是"集数十载之精神，考正数千年之遗误"，是"稀世之宝"；也有人认为"医林改错，越改越错"，可见传统说法难以改变，自古皆然。

再来是1886年，由担任中国海关总税务司的英国人赫德①（Robert Hart, 1835—1911）责令下属著名汉学家艾约瑟（Joseph Edkins, 1823—1905）翻译的一套《格致启蒙十六种》，其中《身理启蒙》一书原为著名英国生理学家弗斯特（参见第二章"19世纪的生理学"）为初学者所写的《生理学入门》（*Physiology Primer*）。虽然该书的篇幅与深度不能与弗斯特写的正式生理学教科书相比，但至少是第一本由生理学者所写、脱离神学与生机论桎梏的科学生理学教科书。

第一本完整深入的中文生理学教科书，是1906年由高似兰（Philip B. Cousland, 1861—1930）摘译英国伦敦国王学院生理学教授哈利波顿（William D. Halliburton, 1860—1931）所写的《生理学手册》②（*Handbook of Physiology*, 1904）；该书初名《体功学》，三年后改名为《哈氏生理学》。高似兰是苏格兰人，毕业于爱丁堡大学医学院，1883年来华行医传教。高似兰除了是广受欢迎的名医外（他一年诊疗病人就多达五千余人次），还积极从事引介西方医学典籍、统一中文医学名词的工作。他翻译过解剖学与生理学的教科书，也翻译了欧斯勒的名著《欧氏内科学》（*The Principles and Practice of Medicine*），编辑了《高氏医学词汇》③（*An English-Chinese Lexicon of Medical Terms*, 1908）；除了之前合信的《医学英华字释》外，《高氏医学词汇》是第一本流传与影响皆广的正式英汉医学辞典。

---

① 赫德是清朝末年最出名的驻华外籍人士，在华前后共五十四年，任职中国海关税务司近五十年，是极少数拥有清朝官衔的外国人，位至正一品。

② 在学术出版界，Handbook 其实是具参考书性质的专书，通常涵盖面广，篇幅也庞大，甚至分册出版；译成"手册"，有误导之嫌，可译为"大全"。

③ 该书后由中华医学会接手，持续增订再版，英文书名改为 *Cousland's English-Chinese Medical Lexicon*，至1949年出版第10版。

与此同时，还有从日本引进的生理学教科书出现，如1906年铃木龟寿所著的《生理学》①。由于日本西化较早，同时也使用汉字，所以许多现代中文名词（包括医学领域）多直接援用日译；只不过许多汉字词汇还是取自中文典籍，并非由日人首创（像"生理"一词就是个例子②），所以功劳不能全归日本。再来，医学名词的中译从早期的各行其是，到西方传教士于1886年成立的"中国教会医学会"③（简称"博医会"，The China Medical Missionary Association）进行的统一，再到从1916年起的十年间，由江苏省教育会与民间医学团体共同举办了四次的医学名词审查会，才确定下来。因此，就算现行名词与日本使用的一样，也是经过讨论后的决定，而不是不分青红皂白地随意援用。

再过几年，则有从国外学成归国的国人自行编写的生理学教科书出现，包括曾在日本习医的鲁迅在内。最早编写给医学院及大学使用的生理学教科书，分别是1928年及1929年由留学德日的周颂声（1879—1964）与留美的蔡翘（1897—1990）所为，其中尤以蔡翘的《人类生理学》影响更大，该书再版过两次④。这些早期的中国生理学家，将于下节介绍。

---

① 《生理学》，铃木龟寿讲授，江苏师范编辑，江苏宁属学务处、苏属学务处印行，1906。网上能找到有关铃木龟寿的资料不多，只知道1909年鲁迅从日本辍学回国，在浙江两级师范学堂任教时，当过铃木龟寿的植物课翻译；还有资料显示，当时铃木也在浙江高等学堂兼课，教过陈布雷。

② "生理"一词出自魏晋"竹林七贤"之一嵇康（223—262）的《养生论》："形恃神以立，神须形以存，悟生理之易失，知一过之害生。"其中的"生理"接近"生存之道"，而非"生命之理"，只不过两者的界限不是那么清楚，转借也无妨。

③ 1923年，博医会决议去除其正式名称中"教会"（Missionary）一词，以降低其宗教色彩；1932年更与1915年成立的中华医学会合并，走入历史。

④ 蔡翘的《人类生理学》第三版上下两册（1947年）共八百余页，台大图书馆有藏书。该书虽然已有七十年历史，不少内容已过时，但其深度与广度仍少有中文教科书可望其项背。

第三节　中国早期的医学教育与生理学家养成

如前所述，现代西学多是由19世纪来华传教的西方传教士引进，医学教育也不例外，由习医的传教士所为。他们先是在行医之余自行开班授徒，以便帮忙诊所的工作，然后逐步扩大规模；到了20世纪初，已陆续成立了十来所正式的医学院校。因此，中国最早的一些医学院校大多带有教会色彩，像是上海圣约翰大学医学院（1896年成立）、北京协和医学院（1906年成立）、广州博济医学堂（1903年成立）及长沙湘雅医学院（1914年成立）等都是。除了清末官办的一些医学堂与医学馆，以及应军队需求成立的几所军医学堂外，第一所由国人创办的医学院，是中央大学医学院（1927年成立），后来独立成上海医学院（1932年）①。

这些医学院里，尤以协和与湘雅②的名气最大，水平也最高，享有"南湘雅、北协和"的称誉：其入学资格、修业年限与课程安排都遵照美制，且以英语教学。实质上，协和与湘雅分别在美国纽约州与康涅狄格州注册，所以毕业生可同时取得美国相应的州授予的医学博士学位，其办学水平可见一斑。这些医学院的教授一开始都是由外国人担任，后来才逐渐由

---

① 1921年于南京创办的中央大学原名东南大学，后又陆续改名为第四中山大学及中央大学，1949年后，又改名为南京大学。至于上海医学院曾改名为上海医科大学，如今则并入复旦大学，恢复旧名，称为复旦大学上海医学院。

② 湘雅医学院的"湘"字是湖南省简称，"雅"则是雅礼协会（Yale Mission in China）简称；后者是由美国耶鲁大学毕业生组织的传教团体，雅礼则是耶鲁的旧译名。中华人民共和国成立后，该校先后被改名为湖南医学院与湖南医科大学；2000年与中南大学合并，并恢复旧名，变成中南大学湘雅医学院。

学成归国的中国人取代，而最早的一批中国生理学家也大都出自这批人。

公认第一位在外国医学院取得医学博士学位的中国人是黄宽（1829—1878）。1847年，黄宽与号称"中国第一位留学生"的容闳（1828—1912）同时随教会学校校长赴美；两年后黄宽转往英国爱丁堡大学医学院就读，是第一位在英国获得医学博士学位的中国人，也是第一位从欧洲大学毕业的中国人。黄宽回国后在广州博济医学堂从事临床与教学工作，但不幸患病早逝，未能做出更大贡献。

容闳在耶鲁大学取得学士学位后返国，一路经历了太平天国、洋务运动、戊戌维新变法、君主立宪与兴中会革命等近代重要事件，可谓一代闻人。1872年，他成功推动小留学生计划，三年内由清廷选派十到十五岁学童赴美学习，共120位。只可惜该计划于1881年因故中止，全数学生被召回国；除了极少数已完成大学学业外，多数被迫中断学习，另有少数滞留不归。这些人当中最出名的有铁路工程师詹天佑及国民政府第一任国务总理唐绍仪，但没有以医学专业出名者。

从清朝光绪三十一年（1905）废除科举，到民国成立（1912）的六年之间，曾针对赴国外留学、取得学位归国的学人授予进士或举人的功名，是为"游学进士"或"洋进士"。其中医科进士/举人共有40名，9名留学美国，1名英国，其余全留学日本，并且以就读日本的"医学专门学校"占绝大多数，那离真正的医科大学或大学医学院有段距离。这批人后来也多以开业为主，少有从事教学研究者[1]。

---

① 这批医科进士中以伍连德（1879—1960）最出名，成就也最高。伍是马来西亚华侨，1903年于英国剑桥大学取得医学博士，之后并于德法进修。1907年，他接受袁世凯聘请，来华担任陆军军医学堂副校长。他最出名的事迹是消弭了1910年底于东北爆发的鼠疫，因此获颁医科进士。伍是中华医学会的发起人之一，前后担任过北平中央医院与沈阳医学院首任院长，及全国海港检疫总监。1946年，伍返回侨居地创办吉隆坡医学中心，并终老当地。伍是林可胜的姨父。

真正在生理教学及研究留名的早期国人，多是出国留学，取得硕/博士学位归国者，间以少数在海外受教育的华侨。下表列出中国早期较有影响的生理学家的基本资料，选择标准之一是出生于19世纪与20世纪之交的二十年间（1890—1910年）；之二是有留学经验；之三是以动物（人体）生理学为专业。中国早期的生理学家，几乎都包括在内，可见当时出国留学的风气之盛[1]。当然更多的是没有留过洋的生理学工作者，但他们多数是担任前面这批人的学生或助手，名气也小得多。

姓名	生卒年	学历	主要经历	研究领域
倪章祺	1891—1965	浙江医药专门学校，美国密歇根大学（MS，DSci），丹麦、美国进修	协和医学院，雷士德医学研究所	血管生理，肾脏生理，营养学
林树模	1893—1982	上海圣约翰大学（MD），美国康奈尔大学医学院（DSci），英国进修	协和医学院，岭南大学医学院/中山医学院	血液化学，消化生理
沈寯淇	1894—1969	清华学堂、美国西储大学（MD）、英国、德国进修	协和医学院，北京大学医学院/北京医学院	代谢生理
汪敬熙	1896—1968	北京大学，美国约翰斯·霍普金斯大学心理生物学（PhD）	中山大学，中研院心理所，北京大学，威斯康星大学	电生理
林可胜	1897—1969	英国爱丁堡大学（BS，MD，PhD，DSci），美国进修	协和医学院，红十字会，军医署，国防医学院，迈尔斯药厂	消化、痛觉生理

---

[1] 还有一个数字可供参考：1909—1911年由庚子赔款资助、选拔赴美留学的180名学生中（包括胡适、梅贻琦、竺可桢、赵元任等名人），就没有一位以生理学为专业（最接近的是学习生化的吴宪，此外习医的也只有4名），可见一斑。

姓名	生卒年	学　历	主要经历	研究领域
蔡翘	1897—1990	美国印第安纳大学（BS），芝加哥大学（PhD），英国、德国进修	复旦大学，上海医学院，雷士德医学研究所，中央大学医学院，军事医学科学院	代谢生理，航空医学
柳安昌	1897—1971	协和医学院（MD），美国进修	协和医学院，军医学校，国防医学院	消化生理
张锡钧	1899—1988	清华学堂，美国芝加哥大学（BS，PhD），拉什医学院（MD），英国、瑞士进修	协和医学院，医学科学院	神经生理
张宗汉	1899—1985	南京东南大学（BS），美国芝加哥大学（PhD）	上海医学院，华东师范大学	神经生理
侯祥川	1899—1982	协和医学院（MD），加拿大麦吉尔大学（MS），美国进修	协和医学院，雷士德医学研究所，军事医学科学院	营养学
侯宗濂	1900—1992	南满医学堂，京都大学（MD），德国进修	满洲医大，北平大学医学院，福建医学院，西北医学院	神经生理
沈霁春	1903—1978	复旦大学，比利时根特大学（PhD）	中央大学，雷士德医学研究所，军事医学科学院	呼吸及循环生理
徐丰彦	1903—1993	复旦大学，英国伦敦大学学院（PhD），比利时进修	中央大学，中研院医学所，上海医学院	循环生理
吴功贤	1903—1987	中央大学，英国伦敦大学学院（PhD）	中央大学	比较生理学
易见龙	1904—2003	上海医学院，加拿大、美国进修	雷士德医学研究所，中央大学，湘雅/湖南医学院	血液学

姓名	生卒年	学历	主要经历	研究领域
李茂之	1905—1984	北平大学医学院，日本、美国进修	军医学校，国防医学院，浙江医学院	内分泌生理
张鸿德	1905—1997	清华学堂，美国芝加哥大学（BS，PhD）	上海医学院，圣约翰大学，上海第二医学院	心脏生理
朱鹤年	1906—1993	复旦大学，美国芝加哥大学（MS），康奈尔大学（PhD）	中研院心理所，湘雅医学院，第二军医大学	神经生理
冯德培	1907—1995	复旦大学，芝加哥大学（MS），伦敦大学学院（PhD）	协和医学院，上海医学院，中科院生理所	神经肌肉生理
张香桐	1907—2007	北京大学（BS），美国耶鲁大学（PhD）	中研院心理所，耶鲁大学，洛克菲勒医学研究所，中科院	神经生理
赵以炳	1909—1987	清华学堂，美国芝加哥大学（PhD）	清华大学，中正医学院，北京大学	比较生理
朱荏葆	1909—1987	浙江大学，英国爱丁堡大学（PhD）	中央大学，上海医学院，军事医学科学院	内分泌生理
王志均	1910—2000	清华大学，美国芝加哥伊利诺伊大学（PhD）	贵阳医学院，北京大学医学院/北京医学院	消化生理

上述名单中还可以加上几位所学与生理相近的学者，例如药物学家赵承嘏（1885—1966）与刘绍光（1897—1990），解剖学家马文昭（1886—1965），生化学家江清（镜如，1886—1939）、吴宪（1893—1959）、刘思职（1904—1983）与林国镐（1897—1972），营养学家陈慎昭（1906—1952），药理学家朱恒璧（1890—1987）、陈克恢（1898—1988）与张昌绍（1906—

1967），神经解剖学家卢于道（1906—1985），植物生理学家汤佩松（1903—2001），遗传学家李汝祺（1895—1991）等，他们都是中国生理学会的会员（吴宪、赵承嘏、江镜如、朱恒璧与林国镐还是发起会员），朱恒璧、吴宪、赵承嘏和刘思职都当过会长；由此可见，20世纪初生理学的涵盖面甚广，还有就是基础医学的分科不像今日那么细微与刻板。

当时中国之所以会有这么多生理学者，与天时、地利、人和都有关系：一来生理学是19世纪末、20世纪初的显学（参见第二章"19世纪的生理学"），再来是中国有几所重要的医学院成立（例如协和、湘雅、上海医学院等），最后则是生理学界有几位杰出的领头人物出现（例如林可胜、吴宪、蔡翘、汪敬熙等）。首先，我们简单介绍一下协和医学院的历史。

第四节 协和医学院

北京协和医学院（Peking Union Medical College，PUMC）的前身是协和医学堂，1906年由六家英美教会共同成立，因此"协和"一词取"联合"之意①。1914年，美国洛克菲勒基金会成立美国中华医学基金会（China Medical Board，CMB），评估在中国设立医学院的计划②。基金会

---

① 当时以"协和（合）"为名的教会学校还有许多，像华北协合学院、济南协和医学院、汉口协和医科大学、华西协合大学等，但如今提到协和医学院，指的都是北京协和医学院。

② 1911年，美国哈佛大学也在上海开办中国哈佛医学院（Harvard Medical School of China，HMSC），同样采用美制及高标准教学。只可惜因资金问题，只撑了五年就停办。当时CMB也考虑资助HMSC，同时在北京与上海成立两家医学院，最后决定只支持协和一家，因此HMSC在中国只是昙花一现。

最终决定成立一所以美国约翰斯·霍普金斯医学院为样本的医学院,招收大学毕业生[①],修业期限五年(包括实习一年),毕业时可同时获得纽约州立大学的医学博士学位。

基金会于1915年买下协和医学堂,1917年完成新旧学校交接,正式成立北京协和医学院,招收第一班预科生,并在六年内花了将近800万美元在硬件建设上[②];其运作经费在第一学年(1919—1920年)就将近30万美元,之后一路攀升,八年后(1927年)已高达90万美元(这是将近一个世纪前的数字,换算成今日可是庞大无比)。我们可从1922年的人员编制略窥一二:教职人员当中有177位外国人及700位中国人;同时教授年薪高达5000美元(一万银元),以当时中国物价来说,可谓天价,因此吸引了许多欧美人士前往任教。然而协和采取精英式教育,所以毕业生数目不多,在1924—1943年的二十年间,只有320位。

北京协和医学院对中国医学界的影响既深且远,对本书的主题生理学亦然,主要理由是1926年成立的中国生理学会,17位发起会员当中有8位任职协和[林可胜、吴宪、伊博恩(Bernard E. Read,1887—1949)、倪章祺、林国镐与赵承嘏等],发起大会与第一届年会也都在协和召开,其重要程度可见一斑。其中尤其重要的推手是林可胜先生,他也担任了头两届的会长,值得多花一些篇幅介绍。

---

① 一开始,协和并不信任中国的大学教育,因此还开设了医预科,要求有学士学位的大学毕业生多修长达三年的课,才准进入医学院就读。随着中国大学的进步,协和医预科于1926年停办。

② 虽然协和医学院于1919年就开始招生,但学校建筑正式的落成典礼是在1921年的9月举行。小洛克菲勒(John D. Rockefeller, Jr.,1874—1960)夫妇还特地从美国搭船来华参加,同行的有约翰斯·霍普金斯医学院的创始院长韦尔奇(William H. Welch,1850—1934)等,超过25人,可见其重视程度。

第五节　林可胜其人其事

　　林可胜是新加坡华侨，祖籍福建厦门，父亲林文庆毕业于英国爱丁堡大学医学院，在行医之余经营橡胶园并参与新加坡政坛；他结交了当时奔走革命的孙中山先生，民国成立后，曾担任南京临时政府卫生司司长及外交顾问，后来更出任厦门大学的首任校长。林可胜八岁时，就被父亲送往苏格兰接受英国教育，因此说得一口苏格兰腔英文，中文则所识无多，普通话也不会说。

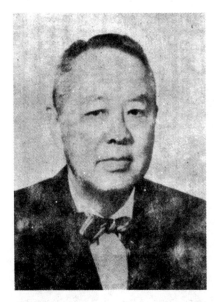

林可胜

　　林接受父亲建议，也进入爱丁堡大学医学院就读，毕业时（1919年）取得医学学士及外科学士双学位。之后，他追随著名生理学家谢弗从事研究（参见第二章"19世纪的生理学"），又先后获得生理学哲学博士（1920年）及科学博士学位（1924年）。1923年，林向CMB申请赴美进修奖助，受到时任CMB主席顾临[①]（Roger S. Greene，1881—1947）的赏识，除了批准奖助

---

① 顾临还当过洛克菲勒基金会副会长及PUMC的代院长（1927—1935年），与PUMC的关系密切。他与小洛克菲勒后来因理念不同，辞职返美，在中国抗战期间积极支持美国援华工作。

外，还附带要求林在进修期满后，能回北京协和任教。原先CMB只答应给予林副教授的职位，经过一番折冲（林提出他父亲主掌的厦门大学愿意以教授聘用，并在厦大建立全新的医学院），最终协和同意以客座教授名义聘请。于是林在芝加哥大学生理学家卡尔森（A.J. Carlson, 1875—1956）①的实验室进修一年期满后，于1924年秋来到了协和。

1925年，林担任生理学系主任，1927年升正教授，是协和第一位受聘担任正教授的华人，弥足珍贵；但林也没有辜负这份荣誉，在极短时间内就把中国生理学研究推上国际舞台。如前所述，他带头成立了中国生理学会，并于次年初（1927年）创办了《中国生理学杂志》(*Chinese Journal of Physiology*)，一直担任主编，直到抗战开始，他离开协和参与救援工作，才把杂志的编辑工作交给同事张锡钧②。林在协和只待了十三年（1924—1937年），但他不仅将现代生理学的实验精神与方法带进了中国，还训练出一批出名的学生及助手，包括卢致德、柳安昌、冯德培、徐丰彦、王世濬、刘占鳌、易见龙等人，都是后来海峡两岸及美国医学、生理与解剖学界的重要人物。

在他手下，《中国生理学杂志》刊载的论文不但水平高，且大都以英文写作，因此很快就成为全球生理学家必读的杂志之一。在抗战前由林主编的十几卷《中国生理学杂志》所受到的重视程度，是后来两岸出版的后续杂志难以望其项背的。

---

① 事实上，他是跟着卡尔森实验室的艾维进行消化道调控的实验，与艾维共同发表了三篇文章。艾维于第六章"消化生理简史"中介绍过，是胆囊收缩素的发现人，后来当过美国生理学会会长，是20世纪中叶美国最重要的生理学家之一。早期的中国生理学家里，从芝大取得博士学位者占了很高的比例，与林可胜、张锡钧及蔡翘等人都在该校进修过不无关系。

② 由于协和属于美国在华事业，所以北京沦陷后，协和的教学与研究仍继续维持，包括《中国生理学杂志》也继续出版；直到1941年日本偷袭珍珠港，美国向日本宣战后，该校才被日军关闭。

林的研究成绩当时在国内也是首屈一指，并跟得上欧美水平的。他除了继续先前在英美就开始的消化生理研究，并提出肠抑胃素的存在外，还进行了中枢神经控制心血管系统的研究。他和同事发现延髓拥有不止一个心血管控制区，刺激延髓不同部位可引起升压或减压等不同反应[1]。这些成果都为当时欧美重要的生理学教科书收录。

也许是在异域成长的经验，造成林具有强烈的爱国情怀。他曾参加抗议"五卅惨案"的示威游行，并支持学生成立救护队，对受伤的示威民众展开救护。日本侵占东三省并在华北地区与国民党军队不断发生军事冲突时，林也组织了抗日救护队，开赴古北口、喜峰口等战场，担负起艰巨的救护任务。1937年抗战军兴，林更率先放下教学研究工作，出任中国红十字会救护委员会总干事，组织医护团队协助前线和后方军医院的医疗工作。他更与国外友人和机构联络，筹措各种医药器材及运输队伍。鉴于当时受过正规训练的医护人员极度缺乏，林在贵州成立并领导了军政部战时卫生人员训练所，并使其成为抗战时期中国最大的医疗人员训练中心。他还协助美国的史迪威将军从缅甸撤退至印度，而获颁美军功绩勋章（Legion of Merit）。

然而，会做事的人常也容易得罪人，在中国的官场更是如此。1942—1943年间，林因供应医疗物资给共产党的军队而让人有可乘之机，以莫须有的罪名被迫辞去所有职务。由于美国朋友的协助，林受聘为总部设在纽约的美国医药援华会（ABMAC）的在华负责人，并接受邀请于1944年赴美做短期访问。林受邀在纽约医学会（New York Academy

---

[1] 这项研究由林的弟子王世濬与刘占鳌发扬光大，并继续传给"国防医学院"的蔡作雍等人，持续研究了一甲子以上的时光。

of Medicine）以"伤残军人的康复方法"为题，做了一场精彩的演讲，得到全场观众起立鼓掌，持久不衰[1]。

1945年，蒋介石任命林为军医署署长带中将职，恢复了他对战地救护工作的组织与领导；林还负责筹设"中研院"的医学研究所（也就是近四十年后于台湾地区"中央研究院"成立的生物医学研究所前身）。抗战胜利后，他将战时卫生人员训练所及原本的军医学校加以整合，在上海成立了"国防医学院"，并担任首任院长。1949年，他将"国防"师生连同设备分批迁到台湾地区，并完成了复校工作。然而，在离开学术研究十二年之后，他选择了离开台湾地区，前往美国重新起步[2]。

从1949年到他去世的二十年间，林先后在芝加哥伊利诺伊大学及内布拉斯加州的克莱顿大学短暂停留了一到两年，最后落脚于印第安纳州艾克哈市（Elkhart）的迈尔斯药厂（Miles Laboratories, Inc.），达十五年之久，也开创了他另一个研究的高峰期。林早期是全球知名的消化生理学家，后来则在痛觉生理研究做出特别贡献。林是最早入选美国国家科学院的华人科学家（1942年），也是第一届当选的"中央研究院"院士（1948年），可见其学术成就于一斑。

---

① 参见Cannon. (1945) p.183。

② 林可胜会选择前往美国重拾研究，是很正常的事；他这位爱国华侨已经为祖国奉献了二十九年人生最美好的时光，而国共内战是兄弟阋墙，不像对日抗战是抵御外侮，他没有理由选边站；再来，"国防医学院"有柳安昌、卢致德、张先林、杨文达等几位他教过的协和人主持，他自可放心离开。当年以协和人主导、成立"国防医学院"，造成原军医学校的一些学生与校友不满，意图拿抗战期间林氏以医疗物资供应共产党的旧事做文章，对他不利，也促使林氏决定赴美。

第六节 其他知名的早期华人生理学家

1948年，"中央研究院"选出第一届院士共81人，其中生理学家有林可胜、蔡翘、汪敬熙与冯德培四人[①]，加上与生理息息相关的药理学家陈克恢与生化学家吴宪，阵容可谓相当强大。除了蔡翘与汪敬熙外，其余四位都曾任职北京协和医学院；这些都再度显示生理学于20世纪初的显学地位，以及协和在中国生理学发展史上的重要性。

蔡 翘

蔡翘于1897年生于广东，与林可胜同年；他中学毕业后在北京大学旁听了一年，1919年赴美留学，于印第安纳大学取得心理学学士（1922年），然后在芝加哥大学师从功能心理学派（functional psychology）的创始人之一卡尔（Harvey A. Carr, 1873—1954），以论文《动作习惯保留曲线的比较研究》（"A Comparative Study of Retention Curves for Motor Habits"）取得心理学博士学位（1924年）[②]；之后又师从神经解剖学家

---

① 汪的学位与任职单位（"中研院"心理研究所）都是心理学，故给归入心理学领域，但他是地道的神经生理学家，其研究内容可见下述。

② 还有一位知名学者陆志韦（1894—1970）也是芝大心理系的博士（1920年），其论文题目是《保留的条件》（"The conditions of retention"），显然也是系主任卡尔的学生。陆曾两度出任燕京大学校长（1934—1942年，1945—1949年）。

赫里克（C.G. Herrick）研究北美负鼠（Didelphis virginiana）的视神经通路，并旁及丘脑与中脑的构造。这项研究成果，以两篇相连文章发表于《比较神经学杂志》（*Journal of Comparative Neurology*），是最早描述中脑腹侧背盖区①（ventral tegmental area，VTA）的论文；该区一早被称作"蔡氏腹侧背盖区"（VTA of Tsai），让他留名后世，只不过该名称如今已没有多少人知道及使用了。

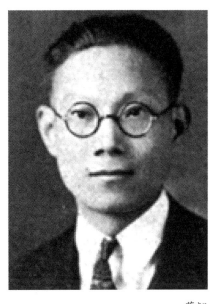

蔡翘

蔡翘学成归国后，先后任教于复旦大学（1925—1927年）、上海医学院（1927—1932年）、雷士德医学研究所（1932—1936年），以及中央大学医学院（1937—1949年），抗战爆发前都在上海与南京两地，与林可胜南北辉映。1930—1931年间，蔡获得洛克菲勒基金会资助，前往英国伦敦大学学院与剑桥大学，以及德国法兰克福大学进修了一年半。他在伦敦大学学院埃文斯（C. Lovatt Evans，1884—1968）的实验室进行了肝糖研究，于《生理学杂志》发表了三篇相连的文章；然后到剑桥大学阿德里安的实验室，研究了麻醉药对单根神经纤维动作电位传导的影响，单独发表了一篇文章；阿德里安因动作电位的研究，获颁1932年的诺贝尔生理学

---

① 20世纪60年代神经化学显微解剖学的进展（参见第七章"神经生理简史"），发现中脑腹侧背盖区是脑中重要的多巴胺神经元聚集区之一（标号为A10），由此区投射至前脑的多巴胺径路，即后来出名的"报偿径路"，是一切成瘾的起点。

或医学奖（参见第七章"神经生理简史"）。

1949年后，蔡翘应"国防"需求转向研究航空生理，探讨了减压增压对人体生理的影响；但他的主要成就还在于编写中文生理学教科书，以及培养了一整批的生物学家。生理学者如冯德培、徐丰彦、朱鹤年、沈霁春、易见龙，以及方怀时等人，都在他的实验室待过，可谓一代宗师。

汪敬熙

汪敬熙与陈克恢是另外两位享有国际知名度的中国第一代生理/心理/药理学者，值得详细介绍一二[①]。汪敬熙1919年毕业于北大经济系，是"五四"新文化运动健将之一，曾以白话文写作多篇小说与新诗，发表在罗家伦和傅斯年主编的《新潮》杂志（汪也属于新潮社同仁之一）。1920年，汪敬熙与其他四位北大毕业生获得了实业家穆藕初（1876—1943）的奖学金资助，赴美留学（罗家伦也是其中之一），并改行修习心理学。

汪的这项决定，在出国前已有迹象：他曾在《新潮》发表过两篇介绍欧美心理学最新进展的文章，提到弗洛伊德的精神分析与沃森的行为学派（behaviorism）。汪选择前往约翰斯·霍普金斯大学就读，显然是想师从行为学派的创始人沃森[②]（John B. Watson, 1878—1958）。当时沃森的心理学实验室位于精神病学系主任迈尔（Adolf Meyer, 1866—1950）所

---

① 汪的生年有1893年（中国生理学会）、1896年（"中央研究院"）与1897年（张香桐文章）三种说法，网上能找到的相片极少，还有许多张冠李戴者，殊为可惜。

② 沃森于1913年发表的一篇演讲《行为学家眼中的心理学》（"Psychology as the Behaviorist Views it"），宣告了以实验取代空谈的行为学派的诞生。沃森是杜威（John Dewey, 1859—1952）在芝加哥大学的学生，而1919—1921年间，杜威在中国北京待了两年，与新潮社员时有来往，汪显然受其影响。

主持的费普斯精神病院（The Henry Phipps Psychiatric Clinic），迈尔是约翰斯·霍普金斯大学医学院第一位精神病学主任，是现代精神病学的奠基者之一。

但就在汪入学那年10月，沃森因婚外情遭约翰斯·霍普金斯大学辞退，实验室由沃森的学生利赫特（Curt P. Richter, 1894—1988）代理，因此，汪的博士研究是在利赫特的指导下完成的。利赫特自己于1921年才取得博士学位，论文题目是《大鼠活

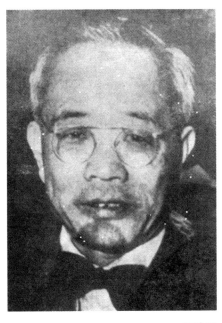

汪敬熙

动的行为学实验》（"A Behavioristic Study of the Activity of the Rat"），而汪于1923年取得博士学位，论文题目是《大白鼠自发性活动与动情周期之间的关联》（"The Relation Between 'Spontaneous' Activity and Oestrous Cycle in the White Rat"），可见两人研究主题的密切关联。汪的博士论文研究发表了三篇文章在《美国生理学杂志》，两篇为单一作者，一篇与利赫特及另一位研究者共同挂名，其中探讨了年龄、性别、生殖周期、怀孕哺乳、去势以及卵巢移植对大鼠活动行为的影响。利赫特在约翰斯·霍普金斯大学主持心理生物学实验室近七十年之久，被认为是最早发现大鼠活动力具有"昼夜节律"（circadian rhythm），以及雌鼠的活动力随发情周期而有变化（主要是受发情激素的影响）的学者，至于汪的贡献则被忽视。

1924年，汪回国任教于新成立的河南中州大学，两年后再度回到美国约翰斯·霍普金斯大学从事研究一年。在这期间，他显然学习了电生理的技术，因为他在接受广州中山大学的聘书于1927年6月回国之前，已于2月间"电召办理心理研究所之时，即着手定购仪器"；"6月到校后，所购仪器，陆续运来"。该年9月他搬入新所址，开始工作。到此时，"已购有值毫银万元之仪器，甚足为生理心理学，及动物行为的研究之用。在设备上，在中国可称无二，即比之美国有名大学之心理学实验室，亦无多愧"。①

汪在中山大学待了四年，建立起中国第一所神经生理实验室，开展皮肤电反射与出汗控制的研究，至少在《中国生理学杂志》上发表了五篇论文。1931年，汪应聘为北京大学心理学教授，1934年，他又被任命为"中研院"心理研究所所长，先后在北京、上海与南京建立神经生理实验室。他除了继续皮肤电的研究外，还深入大脑皮质与视丘，记录其中由光线引发的电位反应；他是最早记录到中脑的上丘［superior colliculus，又称视顶盖（optic tectum）］不但对光线的"开"有反应，对光线的"关"也有反应。在1932—1937年期间，他在《中国生理学杂志》发表了一系列共十篇论文。

1937年抗战爆发后，汪在南京的电生理实验室被日本人破坏殆尽，他随"中研院"心理研究所一路搬迁，从湖南到广西再到贵州，1940年落脚于广西桂林，四年后又迁到重庆北碚，直到抗战胜利一年后才迁回上海。在物资极为短缺的大后方，汪仍继续研究，改以方便获取的蛙卵及蝌蚪为

---

① 中山大学校史网页：http://gjs.sysu.edu.cn/zsdxxs/ms/9842.htm。

材料,探讨神经发育与游泳动作的关系,并在美国的《科学》(*Science*)与《神经生理学杂志》(*Journal of Neurophysiology*)共发表了三篇文章。

1948年,汪应李约瑟(Joseph Needham,1900—1995)之邀,在巴黎担任联合国教科文组织科学部主任;1953年任期结束后他选择前往美国。汪先回到母校约翰斯·霍普金斯大学工作了几年,1957年转往威斯康星大学任教,持续研究发表不断,直到1968年逝世。汪于1964年出版《发汗的神经控制》(*The Neural Control of Sweating*)一书,将其研究做一总结。

汪的了不起之处,除了他半路改行却卓然成家外,尤其是他早在20世纪20和30年代,全世界也还没有几所电生理实验室时,就在从零起步、百废待举的中国,建立了记录皮肤电反射以及中枢神经电位变化的实验室。根据汪的学生和助手,后成为著名神经生理学家的张香桐回忆,汪从造船厂取得半英寸厚的铁板作为实验室的防护墙,以隔绝外来的电信干扰(因此同事戏称他的实验室为"战舰");同时他还自制电生理记录所需的放大器、示波仪等设备。对有现成仪器可以购置的现代研究者来说,是很难想象前人经历过的困难,因此,汪的成果也格外让人生敬。

陈克恢

陈克恢中学毕业后在清华学堂(清华大学前身)念了两年,于1918年前往美国威斯康星大学修读药学,取得学士学位;接着入该校医学院生理研究所,于1923年取得生理学博士学位。他的论文题目是《自体分解的研究:肌

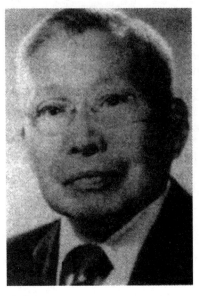

陈克恢

肉的自体分解》("Studies on Autolysis. The Autolysis of Muscle")。

1923年，陈因母病返国，任职北京协和医学院药理系。他与前一年来到协和客座的美国宾州大学药理系讲师施密特（Carl F. Schmidt, 1893—1988）合作，研究中草药的药理作用。在经过一些不成功的尝试后，陈接受中医师舅舅的建议，以麻黄为材料，因此发现了麻黄素（ephedrine）这种拟交感神经物质的药理性质[1]。他们的原始报告于1924年发表在《药理及实验治疗杂志》（*Journal of Pharmacology and Experimental Therapeutics*），之后，陈又单独发表了十余篇麻黄素的文章；1930年，他与施密特合写了《麻黄素与相关物质》（*Ephedrine and Related Substances*）专著，对麻黄素的药理研究做了总结，也奠定了他在国际药理学界的地位。

施密特于1924年返美，就一直待在宾州大学药理系，后来接替他的老师理查兹当上系主任，直到退休[2]。陈克恢在协和也只待了两年，1925

---

[1] 事实上，麻黄素早在1885年就由日本有机化学及药学家长井长义（Nagai Nagayoshi, 1844—1929）分离并命名，但长井长义没有进一步研究其药理性质与临床应用，所以"再"发现麻黄素的功劳要归给陈克恢与施密特。麻黄素具有增加心肌收缩力、升血压、放松气管平滑肌等功能，加上毒性低、可以口服等优点，很快就成为临床常用药物，治疗心血管疾病与气喘。

[2] 理查兹（Alfred Richards）在第五章"泌尿生理简史"中介绍过，是最早成功进行以微吸管作单肾单位穿刺取样的科学家，也是第二次世界大战期间盘尼西林在美国量产的推手。阿贝尔的事迹于第五章"泌尿生理简史"及第八章"内分泌生理简史"中都有提及。

年又回到美国,进入约翰斯·霍普金斯医学院就读,并担任药理学系主任阿贝尔的助教。他于1927年获得医学博士学位,继续在药理系工作两年后,就担任礼来药厂(Eli Lilly and Company)药理研究部主任,直到1963年退休。陈在美国药理学界享有盛名,担任过美国药理及实验治疗学会理事长及其他许多重要职务[①]。

冯德培与张香桐

早期中国生理学家里还有两位具有国际知名度的值得一提,那就是冯德培与张香桐。冯当过蔡翘的助教与林可胜的助手,张则受教于汪敬熙,因此他们属于第二代的中国生理学家。他俩虽然年纪相同(都生于1907年),但冯起步早得多,十九岁就从复旦大学生物学系毕业,在复旦及协和各工作两年才出国学习,二十六岁就取得英国伦敦大学学院的博士学位;而张从中学起就一路勤工俭学,二十六岁才从北大心理系毕业,然后在"中研院"心理研究所工作了几年,又因抗战被困在大后方几年,直到三十六岁那年(1943年)才踏上留学之路,三年后取得博士学位,比冯整整晚了十三年[②]。因此,1948年,冯和他的两位老师一起当选了第一届中研院院士,张则迟至1957年回国后才当选中国科学院学部委员。除此之外,两人的成就与声誉可谓不分轩轾。

---

① 关于陈克恢的生平,网上有两篇文章可以参考:

1.http://m.y-lp.com/pages/Article.aspx?id=6353869882693987367;

2. http://www.360doc.com/content/15/1209/01/17132703_518889187.shtml。

② 张香桐在抗战期间突破万难,踏上留学之路的过程十分曲折动人,可参见参考文献中他自己写的两篇英文回忆文章。

冯初入美国芝加哥大学生理学系杰洛德的实验室学习①，研究神经在缺氧窒息下的恢复机制，但林可胜安排他转往英国伦敦大学学院生理系希尔的实验室进修，于是冯在芝大只待了一年，取得硕士学位后就在1930年9月前往英国。希尔是1922年诺贝尔生理学或医学奖得主（第七章"神经生理简史"中提过），研究肌肉收缩时的产热机制，可说是生物物理学的创建者之一。冯在他的实验室待了三年，发表了八篇论文，课题大都集中在肌肉与神经的活性与产热②。其中有半年时间，希尔让冯前往阿德里安（剑桥）与谢灵顿（牛津）的实验室学习；冯帮阿德里安解决了受伤皮肤短暂失去触感的问题（由于受伤细胞释出大量钾离子，造成神经传导受阻），还以此单独发表了一篇文章。冯在谢灵顿的实验室则同埃克尔斯学习在活体动物身上进行电生理记录。谢灵顿与阿德里安是1932年诺贝尔奖得主，埃克尔斯则于1963年得奖，所以冯在英国短短三年时间，就师从了四位诺贝尔奖得主，可谓难得的机缘。

冯学成归国后，回到协和生理系任教，并建立自己的实验室，研究神经肌肉接点（neuromuscular junction）的信号传递机制。他以不同频率的电流刺激青蛙大腿的缝匠肌与神经，得出许多有趣的发现，短短六年时间，就在《中国生理学杂志》发表了26篇文章。当时，神经信号传递的化学理论正逐渐为人接受，发现乙酰胆碱是迷走神经递质的勒维与戴尔于1936年获颁诺贝尔奖，但包括埃克尔斯在内的神经生理学

---

① 杰洛德（Ralph W. Gerard）在第七章"神经生理简史"中提到过，他指导的学生凌宁是最早设计并成功使用玻璃微电极进行细胞内记录的人。杰洛德一生成就非凡，担任过美国生理学会会长，也是几所重要研究单位及学会的创始人，包括密歇根大学心理健康研究所、加州大学尔湾分校，以及美国神经科学学会等。
② 由于肌肉的结构与收缩机制要到20世纪后半叶电子显微镜发明应用后才厘清，因此早期有关肌肉收缩的工作难免让人有隔靴搔痒之感，如今已少有人提。

家,对于需要快速传递的神经肌肉接点是否也有神经递质的参与,仍有疑义;冯的实验结果提供了化学传递的间接证据。此外,他还发现钙离子对神经肌肉接头信号传递的重要性,以及强直后增强(post-tetanic potentiation,PTP)现象。冯发现钙离子对神经信号传递的重要性比起在他毕业后才进入希尔实验室工作的卡兹,早了十来年(参见第七章"神经生理简史"),而卡兹是1970年的诺贝尔奖得主,我们不免猜想,冯的研究要是没有受到日本侵华、国共内战等多次外部干扰,或有可能与卡兹共享荣耀。

冯在协和一直工作到1941年美日宣战、协和被日军强迫关门。他之后辗转逃到大后方重庆,任教上海医学院。后来他接受林可胜推荐,担任"中研院"医学研究所筹备处代主任。中华人民共和国成立后,他担任新成立的中国科学院生理生化研究所所长,后来更担任过科学院副院长等重要职位。他在这段时间最重要的研究发现,是去除神经控制的快肌会萎缩,慢肌则会增大,显然神经对肌肉的营养性控制会随肌肉的不同而有所不同。可惜这项研究因历史原因而中断,仅止于现象描述,而没有进一步的机制探讨。

至于张香桐之所以能在三十六岁那年,突破万难来到美国留学,要感谢耶鲁大学的生理学教授福尔顿(John F. Fulton, 1899—1960)的帮忙。福尔顿是当时美国最出名的神经生理学家之一。他出身医学世家,从小就是书痴,哈佛大学动物系毕业后,来到英国牛津大学又取得学士、硕士与博士学位,师从谢灵顿。之后,他回到哈佛医学院师从神经外科医师库欣,取得医学博士学位。他在三十岁那年就被耶鲁大学聘为生理学讲座教授兼系主任,是当时最年轻的讲座教授。

福尔顿是最早使用灵长类进行神经生理研究的人,是《神经生理学杂志》(*Journal of Neurophysiology*)的创办人(1938年),他所编写的《神经系统生理学》(*Physiology of the Nervous System*)更是当时最权威及流行的神经生理学教科书。此外,他对科学史的爱好以及丰富的藏书,更促使他在耶鲁成立了医学史图书馆(1941年);1951年,他因健康问题辞去生理讲座教授,而转任医学史讲座教授。

1942年,人在贵州军医学校的张香桐读了福尔顿的《神经系统生理学》,忍不住写了封信给远在美国的福尔顿,表达想要师从的心愿,结果福尔顿居然回信并接受他前往进修。于是张花了半年时间取得出国许可,以及三个月的迂回旅程(时为第二次世界大战期间,海陆空交通处处受阻),终于在1943年春天抵达耶鲁。起步虽晚的张没有浪费任何时间,在三年内就取得了博士学位,他的博士论文厚达300页,一共发表了8篇文章报告相关的研究结果,可以想见他的努力程度。

张的博士论文研究,结合了神经解剖与神经生理的研究方法,探讨了蜘蛛猴(Ateles, spider monkey)的体节控制区(特别是长尾巴)在中枢神经系统的投射分布。其中最重要的发现,是运动皮质的神经元直接控制了骨骼肌的收缩,而不是当时有人认为控制了整个动作;也就是说,任何一个动作,不论多简单,都牵涉不止一个脑区及神经元,其中有许多主动与非主动的肌肉参与收缩,同时还需要感觉神经的回馈输入,才可能完成。

张的博士论文虽然内容丰富,但所用的方法在当时就已算是古典,与他的太老师谢灵顿使用的差别不大,因此福尔顿安排他前往约翰斯·霍普金斯大学跟随伍尔西(Clinton N. Woolsey, 1904—1993)做博士后研究，学习更先进的电生理技术。当时约翰斯·霍普金斯大学医学院生理学系主任巴德（Philip Bard, 1898—1977）是坎农的学生，以提出"坎农—巴德情绪理论"而知名；伍尔西则是他的学生，是最早建立大脑皮质感觉运动区完整图谱的人。1946年与张同时进入约翰斯·霍普金斯生理系做博士后研究的，还有一位芒卡斯尔（Vernon B. Mountcastle, 1918—2015）后来也成了举世知名的神经生理学家，专精大脑皮质的结构，十余年后并接替巴德担任生理系主任一职[①]。伍尔西则于1948年起就转往威斯康星大学生理系担任主任，在威大建立了出色的神经生理实验室，直到退休。张的老师汪敬熙最后一个工作单位，就是在伍尔西主持的威大的生理系。

张在约翰斯·霍普金斯大学待了一年，学了新的电生理技术以及基本电子学知识。伍尔西同当年的汪敬熙一样，自制电生理实验所需的放大器与刺激器，示波仪与照相机也是旧物新用，克难从事，但丝毫不影响他们做实验的热情。张在约翰斯·霍普金斯大学只有一篇论文发表，是利用当时还算新鲜的逆向法（antidromic）刺激从大脑皮质发出、控制身体动作的锥体通路，然后记录皮质神经的电位变化。其他还有更多的实验结果，因为参与者陆续都离开了约翰斯·霍普金斯大学，以至于没有人做最后的整理及动笔而湮没不存。

在此同时，张还与另一位耶鲁的旧同事劳埃德（David P.C. Lloyd, 1911—1985）合作完成了一项重要的研究，就是肌肉输出神经的形态学研究。劳埃德也是谢灵顿的学生，以电生理技术证明了谢灵顿提出的单突触肌肉伸张反射。但劳埃德缺乏神经解剖的训练，因此与张合作，在显

[①] 芒卡斯尔于2015年过世，新闻报道中称他为"神经科学之父"，有过誉之嫌；他还有"大脑皮质的雅克·库斯托（Jacques Cousteau）"之称，这个名号则贴切些。他发现的大脑皮质柱状结构是了解皮质运作（感觉、运动与意识）的基础。他主编的两大册《医学生理学》（*Medical Physiology*, 14th ed., 1980）曾是生理学专业的《圣经》。

微镜下测量了两只猫的后肢共28条神经当中近一万根髓鞘神经轴突的直径,并与肌肉形态做关联;他们发现肌肉的感觉输出神经按直径可分成三种(无髓鞘神经是第四种),在伸肌与缩肌、白肌(快肌)与红肌(慢肌)上的分布也有所不同,而以伸肌(快肌)上的神经直径最大。这项发现至今仍写在教科书中,但没有多少人注意到张对此发现的贡献。

结束博士后研究后,张在耶鲁和洛克菲勒医学研究所(洛克菲勒大学的前身)开展脑皮质诱发电位的工作将近十年,得出许多重要的发现,包括皮质—丘脑往返回路(reverberating circuit)的反复激发、视觉诱发电位与三色光的传递、视觉诱发电位的光效应,以及他最为人知的树突电位研究。张发现树突也能被电刺激兴奋,并能传导电脉冲,但树突电位属于分级电位(graded potential),而非动作电位;他还是最早提出有轴突—本体(pericorpuscular/axosomatic)与轴突—树突(paradendritic/axodendritic)两种突触的人。1952年,张受邀在冷泉港实验室的年度研讨会中报告树突电位的发现,有位先前耶鲁的同事,后来在加州大学、美国国家卫生院担任过许多重要职位的利文斯顿(Robert B. Livingston,1918—2002)写了封短简给他,摘译于下:

> 香桐,这封短简只是想告诉你,我很荣幸能读到你在冷泉港年度研讨会中发表的报告;那是我读过最好的科学论文,约翰·福尔顿也同意,并补充说那属于诺贝尔奖等级……认得你是我的骄傲。祝好,利文斯顿敬上

能从同行那里得到这种评价的人,只怕是凤毛麟角。

1952年，张接到学术地位崇高的《生理学年评》(*Annual Review of Physiology*)[①]邀稿，撰写《视觉生理》一文，登在1953年出版的第十五卷中。1956年，他又接到美国生理学会出版的《生理学手册》(*Handbook of Physiology*)[②]邀稿，撰写《诱发电位》的全面回顾。中国人中有此殊荣者，并不多见。

张还有一项鲜为人知的贡献，就是教科书中常见的描述牵涉性痛（referred pain）机制插图的最早版本是他画的。根据张的说法，该机制背后的聚合投射（convergence projection）假说也是他提出的。该图最早出现在1946年福尔顿主编的《豪威尔氏生理学教科书》(*Howell's Textbook of Physiology*)中，由福尔顿早期学生鲁奇（Theodore C. Ruch，1906—1983）撰写的"疼痛的生理病理学"一章内，图中还有张的署名（得用放大镜看）。鲁奇后来当了西雅图华盛顿大学生理与生物物理系的创系主任，并在福尔顿过世后接手该教科书的编著工作；因此目前提到该假说，都说是鲁奇提出的，遗漏了张的贡献。

由于朝鲜半岛爆发战争，中美两国成为对敌，加上美国麦卡锡主义当道，因此阻挡了中国留美学人的返国之路（钱学森是其中最出名的）。1956年初，张借赴欧开会讲学之便，辗转比利时、丹麦及芬兰等国，最后取道苏联，搭上横越西伯利亚的火车，返抵中国；张的回国之路，与他当

[①] "年评系列"（Annual Reviews）是1932年由斯坦福大学生化学教授拉克（J. Murray Luck, 1899—1993）所创办，原本只有生物化学一个系列，生理学则是1938年加入的第二个系列，如今已有40个"年评系列"，涵盖了生物医学、物理学与社会科学多重领域。

[②] 《生理学手册》是生理学界最具权威及最完整的出版品，按系统分部（section），其下再分卷（volume），张的文章出现在1959年出版的第一部《神经生理学》的第一卷。该系列最后分成十四部，将近三十卷，出版年份前后相隔二十余年；同时头七部在20世纪80年代又陆续发行新版（张的文章没有出现在新版当中）。如今，该系列以附录方式发表在美国生理学会的《综合生理学》(*Comprehensive Physiology*)。

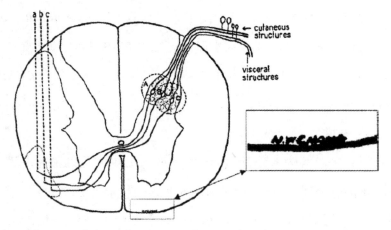

有张香桐签名的牵涉性痛机制插图，引自Fulton（1955）*A Textbook of Physiology*。

年的出国之路一样崎岖，前后辉映。

与张香桐相比，冯德培的起步早，几项重要发现大都在国内完成（甚至是在1949年之前），而张的重要研究成果，几乎都在美国求学与工作的十四年间得出；他俩后来的工作受到外在环境的影响（包括各种政治运动的干扰，资源不足，以及与国外同行的缺乏往来等），都中断了好长时间。张回国后试图建立神经细胞的体外培养，但因脚步不及国外的研究者快速而放弃。他后来转向针刺止痛机制的研究，并以身试针；但这方面的研究，先前已有张昌绍及邹冈的内源性吗啡止痛药理研究成果，因此在生理层面的发现有限。

研究工作是放下容易、重拾困难的行业，尤其是在竞争激烈、进展快速的领域，如果落下了，很快就会有人捷足先登，甚或发展出更新更好的方法，让人望尘莫及。事实上，早期的中国生理学家，除了少数来到台湾地区（柳安昌、方怀时）以及滞留海外（林可胜、汪敬熙、吴宪）者，其余都留在大陆。

中国大陆自20世纪70年代末改革开放以来，学术界也恢复与外界联络，从早期选派出国的访问学者，到后来大批的交换学生以及自费留学生，再加上国家的大幅经费支援，大陆高等教育与学术研究早已重新站上全球舞台。1994年10月，两岸在中国科学院上海分院举办过一届神经科学会议，笔者有幸与会，并与冯、张两位前辈留影，弥足珍贵。

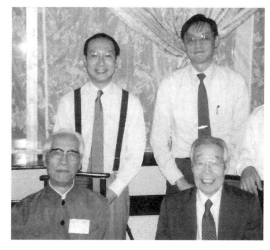

笔者（右立一）与冯、张两位合影，时1994年10月10日；左立一是当时阳明医学院药理所的陈庆铿。

柳安昌

1949年，国民政府内战遭遇失败，迁往台湾地区。当时曾有"抢救学人计划"，但响应者不多，像前一年选出的81位"中研院"第一届院士里，只有11位去了台湾地区①。其中生理学科仅有一位，就是将"国防医学院"迁往台湾地区的林可胜；但林仅短暂停留就远赴美国。第三节中的列表里的早期知名生理学家里，除了林可胜外，就只有柳安昌（1897—1971）一位随"国防医学院"来到台湾地区，其余都留在大陆；所以，柳也成为台湾

① 其余70位里，除了一位早逝外，10位去了美国（加上林可胜是11位），留在大陆的有59位；但胡适与吴大猷又先后从美国回到中国台湾地区，担任"中研院"院长。

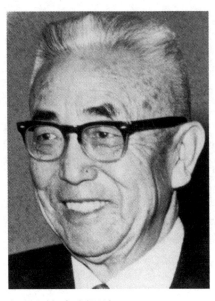

柳安昌（柳家瑞提供）

地区生理学界的另一位祖师级人物，其辈分与资历还在台大诸人之上。

柳安昌是山西代县人，与林可胜同年；1919年考入协和医学院，从医预科读起，而于1928年毕业，是协和改制后的第五届毕业生。他毕业后没有行医，留校任林可胜主持的生理系的助教，并跟随林进行胃液分泌的研究；1934—1935年间，林推荐柳到哈佛大学坎农的实验室进修一年，研究交感神经及其分泌物的作用，成果发表在《美国生理学杂志》，共两篇论文。柳回国后，由于日本侵华野心日炽，并占领大部分华北地区，因此他没有回协和，而是前往南京的军医学校担任生理系主任，训练军医，为抗战做准备（这很可能也是林可胜的安排）。

军医学校的前身是北洋军医学堂（1902年）、陆军军医学堂（1906年），以及陆军军医学校（1912年）；原在北平，1933年迁往南京，1936年改名为军医学校（因为毕业生不只分发陆军，也包括空军与海军）。军医学校迁往南京后，由前协和院长刘瑞恒（1890—1961，哈佛大学医学博士）兼任校长，沈克非（1898—1972，美国西储大学医学博士）为教育长，实际主持校务，将原来的德日系统改为美式教育，并全面更换基础各科教师（柳安昌是新聘者之一），因此还引发短暂学潮。与此同时，有陆军军医学校1923年毕业生张建（1902—1996）从德国取得医学博士回国，于

1934年在广东也成立了一所军医学校。该校于1936年并入南京的中央军医学校，称为广州分校，由张建担任教育长，仍采用德式教育。

1937年抗战爆发，南京的军医学校先是迁往广东，与广州分校合并，后又迁往桂林，最后落脚贵州的安顺。由于南京与广州的两所军医学校教育方式不同，柳安昌与张建起了冲突，因此离职；他先在红十字会救护总队工作，一年后再前往新成立的贵阳医学院任教①。1941年起，柳又转往林可胜主持的战时卫生人员训练所，担任生理学教官兼教务主任。抗战胜利后次年（1946年），卫生人员训练所与军医学校合并，在上海成立"国防医学院"，由林可胜任院长，张建与卢致德②任副院长，柳则担任生物物理学系主任兼教务长。1949年初，柳随"国防医学院"迁来台湾地区，担任该院生物物理系主任，直至1968年退休。

柳安昌一生教学研究不懈，共发表了七十余篇论文，大多以消化生理为主题；其合作者除了早期几位协和师友以及从军医学校开始的方怀时外，其余二十多位都是后来的"国防医学院"毕业留校担任助教的学生辈，较出名者有姜寿德、韩伟、蔡作雍、周先乐、杨志刚等人。在柳的推动下，《中国生理学杂志》"于1960年在台湾地区复刊，延续原先卷号。五十多年来，该杂志从一年一期，到两期（不时还有脱期），一直要到20世纪90年代初才稳定下来，从一年四期到目前的六期，可谓惨淡经营；但

---

① 贵阳医学院是抗战期间在大后方成立的国立医学院，以收纳逃离沦陷区的医学生为主。该院首任院长李宗恩（1894—1962）是热带病学家，英国格拉斯哥大学医学博士，1923年起任教协和，1947年担任协和医学院院长，1948年入选第一届"中研院"院士。

② 卢致德（1901—1979）也是协和毕业生，比柳安昌低一届；1949年接任林可胜为"国防医学院"院长直至1975年，其间筹建台北荣民总医院，并兼任院长，1968年当选第七届"中研院"院士。

因内外因素,水平参差不齐,不复当年盛名[1]。

总的来说,台湾地区的生理学界先天不足,后天失调,以至于在20世纪中未能取得什么留名生理学史的重大发现。反之,台大药理学科的蛇毒研究,则对神经信号的传导机制做出贡献(参见第七章"神经生理简史"),在生物医学研究史上留名;广义而言,也是对生理学的贡献。胡适曾说过:"成功不必在我,而功力必不唐捐。"缅怀前贤,以待后者,以此与生理学界同仁共勉。

---

[1] 自柳安昌退休后,《中国生理学杂志》便成了继任生理学会理事长的烫手山芋;直到20世纪80年代后期才由阳明医学院生理学研究所的王锡岗接下编辑与出版重担,且一做二十余年,直到退休。

后　记

　　科学（包括生理学）是不断进步的学问，每年的新发现与新论文不计其数，教科书也不断更新，变得越来越厚。为了不想增加初学者负担，多数教科书编作者都把历史性叙述减到最少，人物大多不提，曾经有过的争议更是不会出现。这么做虽然不至于影响学习，却可能造成一些不良后果，那就是学子对所学内容少了历史的传承感，对于先贤花了多少心血才得出的知识不够珍惜，非但不能加以维护，一不小心还落入打着"传统""天然"招牌的替代医疗陷阱而不自知。

　　除此之外，生理学在20世纪末还遭到边缘化的危机；那是因为有号称能解开生命奥秘的分子生物学兴起，吸引了新一代的生物医学研究者，使得传统的生理学研究变得似乎有些过时。许多新潮的生物科系（所谓生命科学）甚至取消生理学的必修学分，还有许多生理科系则遭到改名或合并的命运，这些都是非常不幸的事。由此造成的后果，是造就出一批眼中只有分子细胞，全无整体运作概念的生物医学专家，经常就试管或培养皿得出的结果，就提出过头的引申，甚至借以牟利。这一点，我们从报纸杂志经常出现的研究成果报道(多是自吹自擂),以及失败率极高的各种药物临床试验中,可以看出一二。

再来,那对临床医事人员的养成教育也造成影响。由于"医学之本在生理",无论是医生、护士,还是其他医事人员,都需要对人体生理有完整正确的了解,医学院各科系也绝对不会停掉生理学教学,问题是:新一代的所谓"分子"生理学家是否能提供完整深入的教学内容?这一点令人大有疑虑。

对中国人来说,生理学知识还有另一项好处,就是对抗无所不在的"传统医学"的说法。作者并不反对从传统经验中撷取有用的素材,进行研究或应用,但反对传统医学里昧于人体解剖生理,只诉诸玄学的理论。不了解汽车引擎构造与运作的人,是不敢自己动手修理汽车的(更复杂的飞机就别提了),但传统医学就敢在病人身上做各种试验(好在他们大多只是开些大抵无害也无大用的草药,而不会开肠剖腹,问题是延误就医)。两相对比,岂不讽刺?

以上几点,是促使我在过去二十来年笔耕不辍的动力,更是继前一本《身体的奥秘》后,接着撰写这本《身体简史》的目的。我希望让更多人晓得人体到底是怎么运作的,以及目前我们所知道的人体运作知识,究竟是怎么来的。唯有对这两方面有些了解,我们才能够在当今多得让人眼花缭乱的信息中,分辨对错真假,而不至于动不动就被不实宣称给迷惑。

* * *

拜网络之赐,如今数据搜寻比以往可是方便太多了:许多之前必须上图书馆翻出老旧期刊一一影印的文章,如今坐在家中就可在弹指间取得，并下载阅读。但许多由商业出版社拥有的学术期刊，还都需要付费阅读，除非你所属的学术机构图书馆订阅了该期刊的电子版（有的还有年份限制），否则仍有不便。此外，绝版旧书的取得也因网络而容易许多，只要价格合理，我会自行购置；不然，从图书馆借阅（通常要经由馆际合作）也是可行之道。

在撰写"林可胜、协和医学院与中国生理学发展史"一章时，除了广泛收集已发表资料外，还曾得到许多人帮忙，在此一并提出感谢。早在2008年还没动手撰写本书时，就因在博客撰写有关协和、林可胜与中国生理学会的文章，接到沈寯淇教授外孙、旅美学人陈达维来信，并慨赠《中国近代生理学六十年》一书，让我对中国最早期的生理学者有所认识。此外，在撰写及收集资料期间，蒙倪章祺先生外孙熊克俭、柳安昌教授孙女柳家珍与柳家瑞提供宝贵资料，北京中国生理学会的肖玲女士提供陈慎昭教授资料，并赠送《根深叶茂，蔚然成荫——中国生理学人物记》一书，皆铭谢在心。此外，何宜慈科技发展教育基金会将纪念方怀时院士的《怀时论集》放在网上供人免费下载（厚达四百页），省去我找资料的许多麻烦，功德无量。

关于倪章祺、柳安昌及陈慎昭三位，网络以及平面发表能找到的资料很少，都属于被遗忘的生理学家，值得在此多说几句。倪章祺在中国生理学界的辈分极高，1922年就取得密歇根大学生理学博士学位，之后在明尼苏达大学与哈佛大学各做过一年博士后研究；1925—1932年间任职北京协和医学院生理学系，其间曾赴丹麦哥本哈根大学进修一年；1933年起任职上海雷士德医学研究所，并于1958年正式退休。他是中国生理学会的17位发起会员之一，一生发表过四十多篇论文，其中与林可胜共同发表过

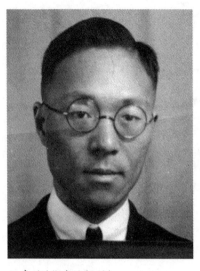

倪章祺（熊克俭提供）

六篇文章，但中国生理学会在纪念六十周年及八十五周年的人物志中都没有他的简介，相当可惜。我列出的倪的简历，是由熊克俭先生提供的。

至于陈慎昭的资料就更少了。我之所以知道她，是《中国近代生理学六十年》书中仅有的两张团体照中，都有她的身影，且是唯一女性，不免让人好奇。只不过网上能找到的信息甚少（中国生理学会出版的两本人物志中也没有她的简介），只在山东大学校长华岗的传记中附带提到。我由肖玲女士提供的材料得知，陈是福建人，1925年燕京大学化学系学士。毕业后在福州文山女校任教，曾参与从美国教会回收教育权活动（采民国学制、由国人担任校长以及废除《圣经》必修等）。1928年任燕京大学助教并攻读硕士，1930年获硕士学位后曾任职燕京大学化学系、北平协和医学院和北平市卫生局。1936年曾赴新加坡、意大利、法国与英国考察居民营养及卫生状况。1937年留学美国康奈尔大学攻读生物化学和营养学，1939年获博士学位；留美期间曾宣传抗日并参与华侨组织抗日募捐。陈于1939年回国（抗战最艰苦时期），先后任教于军医学校、江苏医学院，并成为山东大学医学院（现并入青岛大学）教授，兼生化科主任；陈还曾担任过青岛市人大代表。

在林可胜赴美后，柳安昌是台湾地区辈分最高的生理学者，"中国生理学会"以及"《中国生理学杂志》"都因为他的缘故，在台湾地区持续存在至今。"国防医学院"生理学系诸人也都是他的学生辈。从流传不多的几则逸事中，可以看出柳是位极为严格的老师：像他的考题可能只有一条（例如"人为什么能走路？"或是"踢腿会用到那些肌肉？"），学生如果不会就完了[①]；一半学生可能因此被刷掉，被要求补考或重修；许多人也因此延误毕业，对他又敬又怕。

以柳的辈分及研究成果而言（以当年的水平），他应该可以在1958年"中研院"恢复院士选举后当选院士的，但一连六七届下来却一直没有成功。在协和比他低一届的卢致德则于1968年当选第七届院士，可见柳的

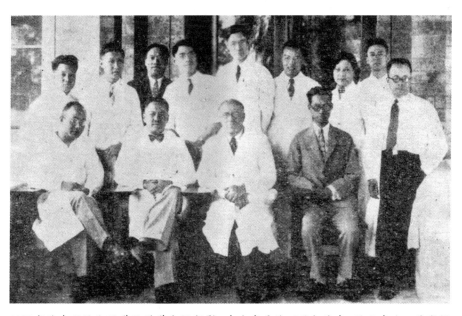

1935年坎农于协和医学院讲学期间留影；中坐者是林可胜与坎农，站立者右一是张锡钧，左一是沈寯淇，右三是陈慎昭，左四是冯德培

---

① 以今日的教育理念来看，这种考试方式自然是不公平的；但人都是时代的产物，柳接受的是协和式精英教育，自然不为一般的军校生接受。

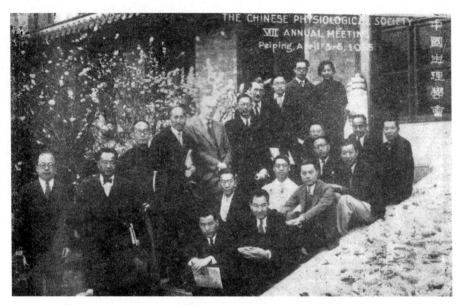

1935年中国生理学会第八届年会留影；站立者右一是陈慎昭，右五是蔡翘，左一张锡钧，左二是汪敬熙，左四是吴宪，中坐穿白衣者为冯德培

耿直狷介个性不讨人喜①。早年"国防"生物物理学科还设有"安昌室"，如今新一代大概已没有多少人知道。我在《国防医学院院史：耆老口述》一书中读到蔡作雍的自述，竟然无一字述及曾提携他为助教、指导研究，并派送出国进修的老师柳安昌。这不免让我对"军人和学者的特质有先天不相容"的说法，有更深一层的体认。

本书承蒙钱煦院士惠赐推荐语，以及好友陈庆铿、华瑜贤伉俪惠赐序文，在此一并感谢。钱院士是目前国内外辈分以及成就最高的华人生理学者，是唯一一位荣膺美国四大科学院院士、两岸院士、两岸生理学会

① 根据何邦立发表在《传记文学》的文章中所述：柳"1957年获教育部在台首届学术成就奖，为中央研究院院士第二届提名之不二选。有人建议请一桌酒席，以便票选顺利，他为此拒绝提名，弃之如敝屣"。因此，"清高"的学术界同样也有讲究人情世故的一面。

荣誉会员，以及曾任美国生理学会会长的前辈生理学家。他在百忙之中抽空阅读本书初稿，提供许多宝贵意见，并慨允撰写推荐语；前辈提携后进风范，感佩于心。

庆铿与华瑜是我初返阳明医学院任教就认识的同事，当时庆铿已有在美任教研究多年经验，给教学研究刚起步的我莫大鼓励与帮助，我们也成了工作上无话不谈的好友。近年来，庆铿与华瑜积极参与生理与药理国际学会交流工作，他俩除了分别担任过亚太药理与亚太生理学会的会长外，华瑜还于2017年当选国际生理科学联合会会长；除了是第一位华人会长外，她还是联会成立六十四年来第一位女性会长，可谓殊荣。他俩慨允赐序，给本书增光不少。

最后，我要感谢内人金凤长久以来的支持，让我能在无后顾之忧下，安心写作。在没钱万万不能的今日，"摇笔杆爬格子"可是奢侈的兴趣；我能不停地写作翻译多年，不能不感谢她。

参考文献

一般文献

诺贝尔奖提名记录档案(解密至1953年)。http：//www.nobelprize.org/nomination/archive/.

诺贝尔生理或医学奖数据。http：//www.nobelprize.org/nobel_prizes/facts/medicine/index.html.

Foster, M. (1901) *Lectures on the History of Physiology during the Sixteenth, Seventeenth, and Eighteenth Centuries.* Cambridge University Press, London, UK.

Fulton, J.F. and Wilson, L.G. (1966) *Selected Readings in the History of Physiology.* 2nd ed., Charles C. Thomas, Springfield, Il, USA.

Rothschuh, K.E. (1973) *History of Physiology.* Robert E. Krieger, Huntington, NY, USA. (translated by Risse, G.B.)

第一章　生理学细说从头

Benison S., Barger A.C., and Wolfe E.L. (1987) *Walter B. Cannon. The Life and Times of a Young Scientist.* Harvard University Press, Cambridge, MA, USA.

Nuland, S. (2000) *The Mysteries Within. A Surgeon Reflects on Medical Myths.* Simon & Schuster, New York, NY USA.

Porter, R. (1996) *The Cambridge Illustrated History of Medicine.* Cambridge University Press, Cambridge, U.K.

第二章　19世纪的生理学

American Physiological Society (1987) *A Century of American Physiology.*

National Library of Medicine, Bethesda, MD, USA.

Bauereisen, E. (1962) Carl Ludwig as the founder of modern physiology. *The Physiologist* 5: 293—299.

Benison S., Barger A.C., and Wolfe E.L. (1987) *Walter B. Cannon. The Life and Times of a Young Scientist.* Harvard University Press, Cambridge, MA, USA.

Bernard, C. (1865) *An Introduction to the Study of Experimental Medicine.* Translated by Greene, H.C. (1927), Dover edition (1957), New York, NY, USA.

Brobeck, J.R., Reynolds, O.E., and Appel, T.A. (1987) *History of the American Physiological Society. The First Century, 1887—1987.* The American Physiological Society, Bethesda, MD, USA.

Cannon, W.B. (1922) Henry Pickering Bowditch 1840—1911. in *Biographical Memoir* 10: 183—196, National Academy of Sciences, Washington DC, USA.

Dawson, P.M. (1908) *A Biography of François Magendie.* Albert T. Huntington, Brooklin, NY, USA.

Franco, N.H. (2013) Animal experiments in biomedical research: A historical perspective. *Animals 3:* 238—273.

Geison, G. (1978) *Michael Foster and the Cambridge School of Physiology.* Princeton University Press, Princeton, NJ, USA.

Guerrini, A. (2003) *Experimenting with Humans and Animals: From Galen to Animal Rights.* Johns Hopkins University Press: Baltimore, MD, USA.

Henderson, J. (2005) *A Life of Ernest Starling.* American Physiological Society, Oxford University Press, New York, NY, USA, pp. 3—4.

Hoff, H.E., Geddes, L.A., Spencer, W.A. (1957) The physiograph — an instrument in teaching physiology. *Journal of Medical Education* 33: 181—198.

Huxley, T. (1893) The state and the medical profession. in *Science and Education: Essays.* MacMillan, London, UK, pp. 323—346.

James, E.J. (1974) William Townsend Porter. *Dictionary of American Biography,* Suppl. 4, 1946—1950. Charles Scribner's Sons, New York, NY, USA, pp. 675—677.

Neil, E. (1961) Carl Ludwig and his pupils. *Circulation Research* 9：971—978.

Olmsted, J.M.D. and Olmsted, E.H. (1961) *Claude Bernard and the Experimental Method in Medicine*. Collier Books, New York, NY, USA.

Otis, L. (2004) *Johannes Müller*. The Virtual Laboratory, Max Planck Institute for the History of Science, Berlin, Germany, http://vlp.mpiwg-berlin.mpg.de/references?id=enc22

Sharpey-Schafer, E. (1927) History of the Physiological Society, 1876—1926. *Journal of Physiology* 64 (3 Suppl)：1—181.

Valentinuzzi, M.E., Beneke, K., Gonzalez, G. (2012) Ludwig：the bioengineer. *IRRR Pulse* 3：68—78.

Weissmann, G. (2007) Homeostasis and the east wind, in *Galileo's Gout: Science in an Age of Endarkenment*. Bellevue Literary Press, New York, NY, USA, pp. 31—44.

Wolfe E.L., Barger A.C. and Benison S. (2000) *Walter B. Cannon. Science and Society*. Countway Library of Medicine, Cambridge, MA, USA.

Zloczower, A. (1981) *Career Opportunities and the Growth of Scientific Discovery in Nineteenth Century Germany*. Arno Press, New York, NY, USA.

第三章　心血管生理简史：从哈维到斯塔林

Allen, E.V. (1958) William Harvey Speaks. *Circulation* 17：428—431.

Booth J. (1977) A short history of blood pressure measurement. *Proceedings of the Royal Society of Medicine* 70：793—799.

Fishman, A.P. and Richards, D.W. (1982) *Circulation of the Blood. Men and Ideas*. American Physiological Society, Bethesda, MD, USA.

McAlister, V.C. (2007) William Harvey, Fabricius ab Acquapendente and the divide between medicine and surgery. *Canadian Journal of Surgery* 50：7—8.

Harvey, W. (1628) *The Circulation of the Blood and Other Writings*. Translated by Franklin, K.J. (1963) including *Movement of the Heart and Blood in Animals: An Anatomical Essay* and letters to Riolan, Everyman, London, UK.

Henderson, J. (2005) *A Life of Ernest Starling*. American Physiological Society, Oxford University Press, New York, NY, USA.

Katz A.M. (2002) Ernest Henry Starling, his predecessors, and the "law of the heart". *Circulation* 106: 2986—2992.

Lynch, R.G. (2009) Hypertension and the kidney. in *Milestone in Investigative Pathology*, American Society for Investigative Pathology, pp. 25—26.

Rivera-Ruiz, M., Cajavilca, C., and Varon, J. (2008) Einthoven's string galvanometer. The first electrocardiograph. *Texas Heart Institute Journal* 35: 174—178.

Sakai T. and Hosoyamada, Y. (2013) Are the precapillary sphincters and metarterioles universal components of the microcirculation? An historical review. *The Journal of Physiological Sciences* 63: 319—331.

Shackelford, J. (2003) *William Harvey and the Mechanics of the Heart*. Oxford University Press, New York, NY, USA.

Silverman , M.E. (2002) Walter Gaskell and the understanding of atrioventricular conduction and block. *Journal of the American College of Cardiology* 39: 1574—1580.

Silverman, M.E., Daniel Grove, D., and Upshaw, C.B.Jr. (2006) Why does the heart beat? The discovery of the electrical system of the heart. *Circulation* 113: 2775—2781.

Silverman, M.E. and Hollman, A. (2007) Discovery of the sinus node by Keith and Flack: on the centennial of their 1907 publication. *Heart* 93: 1184—1187.

Van Epps, H.L. (2005) Harry Goldblatt and the discovery of rennin. *Journal of Experimental Medicine* 201: 1351.

Zimmer H.-G. (2002) Who discovered the Frank-Starling mechanism? *News in Physiological Sciences* 17: 181—184.

Zimmer, H.-G. (2004) Heinrich Ewald Hering and the carotid sinus reflex. *Clinical Cardiology* 27: 485—486.

Zimmer, H.-G. (2004) Ilya Fadeyevich Tsion, alias Elias Cyon, alias Élie de

Cyon. *Clinical Cardiology* 27：584—585.

第四章　呼吸生理简史：舍勒、拉瓦锡与普利斯特里

Bensley, E.H. (1978) Sir William Osler and Mabel Purefoy Fitzgerald. *Osler Library Newsletter* 27：1—2.

Bert, P. (1878) *Barometric Pressure. Researches in Experimental Physiology.* Translated by Hitchcock, M.A. and Hitchcock, F.A. (1943) College Book Company, Columbus, OH, USA.

Boycott, A. E., Damant, G. C. C., and Haldane, J. S. (1908) The prevention of compressed air illness. *Journal of Hygiene* 8：342—443.

Douglas, C. G., Haldane, J. S., Henderson, Y. and Schneider, E. C. (1913) Physiological observations made on Pike's Peak, Colorado, with special reference to adaptation to low barometric pressures. *Philosophical Transactions of the Royal Society B.* 203：185—381.

De Castro, F. (2009) Towards the sensory nature of the carotid body：Hering, De Castro and Heymans. *Frontiers in Neuroanatomy* 3：1—11.

FitzGerald, M.P. (1913) The changes in the breathing and the blood at various high altitudes. *Philosophical Transactions of the Royal Society B.* 203：351—371.

FitzGerald, M.P. (1914) Further observations on the changes in the breathing and the blood at various high altitudes. *Proceeding of the Royal Society B.* 88：248—258.

FitzGerald, M.P.; Haldane, J.S. (1905) The normal alveolar carbonic acid pressure in man. *Journal of Physiology* 32：486—494.

Goodman M. (2015) The high-altitude research of Mabel Purefoy FitzGerald, 1911—1913. *Notes and Records. The Royal Society Journal of the History of Science* 69：85—99.

Kety, S.S. and Forster R.E. (2001) Julius H. Comroe, Jr. 1911—1964.in *Biographical Memoir* 79：67—83, The National Academy Press, Washington, D.C., USA.

Kinsman, J.M. (1927) The history of the study of respiration. Presented to the Innominate Society. http://www.innominatesociety.com/Articles/The%20History%20 of%20the%20Study%20of%20Respiration.htm.

Lumsden T. (1923) The regulation of respiration: part I. *Journal of Physiology* 58: 81—91. and The regulation of respiration: part II. Normal type. *Journal of Physiology* 58: 111—126.

Otis, A. (1998) Wallace Fenn and the Journal of Applied Physiology. *Journal of Applied Physiology* 85: 43—45.

Svedberg, G. (2012) *A Tribute to the Memory of Carl Wilhelm Scheele (1742—1786)*. Royal Swedish Academy of Engineering Sciences, Stockholm, Sweden.

Underwood, A.U. (1943) Lavoisier and the history of respiration. *Proceedings of the Royal Society of Medicine* 37: 247—262.

West, J.B. (2012) Torricelli and the ocean of air: the first measurement of barometric pressure. *Physiology* 28: 66—73.

West, J.B., Schoene, R.B., and Milledge, J.S. (2007) *High Altitude Medicine and Physiology*. 4th Ed., Hodder Arnold, London, UK.

第五章　泌尿生理简史：肾小球滤过率、逆流倍增系统与清除率

Agre, P., Preston, G.M., Smith, B.L., Jung, J.S., Raina, S., Moon, C., Guggino, W.B., and Nielsen, S. (1993) Aquaporin CHIP: the archetypal molecular water channel. *American Journal of Physiology* 265 (*Renal Fluid Electrolyte Physiology* 34): F463—F476.

Gottschalk, C.W., Berliner, R.W., and Giebisch, G. H. (1987) *Renal Physiology. People and Ideas*. American Physiological Society, Bethesda, MD, USA.

Hargitay, B. and Kuhn, W. (1951) The multiplication principle as the basis for concentrating urine in the kidney. Translated by Torossi, T. and Thomas, S.R. (2001) and published in *Journal of American Society of Nephrology* 12: 1566—1586, with comments by B. Hargitay and S.R. Thomas.

Hastings, A.B. (1976) Donald Dexter van Slyke, 1883—1971. in *Biographical Memoir* 48: 309—360, National Academy of Sciences, Washington, DC, USA.

Kennedy, T.J. Jr. (1998) James Augustine Shannon, 1904—1994. in *Biographical Memoir* 75: 357—380, National Academy of Sciences, Washington, DC, USA.

Morel, F. (1999) The loop of Henle, a turning point in the history of kidney physiology. *Nephrology Dialysis Transplantation* 14: 2510—2515.

Pitts, R.F. (1967) Homer William Smith, 1895—1962. in *Biographical Memoir* 39: 445—470, National Academy of Sciences, Washington, DC, USA.

Schafer J.A. (2004) Experimental validation of the countercurrent model of urinary concentration. *American Journal of Physiology Renal Physiology* 287: F861—F863.

Schmidt, C.F. (1971) Alfred Newton Richards, 1876—1966. in *Biographical Memoir* 42: 271—318, National Academy of Sciences, Washington, DC, USA.

Valtin, H. (1999) Carl W. Gottschalk's contributions to elucidating the urinary concentrating mechanism. *Journal of American Society of Nephrology* 10: 620—627.

第六章　消化生理简史：博蒙特与圣马丁的胃、巴甫洛夫和他的狗

Anonymous (1974) Andrew C. Ivy. 1893—. *Physiologist* 17: 11—14.

Beaumont, W. (1833) *Experiments and Observations of the Gastric Juice, and the Physiology of Digestion*. Dover edition (1959) with William Osler's address on Beaumont.

Bloch, H. (1987) Man's curiosity about food digestion: an historical overview. *Journal of the National Medical Association* 79: 1223—1227.

Jornvall, H., Agerberth, B., and Zasloff, M. (2008) Viktor Mutt: a giant in the field of bioactive peptides. in Skulachev, V.P. and G. Semenza (Eds.) *Stories of Success — Personal Recollections. XI* (*Comprehensive Biochemistry* Vol.46) pp. 397—416.

Kirsner, J.B. (1998) The origin of 20th century discoveries transforming clinical gastroenterology. *The American Journal of Gastroenterology* 93：862—871.

Konturek, P.C. and Konturek, S.J. (2003) The history of gastrointestinal hormones and the Polish contribution to elucidation of their biology and relation to nervous system. *Journal of Physiology and Pharmacology* 54：83—98.

Todes, D. (2000) *Ivan Pavlov. Exploring the Animal Machine.* Oxford University Press, New York, NY, USA.

第七章　神经生理简史：从科学怪人到人工智能

Bresadola, M. (1998) Medicine and science in the life of Luigi Galvani (1737—1798). *Brain Research Bulletin* 46：367—380.

Carlsson, A. (2000) A half-century of neurotransmitter research：impact on neurobiology and psychiatry. in Jornvall, H. (ed.), *Nobel Lectures in Physiology or Medicine 1996—2000*, pp. 303—322.

Davis, M.C., Griessenauer, C.J., Bosmia, A.N., Tubbs, R.S., and Shoja M.M. (2014) The naming of the cranial nerves：A historical review. *Clinical Anatomy* 27：14—19.

Dale, H.H. (1962) Otto Loewi. 1873—1961. *Biographical Memoirs of Fellows of the Royal Society*, 8：67—89.

De Carlos, J.A. and Borrell J. (2007) A historical reflection of the contributions of Cajal and Golgi to the foundations of neuroscience. *Brain Research Reviews* 55：8—16.

Eccles, J.C. and Gibson, W.C. (1979) *Sherrington. His Life and Thought.* Springer International, Berlin, Germany.

Feldberg W. S. (1970) Henry Hallett Dale, 1875—1968. *Biographical Memoirs of Fellows of the Royal Society*, 16：77—174.

Finger, S. (2000) *Minds Behind the Brain. A History of the Pioneers and Their Discoveries.* Oxford University Press, New York, NY, USA.

Forbes, A. (1916) Keith Lucas. *Science* 44：808—810.

Granholm A.-C., Skirboll, L., and Schultzberg, M. (2010) Chemical signaling in the nervous system in health and disease: Nils-Ake Hillarp's legacy. *Progress in Neurobiology*. 90: 71—74.

Grant, G. (2007) How the 1906 Nobel Prize in Physiology or Medicine was shared between Golgi and Cajal. *Brain Research Reviews* 55: 490—498.

Hoffman, B.B. (2013) *Adrenaline*. Harvard University Press, Cambridge, MA, USA.

Hökfelt, T. (2010) Looking at neurotransmitters in the microscope. *Progress in Neurobiology* 90: 101—118.

Hughes, J.T. (1991) *Thomas Willis 1621—1675. His Life and Work*. Royal Society of Medicine Services Limited, New York, NY, USA.

Huxley, A. (1996) Kenneth Stewart Cole, 1900—1984. in *Biographical Memoir* 70: 25—46, National Academy of Sciences, Washington, DC, USA.

Katz, B. (1996) Sir Bernard Katz. in *The History of Neuroscience in Autobiography*, Vol.1. Squire, L.R. (ed.), Society for Neuroscience, Washington DC, USA, pp.348—381.

Kandel, E.R. (2009) The Biology of Memory: A Forty-Year Perspective. *Journal of Neuroscience* 29: 12748—12756.

Lømo T. (2003) The discovery of long-term potentiation. *Phil. Trans. R. Soc. Lond Philosophical Transactions of the Royal Society of London B.* 358: 617—620.

Molnár, Z. (2004) Thomas Willis (1621—1675), the founder of clinical neuroscience. *Nature Reviews Neuroscience* 5: 329—335.

O'Connor, J.P.B. (2003) Thomas Willis and the background to *Cerebri Anatome*. *Journal of the Royal Society of Medicine* 96: 139—143.

Pearce, J. (2004) Sir Charles Scott Sherrington (1857—1952) and the synapse. *Journal of Neurology, Neurosurgery and Psychiatry* 75: 544.

Perl, E. (1994) The 1944 Nobel Prize to Erlanger and Gasser. *The FASEB Journal* 8: 782—783.

Piccolino, M. (1998) Animal electricity and the birth of electrophysiology: The legacy of Luigi Galvani. *Brain Research Bulletin* 46: 381—407.

Piccolino, M. (2002) Fifty years of the Hodgkin-Huxley era. *Trends in Neuroscience* 25: 552—553.

Piccolino, M. (2006) Luigi Galvani's path to animal electricity. *C. R. Biologies* 329: 303—318.

Rapport, R. (2005) *Nerve Endings. The Discovery of the Synapse.* W.W. Norton & Company, New York, NY, USA.

Sakmann B. (2007) Sir Bernard Katz: 1911—2003. *Biographical Memoirs of Fellows of the Royal Society*, 53: 186—202.

Schwiening, C.J. (2012) A brief historical perspective: Hodgkin and Huxley. *Journal of Physiology* 590: 2571—2575.

Seyfarth, E.-A. (2006) Julius Bernstein (1839—1917): pioneer neurobiologist and biophysicist. *Biological Cybernetics* 94: 2—8.

Todman, D. (2009) *John Farquhar Fulton (1899—1960)*, IBRO History of Neuroscience.

Valenstein, E.S. (2005) *The War of the Soups and the Sparks. The Discovery of Neurotransmitters and the Dispute over How Nerves Communicate.* Columbia University Press, New York, NY USA.

Zimmer, C. (2004) *Soul Made Flesh. The Discovery of the Brain — and How It Changed the World.* Free Press, New York, NY, USA.

第八章　内分泌生理简史：从肾上腺素到G蛋白耦合受体

熊卫民（2005）解密人工合成胰岛素。《中国青年报》冰点周刊（11/23、11/30 及12/7）。http://www1.ihns.ac.cn/student/xiongwm/insulin.htm。

Ahlquist, R.P. (1978) A study of the adrenotropic receptors. *Citation Classics, Current Contents* 45: 209.

Bennett, J. (2001) Adrenalin and cherry trees. *Modern Drug Discovery* 4: 47—51.

Bowditch, H.P. (1897) *Charles-Edouard Brown Séquard, 1817—1894.* in *Biographical Memoir* 4：93—97, National Academy of Sciences, Washington, DC, USA.

Bliss, M. (1982) *The Discovery of Insulin.* The University of Chicago Press, Chicago, IL, USA.

Davenport, H.W. (1982) Epinephrin(e). *The Physiologist* 25：76—82.

de Herder, W.W. (2014) Heroes in endocrinology：Nobel Prizes. *Endocrine Connections* 3：R94—R104.

Henderson, J. (2005) Ernest Starling and "Hormones"：an historical commentary. *Journal of Endocrinology* 184：5—10.

McCann, S.M. (1988) *Endocrinology. People and Ideas.* American Physiological Society, Bethesda, MD, USA.

Wilson, J.D. (2005) The evolution of endocrinology. *Clinical Endocrinology* 62：389—396.

第九章　神经内分泌生理简史：追猎下丘脑激素

Harris, G.W. (1955) *Neural Control of the Pituitary Gland.* Edward Arnold, London, UK.

Marshall, L.H. and Magoun, H.W. (1998) *Discoveries in the Human Brain.* Humana Press, Totowa, NJ, USA.

Meites, J., Donovan, B.T., and McCann, S.M. (1975) *Pioneers in Neuroendocrinology.* Plenum Press, NewYork, NY, USA.

Meites, J., Donovan, B.T., and McCann, S.M. (1978) *Pioneers in Neuroendocrinology II.* Plenum Press, New York, NY, USA.

Nalbandov, A.V. (1963) *Advances in Neuroendocrinology,* University of Illinois Press, Urbana, IL, USA.

Raisman, G. (1997) An urge to explain the incomprehensible：Geoffrey Harris and the discovery of the neural control of the pituitary gland. *Annual Review of*

Neuroscience 20：533—566.

Sawin, C.T. (1992) Philip E. Smith (1884—1970). *The Endocrinologist.* 2：213—215.

Scharrer, E. and Scharrer, B.(1963) *Neuroendocrinology.* Columbia University Press, New York, NY, USA.

Vogt, M.L. (1972) Geoffrey Wingfield Harris, 1913—1971. *Biographical Memoirs of Fellows of the Royal Society* 18：309—329.

Wade, N. (1981) *The Nobel Duel. Two Scientists' 21-Year Race to Win the World's Most Coveted Research Prize.* Anchor Press / Doubleday, Green City, NY, USA.

第十章　生殖生理简史：从避孕到辅助生殖

Asbell, B. (1995) *The Pill: A Biography of the Drug that Changed the World.* Random House, New York, NY, USA.

Chang, M.C. (1985) Recollection of 40 years at the Worcester Foundation for Experimental Biology. *The Physiologist* 28：400—401.

Cole, R.D. (1996) Cho Hao Li, 1913—1987. in *Biographical Memoir* 70：221—240, National Academy of Sciences, Washington, DC, USA.

Corner, G.W. (1974) Herbert McLean Evans, 1882—1971. in *Biographical Memoir* 45：153—192, National Academy of Sciences, Washington, DC, USA.

Conrad, K.P. (2011) Maternal vasodilation in pregnancy：the emerging role of relaxin. *American Journal of Physiology Regulatory, Integrative and Comparative Physiology* 301：R267—R275.

Diamantis, A., Magiorkinis, E., and Androutsos, G. (2009) What's in a name? Evidence that Papanicolaou, not Babes, deserves credit for the Pap test. *Diagnostic Cytopathology* 38：473—476.

Eakin, R.M., Evans, H.M., Goldschmidt, R.B., and Lyons W.R. (1959) Joseph Abraham Long, Zoology：Berkeley, 1879—1953. *University of California: In Memoriam*, Berkeley, CA, USA, pp. 40—42.

Elgert, P.A. and Gill, G.W. (2009) George N. Papanicolaou, MD, PhD. Cytopathology. *Lab Medicine* 40: 245—246.

Friedman, A. (2003) Remembrance: the contributions of Frederick Hisaw. *Journal of Clinical Metabolism and Endocrinology* 88: 524—527.

Gardner, R. (2015) Robert Geoffrey Edwards, 1925—2013. *Biographical Memoirs of Fellows of the Royal Society* 61: 81—102.

Goodman, H.M. (2004) Discovery of the luteinizing hormone of the anterior pituitary gland. *American Journal of Physiology Endocrinology and Metabolism.* 287: E616—E819.

Greep, R.O. (1995) Min Chueh Chang, 1908—1991. in *Biographical Memoir* 68: 45—62, National Academy of Sciences, Washington, DC, USA.

Ingle, D.J. (1971) Gregory Goodwin Pincus, 1903—1967. in *Biographical Memoir* 42: 229—270, National Academy of Sciences, Washington, DC, USA.

Jay, V. (2000) The legacy of Reinier De Graaf. *Archives of Pathology & Laboratory Medicine* 124: 1115—1116.

Long, J.A. and Evans, H.M. (1922) The oestrous cycle in the rat and its associated phenomena. *Memoirs of the University of California*, Vol.6, pp. 1—148.

Ombelet W. (2011) A tribute to Robert Edwards and Howard Jones Jr. Facts, *Views & Vision in ObGyn* 3: 2—4.

Parkes, A. S. (1950) Francis Hugh Adam Marshall. 1878—1949. *Obituary Notices of Fellows of the Royal Society* 7: 238—251.

Simmer, V.H.H. (1971) The first experiments to demonstrate an endocrine function of the corpus luteum. On the occasion of the 100 birthday of Ludwig Fraenkel (1870—1951). *Sudhoffs Archiv*, 55: 392—417.

Ziel, H.K. and Sawin, C.T. (2000) Frederick L. Hisaw (1891—1972) and the discovery of relaxin. *The Endocrinologist* 10: 215—218.

Zulueta, B.C. (2009) Master of the master gland: Choh Hao Li, the University of California, and science, migration, and race. *Historical Studies in the Natural Sciences*

39：129—170.

第十一章　林可胜、协和医学院与中国生理学发展史

王志均、陈孟勤（1986）《中国近代生理学六十年（1926—1986）》，长沙：湖南教育出版社。

王晓明（2011）《根深叶茂，蔚然成荫——中国生理学人物记》，北京：高等教育出版社。

何邦立（2017）生理学名家柳安昌教授的道德学问与事功。《传记文学》110（4）：29—40。

李金湜、张大庆（2013）中国近代生理学学术谱系研究初探——以北京协和医学院生理学系为例。《生理通讯》32：33—40。

汪晓勤（2001）艾约瑟：致力于中西科技交流的传教士和学者。《自然辩证法通讯》5：74—83。

高晞（2008）"解剖学"中文译名的由来与确定。《历史研究》6：80—104。

孙琢（2010）近代医学术语的创立——以合信及其《医学英华字释》为中心。《自然科学史研究》4：456—474。

夏媛媛、张大庆（2010）昙花一现的中国哈佛医学院。《中国科技史杂志》31：55—69。

袁媛（2010）《近代生理学在中国》（1851—1920），上海：上海人民出版社。

张仲民（2008）晚清出版的生理卫生书籍及其读者。《史林》4：20—36。

张大庆（2001）高似兰：医学名词翻译标准化的推动者。《中国科技史料》22：324—330。

曹育（1988）民国时期的中国生理学会。《中国科技史料》9：21—31。

曹育（1998）中国现代生理学奠基人林可胜博士。《中国科技史料》19：26—41。

董少新（2007）从艾儒略《性学觕述》看明末清初西医入华与影响模式。《自然科学史研究》26：64—76。

刘远明（2011）中国近代医学社团——博医会。《中华医史杂志》41：221—226。

讴歌（2016）《协和医事》（第二版），北京：生活·读书·新知三联书店。

Bullock, M.B. (1980) *An American Transplant. The Rockefeller Foundation and Peking Union Medical College.* University of California Press, Berkeley, CA, USA.

Cannon, W. B. (1945) *The Way of an Investigator.* W.W. Norton, New York, NY, USA.

Davenport, H.W. (1980) Robert Kho-Seng Lim, 1897—1969. in *Biographical Memoir* 51：281—306, National Academy of Sciences, Washington, DC, USA.

Feng, T.P. (1988) Looking back, looking forward. *Annual Review of Neuroscience* 11：1—12.

Chang, H. T. (1984) Pilgrimage to Yale. *The Physiologist* 27：390—392.

Chang, H. T. (1988) Physiology of vision in China：past and present. in Yew, D.T., So, K.F., and Tsang, D.S.C. (eds), *Vision: Structure and Function,* World Scientific, Singapore, pp. 3—43.

Chang, H.T. (2001) Hsiang-Tung Chang. in Squire, L.R. (ed.) *The History of Neuroscience in Autobiography*, Vol.3. Academic Press, San Diego, CA, USA.

Chen, K.K. and Schmidt, C.F. (1930) *Ephedrine and Related Substances. Medicine Monographs*, Vol.VVII. William ＆Wilkins, Baltimore, MD, USA.

Ferguson, M.E. (1970) *China Medical Board and Peking Union Medical College. A Chronicle of Fruitful Collaboration 1914—1951.* China Medical Bard of New York, New York, NY, USA.

Schulkin, J., Rozin, P. and Stellar. (1994) Curt P. Richter 1894—1988. in *Biographical Memoir* 65：311—320, National Academy of Sciences, Washington D. C., USA.

Tsou, G. (1992) The central gray and morphine analgesia. Citation Classic, *Current Contents* 35：11.

Zheng, S. (2013) Ging-Hsi Wong and Chinese physiopsychology. *Protein Cell* 4：563—564.

重要人物及术语列表

字母及数字

G 蛋白, G protein

A

阿贝尔, John J. Abel（1857—1938）

阿德里安, Edgar Adrian（1889—1977）

埃德金斯, John Edkins（1863—1940）

埃克尔斯, John Eccles（1903—1997）

埃利希, Paul Ehrlich（1854—1915）

埃文斯, C. Lovatt Evans（1884—1968）

埃文斯, Herbert M. Evans（1882—1971）

艾略特, Charles W. Eliot（1834—1926）

艾略特, Thomas R. Elliott（1877—1961）

艾维, Andrew Ivy（1893—1978）

爱德华兹, Robert G. Edwards（1925—2013）

爱丁堡大学, Edinburg University

奥利弗, George Oliver（1841—1915）

奥赛, Bernardo Houssay（1887—1971）

B

巴甫洛夫, Ivan Pavlov（1849—1936）

巴格曼，Wolfgang Bargmann（1906—1978）

班廷，Frederick G. Banting（1891—1941）

鲍迪奇，Henry P. Bowditch（1840—1911）

鲍曼，William Bowman（1816—1892）

北京协和医学院，Peking Union Medical College（PUMC）

贝尔，Charles Bell（1774—1842）

贝尔纳，Claude Bernard（1813—1878）

贝尔塔，Berta Scharrer（1906—1995）

贝利尼，Lorenzo Bellini（1643—1704）

贝利斯，William M. Bayliss（1860—1924）

贝斯特，Charles Best（1899—1978）

贝特霍尔德，Arnold A. Berthold（1803—1861）

波恩大学，University of Bonn

波帕，Gregor T. Popa（1892—1948）

波特，William T. Porter（1862—1949）

波义耳，Robert Boyle（1627—1691）

伯恩斯坦，Julius Bernstein（1839—1917）

伯特，Paul Bert（1833—1886）

柏林大学，University of Berlin

勃洛斯—惠康药厂，Burroughs Wellcome & Co.

博蒙特，William Beaumont（1785—1853）

布朗—塞加尔，Charles-Édouard Brown-Séquard（1817—1894）

布洛伊尔，Josef Breuer（1842—1925）

C

蔡翘（1897—1990）

查理一世，Charles I（1600—1649）

长沙湘雅医学院

陈克恢（1898—1988）

陈慎昭（1906—1952）

传统医学

雌激素，estrogen

促胰酶素，pancreozymin

促胰液素，secretin

促脂激素，lipotropic hormone，LTH

催产素，oxytocin

D

达尔文，Charles R. Darwin（1809—1882）

达·芬奇，Leonardo da Vinci（1452—1519）

戴尔，Henry Dale（1875—1968）

胆囊收缩素，cholecystokinin

电流计，galvanometer

淀粉酶，amylase（旧名 diastase）

动作电位，action potential

杜布瓦—雷蒙，Emil Du Bois-Reymond（1818—1896）

短期实验，acute experiment

多巴胺，dopamine

多伦多大学，University of Toronto

F

法布里休斯，Hieronymus Fabricius（1537—1619）

法尔克，Bengt Falck（1927—　）

法尔克—希勒普法，Falck-Hillarp method

法兰克，Otto Frank（1865—1944）

反射弧，reflex arc

范斯莱克, Donald D. Van Slyke (1883—1971)

方怀时 (1912—2012)

房室结, atrioventricular node

放血, blood-letting

菲尔绍, Rudolf Virchow (1821—1902)

菲克, Adolf Fick (1829—1901)

费兹杰罗, Mabel P. FitzGerald (1872—1973)

芬恩, Wallace O. Fenn (1893—1971)

冯德培 (1907—1995)

弗斯特, Michael Foster (1836—1907)

伏特, Alessandro Volta (1745—1827)

福尔顿, John F. Fulton (1899—1960)

负变化, negative variation/oscillation

副交感神经, parasympathetic nerve

腹侧呼吸群, ventral respiratory group

G

钙离子, calcium ion

盖伦, Galen (129—216)

盖斯克尔, Walter H. Gaskell (1847—1914)

高尔基, Camillo Golgi (1843—1926)

高尔基染色法, Golgi stain

高山症, mountain sickness

高兹乔克, Carl W. Gottschalk (1922—1997)

格拉夫, Regnier de Graaf (1641—1673)

膈神经, phrenic nerve

股神经, crural nerve

H

哈里斯,Geoffrey Harris(1913—1971)

哈维,William Harvey(1578—1657)

海登海因,Rudolph Heidenhain(1834—1897)

海曼斯父子,Jean-François Heymans(1859—1932)and Corneille Heymans
(1892—1968)

海索,Frederick L. Hisaw(1891—1972)

海兔(又名海蛞蝓),Aplysia,sea hare

亥姆霍兹,Hermann Helmholtz(1821—1894)

赫林,Ewald Hering(1834—1918)

赫林,Heinrich E. Hering(1886—1948)

赫林—布洛伊尔反射,Hering-Breur reflex

赫胥黎,Andrew Huxley(1917—2012)

赫胥黎,Thomas H. Huxley(1825—1895)

黑尔斯,Stephen Hales(1677—1761)

亨勒,Jakob Henle(1809—1885)

亨勒氏环,loop of Henle

横膈膜,diaphragm

洪堡,Alexander von Humboldt(1769—1859)

洪堡,Wilhelm von Humboldt(1767—1835)

胡克,Robert Hook(1635—1703)

黄宽(1829—1878)

黄体生成素,luteotropic hormone,LH

黄体组织,corpus luteum

惠康,Henry Wellcome(1853—1936)

霍尔丹,J. S. Haldane(1860—1936)

霍勒,Albrecht von Haller(1708—1777)

霍奇金，Alan Hodgkin（1914—1998）

J

记纹器，kymograph

吉耶曼，Roger Guillemin（1924—　）

伽伐尼，Luigi Galvani（1737—1798）

甲状腺，thyroid gland

交感神经，sympathetic nerve

节律器，pacemaker

杰拉西，Carl Djerassi（1923—2015）

拮抗剂，antagonist

解剖与生理，anatomy and physiology

颈动脉窦，carotid sinus

颈动脉体，carotid body

静脉窦，sinus venosus

静液压，hydrostatic pressure

菊糖，inulin

K

卡尔，Harvey A. Carr（1873—1954）

卡尔森，A. J. Carlson（1875—1956）

卡尔森，Arvid Carlsson（1923—2018）

卡哈尔，Santiago Ramon y Cajal（1852—1934）

卡兹，Bernard Katz（1911—2003）

坎德尔，Eric Kandel（1929—　）

坎农，Walter B. Cannon（1871—1945）

抗利尿激素，antidiuretic hormone

柯立克，Albert von Kölliker（1817—1905）

科利普,James Collip（1892—1965）

科隆坡,Realdo Colombo（1516—1559）

克里克,Francis H. C. Crick（1916—2004）

克罗,August Krogh（1874—1949）

肯德尔,Edward Kendall（1886—1972）

寇尔,Kenneth Cole（1900—1984）

库恩,Werner Kuhn（1899—1963）

科姆罗,Julius H. Comroe, Jr.（1911—1984）

库许尼,Arthur R. Cushny（1866—1926）

L

拉瓦锡,Antoine-Laurent de Lavoisier（1743—1794）

莱顿大学,Leyden University

莱顿瓶,Leyden jar

兰迪斯,Eugene M. Landis（1901—1987）

兰利,John N. Langley（1852—1925）

勒维,Otto Loewi（1873—1961）

李约瑟,Joseph Needham（1900—1995）

李卓皓,Choh Hao Li（1913—1987）

利赫特,Curt P. Richter（1894—1988）

林可胜,Robert Kho-Seng Lim（1897—1969）

淋巴液,lymph

灵魂,soul

柳安昌（1897—1971）

瘘管,fistula

卢致德（1901—1979）

鲁道菲,Carl A. Rudolphi（1771—1832）

路德维希,Carl Ludwig（1816—1895）

卢卡斯,Keith Lucas(1879—1916)

卵巢,ovary

伦敦大学学院,University College London

M

麻黄素,ephedrine

马丁,H. Newell Martin(1848—1896)

马克,Russell Marker(1902—1995)

马让迪,François Magendie(1783—1855)

马图齐,Carlo Matteucci(1811—1868)

马歇尔,Barry J. Marshall(1951—　)

马歇尔,Francis H. A. Marshall(1878—1949)

迈尔,Adolf Meyer(1866—1950)

麦角,ergot

麦克劳德,John Macleod(1876—1935)

酶,enzyme

美国生理学会,American Physiology Society

《美国生理学杂志》,*American Journal of Physiology*

门脉血管,portal vessel

缪勒,Johannes P. Müller(1801—1858)

缪勒管,Müllerian duct

穆特,Viktor Mutt(1923—1998)

N

南京军医学校

脑垂体,pituitary gland

脑垂体门脉,hypophysial portal vein

脑神经,cranial nerve

内分泌, internal secretion

内分泌系统, endocrine system

内环境, milieu intérieur

内稳态, homeostasis

能斯特, Walter Nernst（1864—1941）

倪章祺（1891—1965）

逆流倍增系统, countercurrent multiplier system

牛津大学, Oxford University

诺贝尔, Alfred Nobel（1833—1896）

诺贝尔奖, Nobel Prize

O

欧斯泰奇, Bartolomeo Eustachi（1524—1574）

P

帕帕尼古劳, George Papanicolaou（1883—1962）

派德药厂, Parke, Davis and Co.

膀胱, urinary bladder

平卡斯, Gregory Pincus（1903—1967）

普金叶纤维, Purkinje fiber

Q

枪乌贼巨大轴突, squid giant axon

桥脑, pons

清除率, clearance

去甲肾上腺素, noradrenaline / norepinephrine

去势, castration

"全或无"特性, all-or-none

R

燃素,phlogiston

人工授精,in vitro fertilization(IVF)

人工智能,artificial intelligence(AI)

S

桑格,Frederick Sanger(1918—2013)

桑格,Margaret Sanger(1883—1966)

沙勒,Ernst Scharrer(1905—1965)

沙利,Andrew V. Schally(1926—)

莎士比亚,William Shakespeare(1564—1616)

上海医学院

舍勒,Carl Scheele(1742—1786)

神经递质,neurotransmitter

神经分泌,neurosecretion

神经细胞理论,neuron theory

肾上腺,adrenal gland

肾上腺皮质与髓质,adrenal cortex and medulla

肾上腺素,adrenaline(或名 epinephrine)

肾小球,glomerulus

肾小球滤过率,glomerular filtration rate,GFR

肾小管,renal tubule

肾单位,nephron

肾脏,kidney

渗透压,osmotic pressure

生机论,vitalism

《生理学杂志》,*Journal of Physiology*

生命力, vital force

生物测定法, bioassay

生长激素, growth hormone

生殖周期, reproductive cycle

圣马丁, Alexis St. Martin（1802—1880）

施密特, Carl F. Schmidt（1893—1988）

施旺, Theodor Schwann（1810—1882）

史密斯, Homer W. Smith（1895—1962）

史密斯, Philip E. Smith（1884—1970）

试管婴儿, test tube baby

受体, receptor

树突, dendrite

水通道, aquaporin

水肿, edema

斯塔林, Ernest H. Starling（1866—1927）

斯塔林力, Starling forces

斯塔林心脏定律, Starling's law of the heart

斯特普托, Patrick Steptoe（1913—1988）

松弛素, relaxin

松果体, pineal gland

T

条件反射, conditioned reflex

突触, synapse

托里切利, Evangelista Torricelli（1608—1647）

W

外科医生, surgeon

谢弗,Edward Schafer(1850—1935)

谢灵顿,Charles Sherrington(1857—1952)

谢切诺夫,Ivan Sechenov(1829—1905)

心灵,mind

行为学派,behaviorism

性腺,gonad

血浆,plasma

血压计,sphygmomanometer

Y

亚里士多德,Aristotle(384—322 BC)

氧,oxygen

耶洛,Rosalyn Yalow(1921—2011)

胰岛素,insulin

乙酰胆碱,acetylcholine

阴蒂,clitoris

应用生理学,applied physiology

约翰斯·霍普金斯大学医学院,Johns Hopkins University School of Medicine

月经周期,menstrual cycle

孕酮,progesterone

Z

詹姆斯,William James(1842—1910)

詹姆斯一世,James I(1566—1625)

"战斗或逃跑",fight or flight

张建(1902—1996)

张民觉,Min Chueh Chang(1909—1991)

张锡钧(1899—1988)

张香桐（1907—2007）

赵承嘏（1885—1966）

直血管，vasa recta

中国生理学会

《中国生理学杂志》，*Chinese Journal of Physiology*

中肾管，Wolffian duct

轴突，axon

主腺，master gland

组织胺，histamine

组织学，histology

祖克曼，Solly Zuckerman（1904—1993）